E. Aubert et A. Lapresté

Nouveau Cours d'HYGIÈNE

ÉCOLES PRIMAIRES SUPÉRIEURES

GARÇONS

PARIS
E. ANDRÉ FILS, ÉDITEUR

PRIX : 1 fr 60

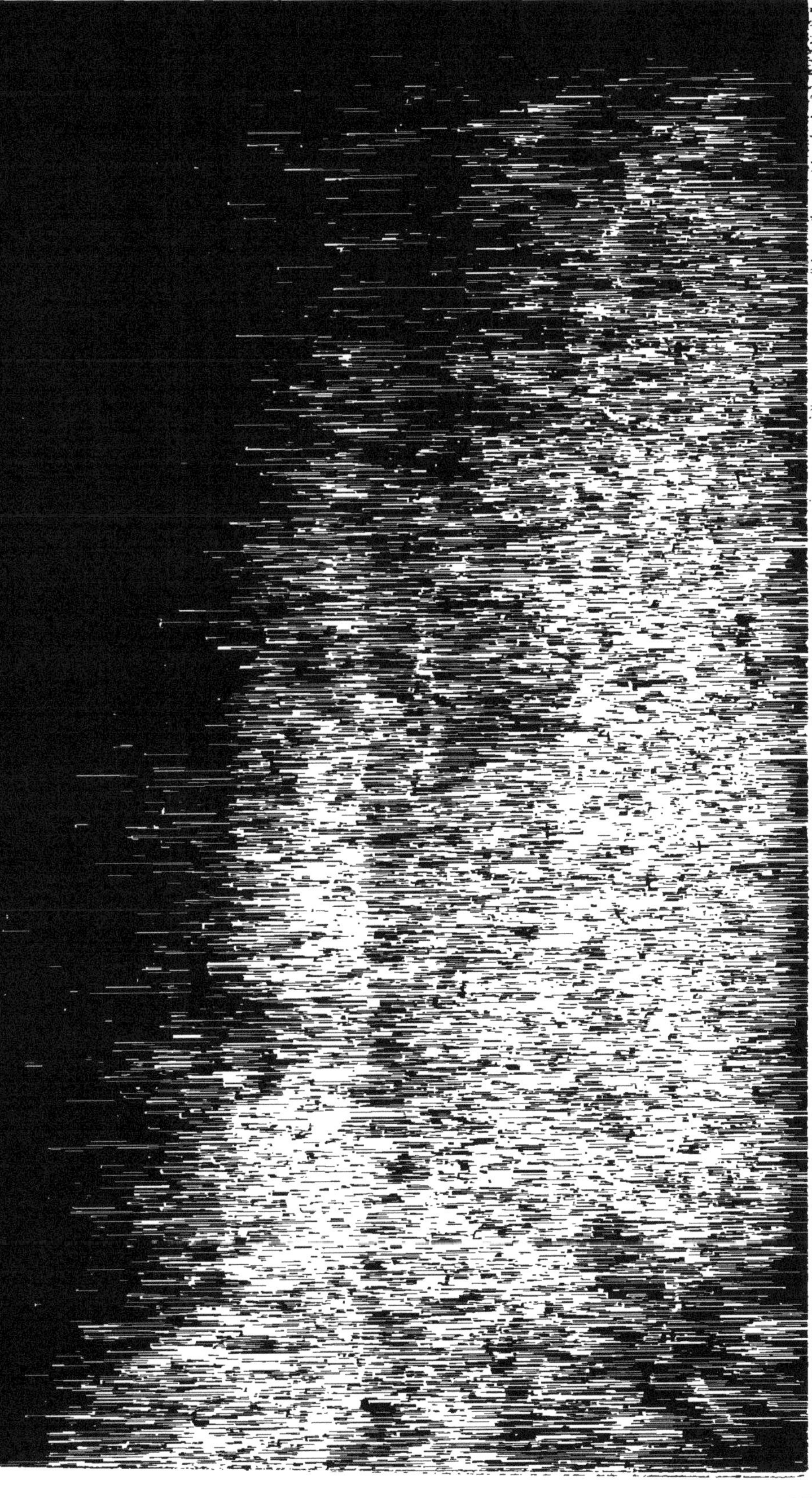

NOUVEAU COURS
D'HYGIÈNE

GARÇONS

ENSEIGNEMENT PRIMAIRE SUPÉRIEUR

Ouvrages conformes aux programmes du 26 juillet 190

Arithmétique, par FERNAND GILLARD, ancien élève de Saint-Clou professeur à l'École normale d'Amiens, *à l'usage des Écoles pr maires supérieures de* **GARÇONS** (1re, 2e et 3e années) *et d* **aspirants et aspirantes au Brevet supérieur**. 1 vo in-8° écu, relié toile.................................... 3

Arithmétique, par le MÊME AUTEUR, *à l'usage des Écoles primair supérieures de* **JEUNES FILLES**. 1re, 2e et 3e années. 1 vol. in- écu, relié toile.................................... 2 5

Nouvelle Physique, par C. HARAUCOURT, *à l'usage des Écoles pr maires supérieures de* **GARÇONS**. 1re, 2e et 3e années. 1 vol. in-1 relié toile (avec 328 figures).................................... 3

Nouvelle Physique, par le MÊME AUTEUR, *à l'usage des Écoles pr maires supérieures de* **JEUNES FILLES**. 1re, 2e et 3e années. 1 vo in-18, relié toile.................................... 2 4

Nouvelle Chimie, par le MÊME AUTEUR, *à l'usage des Écoles pr maires supérieures de* **GARÇONS**. 1re, 2e et 3e années. 1 vol in-1 relié toile (avec 171 figures).................................... 2 5

Nouvelle Chimie, par le MÊME AUTEUR, *à l'usage des Écoles pr maires supérieures de* **JEUNES FILLES**. 1re, 2e et 3e année 1 vol. in-18, relié toile.................................... 2 4

Nouveau cours d'Hygiène, par E. AUBERT et A. LAPRESTÉ, *à l'usag des Écoles primaires supérieures de* **GARÇONS**. 1re, 2e 3e années. 1 vol. in-18, relié toile.................................... 1 6

Nouveau cours d'hygiène, par les MÊMES AUTEURS, *à l'usage de Écoles primaires supérieures de* **JEUNES FILLES**, avec de notions de puériculture, 1re, 2e et 3e années. 1 vol. in-18, reli toile.................................... 1 6

Nouvelle Histoire Naturelle, par E. AUBERT et REIGNIER, *à l'usag des Écoles primaires supérieures de* **GARÇONS**. 1re, 2e 3e années. 1 vol. in-8° écu, relié toile.................................... 4

Nouvelle Histoire Naturelle, par LES MÊMES AUTEURS, *à l'usage de Écoles primaires supérieures de* **JEUNES FILLES**. 1re, 2e et 3 années. 1 vol. in-8° écu, relié toile.................................... 4

CES DEUX OUVRAGES, outre un nombre considérable de gravure contiennent de nombreuses figures schématiques coloriées et une cart géologique en couleurs.

Petit cours d'algèbre par PH. ANDRÉ. 1 vol. in-18, cart....... 1

Solution du Petit Cours d'algèbre, par le MÊME, 1 vol. in-12, cart. 1

Algèbre élémentaire, par PH. ANDRÉ, 1 vol. in-12, cart....... 1 6

Solution de l'Algèbre élémentaire, par le MÊME. 1 vol. in-12, br. 1 6

Nouvelles tables de logarithmes à 7 décimales pour les nombres d 1 à 10 000. 1 vol. in-12, cart.................................... 1 »

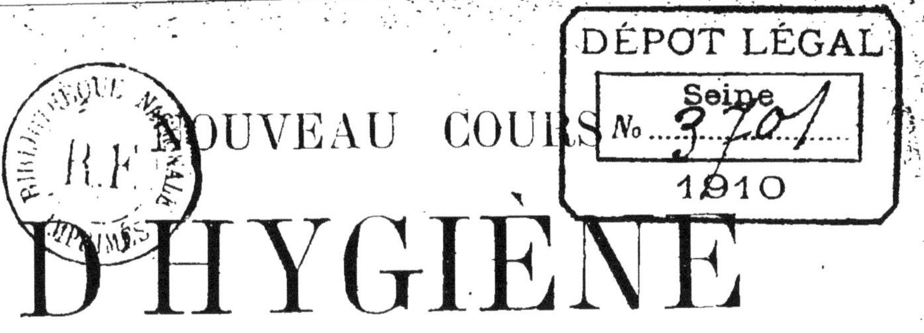

NOUVEAU COURS D'HYGIÈNE

ÉCOLES PRIMAIRES SUPÉRIEURES
ÉCOLES PROFESSIONNELLES
ÉCOLES DE COMMERCE ET D'INDUSTRIE

PAR

E. AUBERT
AGRÉGÉ DE L'UNIVERSITÉ
Docteur ès sciences,
Professeur au lycée Charlemagne.

&

A. LAPRESTE
AGRÉGÉ DE L'UNIVERSITÉ
Professeur de Physique
au lycée Buffon.

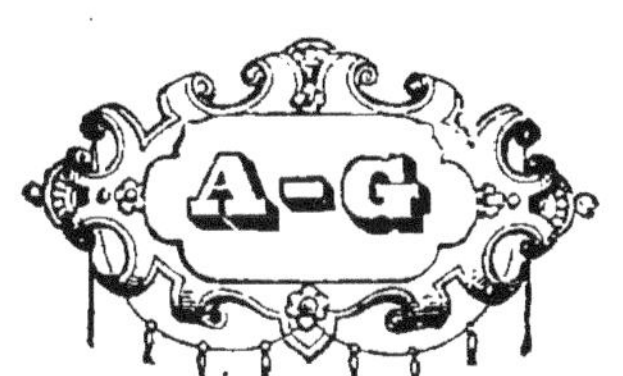

PARIS
LIBRAIRIE CLASSIQUE DE F.-E. ANDRÉ-GUÉDON
E. ANDRÉ FILS, SUCCESSEUR
6, rue Casimir-Delavigne (près l'Odéon)

PROGRAMME D'HYGIÈNE

---

eau. — Les diverses eaux potables : eau de source, p. 20, eau de rivière, p. 21, eau de puits, p. 20. — Contamination des eaux, p. 20 à 24. Le moyen de purifier l'eau potable, p. 24 : filtration, ébullition.

air. — De la quantité d'air nécessaire dans les habitations, etc., p. 35 et 36. — Dangers de l'air confiné, p. 33. — Renouvellement de l'air, p. 36. — Altération de l'air par les poussières, p. 47, par les gaz, p. 49. — Voisinage des marais, p. 51.

es aliments. Alimentation, p. 64. Falsifications principales des aliments usuels, solides et liquides, p. 70.

iandes dangereuses : parasitisme, p. 112, et microbes infectieux, p. 121 (trichinose, p. 118, ladrerie, p. 115, charbon, p. 121, tuberculose, p. 121); viandes putréfiées (toxines, intoxication par la viande de porc, les saucisses), p. 122.

es boissons : vins, p. 71, cidres, p. 78, bières p. 78; thé, café, p. 110; alcool, p. 79. — L'alcoolisme, p. 83.

es maladies contagieuses, p. 127. — Qu'est-ce qu'une maladie contagieuse ou transmissible ? Exemple : une maladie-type, dont la transmission est expérimentalement facile ; le charbon, expériences de Pasteur, p. 129. — Moustiques et impaludisme, p. 51.

ndication rapide des principales maladies contagieuses de l'homme, voies de transmission : l'air, l'eau, la respiration, la digestion, p. 127.

eigne, p. 177, gale, p, 178, fièvres éruptives, p. 156, variole, p. 156, rougeole, p. 161, scarlatine, p. 162, tuberculose, p. 137. — Transmission de la tuberculose, p. 139.

Abatage, enfouissement (Loi du 21 juillet 1881 sur la police sanitaire des animaux), p. 230.

Vaccination. Revaccination, p. 157. — Loi du 15 février 1902, p. 221. — Mortalité par variole, p. 158.

Prophylaxie, p. 170. — Désinfection, p. 172. — Mesures de préservation, p. 170 et à propos de chaque maladie étudiée.

Hygiène de la personne. — Propreté corporelle, p. 174. — Soins à donner à la peau, aux oreilles, aux cheveux, aux dents, etc., p. 174. — Nécessité de l'exercice physique, p. 178.

Hygiène de la maison. — Hygiène des vêtements, p. 59. — Conditions de salubrité d'une maison, p. 179. — La maison salubre, la maison insalubre, p. 179. — Matières usées, p. 187. — Fosses d'aisances, p. 190.

Les maladies transmises par les déjections humaines ; fièvre typhoïde, p. 147. — Choléra, p. 151.

INTRODUCTION

Le corps de l'homme est une association de cellules différenciées, les unes nerveuses, les autres musculaires, d'autres osseuses, etc., groupées en tissus.

Suivant la loi économique de la division du travail, chacun de ces tissus remplit une fonction précise dans le travail physiologique accompli pour assurer la prospérité de l'association entière.

Si tout ou partie de l'un de ces groupements subit une altération sérieuse, l'harmonie des fonctions de l'association est troublée, au même titre que la grève d'une partie notable des ouvriers d'une usine a pour conséquence l'arrêt ou la gêne du travail dans cette usine.

On appelle *maladie* le trouble des fonctions qui entretiennent d'ordinaire la vie dans notre corps.

La cause précise d'un grand nombre de maladies est mal connue encore; nous ne pouvons donc éviter celles-ci, tout au moins d'une manière absolue; telles sont : les inflammations du cœur, des poumons, certaines affections du foie, des reins, etc.

D'autres maladies ont pour origine l'introduction, dans notre corps, de substances chimiques malsaines (*poisons*), ou d'organismes qui vivent en *parasites* dans nos organes aux dépens desquels ils se nourrissent. Certains de ces parasites (douve, ténia, trichine,...), visibles à l'œil nu ou à la loupe, pénètrent dans notre tube digestif avec l'eau et les aliments; les autres, très petits, microscopiques, appelés pour cela *microbes* (*micros*, petit; *bios*, vie), s'établissent, chacun suivant ses préférences, dans l'intestin, le sang, les muscles, les poumons, etc..., détruisent les cellules de la région envahie, y provoquent des lésions et, par suite, des maladies toujours graves.

LES EMPOISONNEMENTS ET LES AFFECTIONS PARASITAIRES SONT DES MALADIES ÉVITABLES

Empoisonnements. — Les empoisonnements qui se produisent lentement dans les usines où l'atmosphère est envahie par les poussières des sels de plomb (céruse), d'arsenic (matières colorantes arsenicales), par les vapeurs mercurielles; l'asphyxie lente ou rapide résultant du séjour dans un air vicié par le gaz sulfhydrique, le chlore, l'oxyde de carbone et l'acide carbonique, sont autant de causes d'affaiblissement et de mort pour l'homme. Celui-ci peut cependant les éviter en se conformant aux prescriptions hygiéniques dont nous parlerons en étudiant l'air (page 47 et suivantes).

Maladies parasitaires — Les maladies engendrées par les êtres vivants qui élisent domicile dans notre corps sont dites *maladies parasitaires* ou *infectieuses*.

Celles qui sont dues aux animaux d'assez grandes dimensions, comme les vers intestinaux, sont connues depuis longtemps déjà; nous traiterons, au chapitre des aliments, des moyens de préservation efficaces en ce qui les concerne.

Moins connues sont les *maladies microbiennes*. Les recherches entreprises, il y a trente ans, sur les fermentations et continuées jusqu'à nos jours par l'illustre savant français M. Pasteur, ont été le point de départ de découvertes précieuses quant à l'origine, l'éclosion, la marche, l'issue fatale ou la guérison de ces sortes de maladies.

Si les connaissances acquises sont encore restreintes en présence du champ considérable à explorer, si le nombre est faible des maladies dites *transmissibles* et *contagieuses* auxquelles on peut apporter un sûr préservatif, il n'en demeure pas moins que certaines méthodes d'expérimentation sont établies et qu'il suffit de les appliquer, pour augmenter la liste des phénomènes morbides que la science médicale pourra combattre avec succès.

Avant d'entreprendre l'étude des principales maladies microbiennes, d'exposer leur nature, leur évolution, la manière de les éviter et de les combattre, il faut connaître les êtres qui les engendrent : les microbes.

DES MICROBES

On appelle *microbes* des êtres microscopiques, appartenant la plupart au règne végétal (champignons et algues), qui vivent dans des milieux, les uns organiques, les autres organisés, où ils provoquent là des fermentations et ici certaines maladies. Les plus importants de ces microbes sont des algues (*bactériacées*), végétaux de forme variable, de très faibles dimensions, incolores en général.

1° **Les Bactéries sont de petites dimensions et de forme variable.** Elles sont composées de cellules toutes identiques quant à leurs fonctions, dépassant rarement quelques millièmes de millimètre de longueur, plus étroites encore en largeur. Ces cellules sont : les unes rondes (*Micrococques*, *Staphylocoques*, *Sarcines*), les autres ovales (*bactéries* proprement dites), en bâtonnets courts (*bacilles*), ou bien filamenteuses en bâtonnets arqués (*vibrions*) ou contournés en spirale (*spirilles*) (fig. 1).

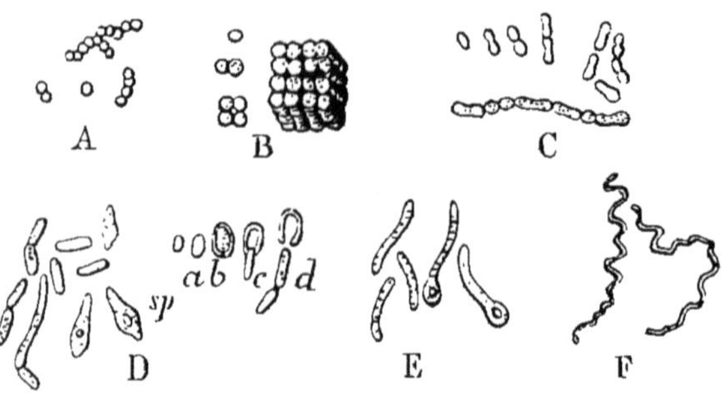

Fig. 1. — **Bactéries diverses.** A, *Micrococcus ureae*, dans la fermentation ammoniacale de l'urine. B, *Sarcina ventriculi*, dans l'estomac, le sang et les poumons de l'homme. C, *Bacterium termo*, microbe aérobie des eaux corrompues. D, *Bacillus amylobacter*, ferment butyrique, agent anaérobie de la fabrication du fromage et du rouissage du chanvre ; *sp*, spore ; *a*, *b*, *c*, *d*, phases du développement d'une spore. E, *Vibrio rugula*, microbe anaérobie des eaux corrompues. F, *Spirillum plicatile*, dans l'eau croupissante.

Les figures A, B..., E, représentent les bactéries à divers états de développement.

Ces différences de formes ne peuvent être invoquées comme des caractères spécifiques, car une même espèce adopte des formes variées suivant les conditions d'existence.

Ainsi le *Bacillus amylobacter*, répandu partout dans la nature, où il provoque la dissociation des tissus végétaux, la mise en liberté des fibres du lin et du chanvre (rouissage), qui ronge les feuilles en les réduisant à leurs nervures pendant l'hiver, se rencontre en forme de filaments longs et immobiles, de baguettes droites ou spiralées, de bâtonnets courts ou de cellules ovoïdes.

On conçoit dès lors qu'à la difficulté de reconnaître les Bactéries, à cause de leur extrême petitesse, s'ajoute pour leur détermination une difficulté nouvelle tenant à leur physionomie variée.

2° Les Bactéries sont presque toutes incolores : peu d'entre elles possèdent de la chlorophylle (matière verte contenue dans les feuilles).

Presque tous les végétaux renferment, dans leurs cellules superficielles tout au moins, de petits corps (chloroleucites) imprégnés d'une matière colorante verte qu'on appelle chlorophylle.

Le rôle de cette matière est de retenir dans les cellules une partie de la chaleur solaire incidente qu'elle utilise pour décomposer l'acide carbonique puisé dans l'air par les plantes ; le charbon provenant de cette décomposition s'unit aux éléments de l'eau et forme, dans les tissus des végétaux, des corps organiques divers dont la glucose, l'amidon, les acides organiques sont les premiers termes. Cette fonction importante, qui permet aux plantes de croître rapidement à la lumière, s'appelle *assimilation du carbone ;* ainsi une plante verte fabrique de la matière organique en se nourrissant exclusivement de matières minérales provenant du sol et de l'air.

Les Bactéries, ne possédant pas de chlorophylle, ne peuvent accomplir cette fonction et doivent, pour grandir, emprunter de la matière organique toute formée, soit à des corps en décomposition comme les fumiers (*bactéries saprophytes*), soit à des êtres vivants (*bactéries parasites*).

Classification des Bactéries. — On les répartit, au point de vue de leurs fonctions, en trois catégories :

Les *bactéries chromogènes* fabriquent des matières

colorantes ; ainsi certains bacilles se développent dans le lait, auquel ils communiquent une couleur rouge, jaune, bleue, etc.

Les *bactéries ferments* décomposent les matières organiques complexes en des substances plus simples. Les unes, *en l'absence d'oxygène libre* nécessaire à leur respiration, puisent cet oxygène dans le milieu organique ambiant (*ferments anaérobies*). Ex : le *Bacillus amylobacter*, qui décompose les sucres, la glycérine, la cellulose, en les transformant en hydrogène, en acide carbonique, en acide butyrique, etc. Les autres puisent de l'oxygène dans l'air (*ferments aérobies*) et le fixent, comme le *Micrococcus aceti* sur l'alcool en engendrant du vinaigre, comme les *ferments nitriques* de Winogradsky sur les composés organiques azotés transformés alors en azotates et en azotites, etc.

Les *bactéries pathogènes*, parasites dans le corps de l'homme et des animaux, vivent aux dépens de tissus variés qu'elles altèrent, en déterminant des maladies d'autant plus graves que la destruction des tissus est plus profonde et plus généralisée. Tels sont : les bacilles de la tuberculose et de la diphtérie, la bactéridie charbonneuse, les bacilles de la fièvre typhoïde et du choléra, etc., que nous nous contentons de signaler ici ; nous en ferons l'étude au sujet des maladies transmissibles et contagieuses qu'ils provoquent.

Multiplication des Bactéries. — Les bactéries se multiplient par *scissiparité*, tant que le milieu nutritif est favorable à leur développement. L'aliment est-il épuisé, ou les conditions extérieures leur deviennent-elles défavorables ? les bactéries produisent vite des *spores* capables de résister mieux et plus longtemps, soit à la dessiccation, soit aux fortes variations de température.

Un exemple fera saisir nettement ces procédés, employés d'ailleurs par un grand nombre de végétaux inférieurs en vue de perpétuer leur espèce.

La *bactéridie charbonneuse*, étudiée par Pasteur, existe dans le sang de l'homme et des moutons atteints de la maladie du *charbon* ou *sang de rate*. Elle consiste en bâtonnets (fig. 2) longs de $\frac{1}{100}$ de millimètre et larges de $\frac{1}{1000}$ de millimètre. Ces bâtonnets s'étranglent en leur milieu, en donnent 2 nouveaux qui croissent pour atteindre les dimensions du bâtonnet primitif, et ainsi de suite. Quelquefois accolés bout à bout, le plus souvent ils deviennent indépendants; ils provoquent l'altération des globules du sang, qui perdent leur forme discoïde et leur couleur rouge vermeil pour se transformer en masse informe d'un rouge noirâtre.

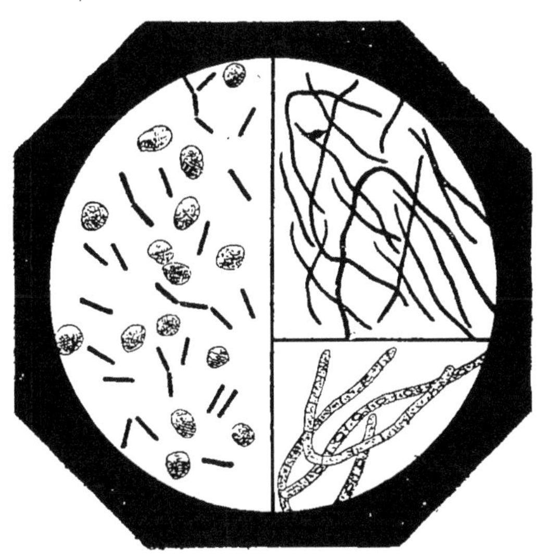

Fig. 2. — **Bacille du charbon** : à gauche, isolé et mêlé aux globules du sang de Mouton (gross. 500) ; à droite et en haut, filaments cloisonnes tirés d'une culture pure ; à droite et en bas, les mêmes vus à un grossissement considérable, contenant des *spores*.

Cette multiplication par scissiparité se produit avec une terrifiante rapidité : un bâtonnet pouvant, en quelques heures, produire des millions de bâtonnets identiques. Elle se continue jusqu'à la mort de l'animal envahi.

La bactéridie charbonneuse, étant aérobie, ne

trouve plus, à partir de ce moment, l'oxygène qui lui est nécessaire et qu'elle ravissait aux globules du sang. Elle serait fatalement condamnée à mourir ; alors elle rassemble son protoplasme en un point de la cellule qui la compose, sécrète une enveloppe à cette petite sphère appelée *spore*, tandis que la membrane du bâtonnet primitif disparaît en mettant la spore en liberté. Il en est de même dans tous les bâtonnets.

Les spores sont désormais capables de résister pendant des mois, des années, à la dessication ; elles sont douées d'une vie ralentie et n'entreront en activité par la germination, en reformant de nouveaux bâtonnets, qu'au moment où le hasard les amènera au contact du sang de l'homme, du mouton, ou bien dans une solution nutritive convenable (bouillon, urine, etc.).

La bactéridie du charbon en bâtonnets est douée d'une activité croissante depuis la température de 12° jusqu'à 25° environ ; cette activité décroît de 25° jusqu'à 45°, température à partir de laquelle les bâtonnets deviennent inactifs et sont tués à 60°. Les spores, au contraire, peuvent continuer à vivre à une température bien inférieure à 0° et ne sont tuées qu'au bout d'un quart d'heure, dans un milieu humide à 90° ou dans une atmosphère sèche à 123°.

La *sporulation* est donc, pour les bactéries, un moyen efficace d'échapper à la mort ; elle constitue par cela même, pour l'homme et les animaux chez qui ces parasites peuvent se développer, une menace constante et d'autant plus redoutable que les modes de préservation sont moins connus[1].

1. Consulter, pour plus de développement, « *Le Monde organisé* » (pages 89 à 100, fig. 136 à 145), par E. Aubert. [Librairie E. André fils].

CHAPITRE PREMIER

L'EAU

Est-il nécessaire d'insister sur l'importance de l'eau? Ce liquide entre pour les deux tiers dans notre organisme; c'est la plus indispensable de toutes les boissons. L'homme en consomme environ 1 litre et demi par jour comme breuvage, sans compter l'eau qui sert à la cuisson de ses aliments, à ses lotions, au lavage de son linge, etc.

L'eau qui peut être employée à ces différents usages constitue l'*eau potable.*

§ 1er. — COMPOSITION DE L'EAU DANS LA NATURE

L'eau pure, l'eau distillée, nous intéresse peu ici; il faut prendre l'eau telle que la nature nous la fournit, et chercher ce qu'elle renferme.

Sa composition varie beaucoup avec son origine, comme nous le verrons plus loin; mais, d'une manière générale, elle contient en dissolution : des *gaz*, des *matières minérales*, des *matières organiques*.

(a) *Gaz dissous dans l'eau.* — L'eau renferme : 1° de l'*acide carbonique* dont un excès (100cc par litre) tient généralement à la présence des matières organiques et doit faire suspecter l'eau; 2° de l'*oxygène*[1] qui permet

1. Il s'agit ici, non de l'oxygène qui entre dans la constitution même de l'eau formée de 2 volumes d'hydrogène et 1 volume d'oxygène, mais d'oxygène provenant généralement de l'air dissous dans l'eau : 1 litre d'eau peut dissoudre, à la température ordinaire, 16cc d'azote et 8cc d'oxygène, ramenés à la pression atmosphérique et à la température ordinaires.

aux animaux aquatiques d'y vivre et dont la diminution indique aussi la présence des matières organiques; 3° de l'*azote* qui s'y dissout en même temps que l'oxygène (le rôle de ce gaz paraît sans importance), et divers autres gaz qui s'y trouvent plus rarement et que l'odeur décèle parfois (acide sulfhydrique, etc.).

(b). *Matières minérales dissoutes dans l'eau.* — L'eau de pluie, en s'infiltrant dans le sol, dissout une partie des matières minérales qui le composent. C'est du *carbonate de chaux* (calcaire) dissous à la faveur de l'acide carbonique, du *sulfate de chaux* (plâtre ou gypse), des chlorures, etc.

(c) *Matières organiques contenues dans l'eau.* — Ces matières sont, soit des êtres vivants, soit les débris de ces êtres, en *suspension* ou en *dissolution*. La présence des matières organiques, en quantité un peu notable dans une eau, doit toujours la faire rejeter. Mais, comme nous l'avons vu (p. 10), l'eau peut recéler des *microbes* dont les uns ne sont pas nuisibles, sans doute, mais dont les autres sont la cause de maladies diverses que nous étudierons plus loin.

Caractères des eaux potables. — Pour être potable, l'eau ne doit pas être absolument pure. L'eau distillée est mauvaise. Elle doit être *limpide*, *claire*, *fraîche* (4° à 10°); elle stimule ainsi l'appétit, favorise la digestion (on sait que l'eau chaude fait vomir); elle doit contenir des *gaz en dissolution:* oxygène, azote (air), et une petite quantité d'acide carbonique. Ces gaz donnent à l'eau une saveur agréable. Des *matières minérales* sont également indispensables pour remplacer celles que nous éliminons à chaque instant; mais leur proportion ne doit pas dépasser 0gr,5 par litre. L'eau doit contenir *aussi peu que possible* de matières organiques, être surtout *privée de germes pathogènes.*

Analyse des eaux potables. — Il est certains caractères faciles à observer pour reconnaître une eau potable : la limpidité, l'odeur et la saveur peuvent être appréciées par chacun. Un excès de matière minérale se reconnaît à ce que l'eau cuit mal les légumes, particulièrement les haricots, dissout difficilement le savon avec lequel elle donne des grumeaux ; enfin, conservée pendant plusieurs jours dans un vase clos, à une douce température (20° à 30°), elle ne doit pas se putréfier et acquérir de mauvais goût (matières organiques).

La recherche exacte des matières que contient l'eau est l'affaire du chimiste, et encore l'analyse chimique est-elle très insuffisante. Il faut qu'elle soit complétée par l'*analyse bactériologique*, c'est-à-dire par la recherche du nombre et de la qualité des microbes contenus dans l'eau, recherche qui *surtout* renseigne sur la *salubrité* de ce liquide.

§ 2. — ORIGINES DE L'EAU.

La mer est l'immense réservoir qui, par évaporation sous l'influence des rayons solaires, donne les nuages ; ceux-ci, poussés par les vents au-dessus des continents, se résolvent en pluie dans les plaines, en neige sur les hautes montagnes. Une portion de l'eau de pluie s'infiltre dans le sol où elle pénètre plus ou moins profondément suivant la nature du terrain ; après un parcours parfois considérable, elle vient alimenter une *source* ou un *puits*. Cette eau d'infiltration, de concert avec l'eau de ruissellement, forme les *rivières* et les *fleuves* et retourne à la mer. Parfois elle s'accumule dans des réservoirs, les *lacs*, les *étangs*, les *mares*.

L'eau peut provenir également de la *fusion des neiges et des glaces;* l'eau de pluie est parfois aussi recueillie directement sur les toits de nos habitations et conservée dans des *citernes*.

Qualités des eaux selon leur origine. — Nous allons envisager successivement les qualités des eaux dont nous venons de mentionner les diverses origines.

Eau de mer. — Elle ne peut être potable, étant donnée

la proportion énorme de matières minérales qu'elle contient (33 à 37 grammes par litre).

Eau des sources. — L'eau des sources, *lorsqu'elle est captée dès son origine*, et que sa composition chimique répond aux caractères faciles à apprécier que nous venons d'indiquer, est certainement la meilleure de toutes celles dont on puisse faire usage. Elle a subi en effet, à travers les couches du sol, une filtration presque parfaite, et, si elle n'est pas privée complètement de microbes, elle n'en renferme pas de dangereux. Encore faut-il avoir soin que l'eau, *dès sa sortie du sol*, soit à l'abri de toute souillure, de toute infiltration. Il est nécessaire, dans ce but, d'établir, autour de la source, une zone de protection sur laquelle on évitera de répandre des engrais abondants, particulièrement l'engrais humain ; on conduira l'eau de la source, par des *tuyaux étanches*, de son lieu d'origine dans des réservoirs couverts qui la distribueront aux endroits où elle doit être utilisée.

Les conduits sont faits en *poterie* ou en *fer*, même en *plomb* sans le moindre inconvénient, bien que les composés du plomb soient très vénéneux ; il est en effet prouvé que l'eau des sources, toujours chargée de matières minérales, n'attaque pas le plomb ; il n'en serait pas de même, chose assez inattendue, de l'eau distillée, ni de l'eau de pluie [1]. Les réservoirs en zinc ne devraient être employés qu'avec la plus grande circonspection.

Eau de puits. Puits artésiens. — On désigne ainsi des puits qui permettent d'atteindre l'eau très profondément dans le sol. Le puits de Grenelle à Paris a 548 mètres de

1. On peut faire l'expérience suivante : mettre dans deux verres un morceau de plomb, remplir l'un des verres d'eau de pluie, l'autre d'eau de source. Dans celui-ci rien ne se produit, tandis que le verre qui contient l'eau de pluie renferme, au bout de quelques instants, un abondant dépôt blanc dû à l'attaque du plomb : une telle eau circulant dans des tuyaux de plomb serait donc vénéneuse.

profondeur. Si l'eau qui en provient renferme des substances minérales en proportion convenable, elle est excellente au même titre que l'eau de source.

Puits ordinaires. — La nappe d'eau qui alimente les puits ordinaires est beaucoup plus superficielle (2 à 10 mètres généralement). Il arrive le plus souvent que l'eau des puits est contaminée par des infiltrations diverses, malgré le grand pouvoir purificateur du sol (puits voisin d'un trou à fumier, d'une fosse d'aisances non étanche). Outre le dégoût qu'on doit éprouver à consommer de l'eau ayant reçu de telles souillures, il faut songer aux graves conséquences qui en peuvent résulter, si ces impuretés sont accompagnées de microbes, comme ceux de la fièvre typhoïde, du choléra, etc. Un puits, précieux dans les pays dépourvus d'eau de source, devrait toujours être établi à 20 mètres au moins de toute cause de contamination et être couvert; il faudrait y puiser l'eau avec une pompe.

Dans tous les cas, les eaux de puits sont moins sûres que les eaux de source.

Eau des rivières. — Elle est en général bien minéralisée et contient suffisamment de gaz; mais dans le voisinage des villes, elle reçoit les résidus de la vie dans ces agglomérations et se charge ainsi de matières organiques, surtout de microbes plus ou moins dangereux, abondants parmi ces résidus. Les eaux que certaines industries insalubres déversent aux cours d'eau sont également une cause puissante de souillure.

Les riverains de la Seine, pendant l'été si chaud de 1892, ont été les malheureux témoins du degré d'insalubrité que peut atteindre un cours d'eau. A sa sortie de Paris, le fleuve n'était qu'un vaste égout aux eaux noires, d'un aspect repoussant et d'une odeur tellement insupportable que les consommateurs étaient heureusement prévenus du danger qu'ils couraient.

M. Miquel a montré comment progresse la contamination d'un cours d'eau pendant son trajet à travers une ville.

	Microbes par cent. cube.
Eau de la Vanne (eau de source qui alimente Paris).	800
Eau de la Seine à Ivry (amont de Paris)............	32,500
— à Chaillot (aval de Paris).............	111,660
— à Saint-Denis	200,000

Dans ces conditions, la vie des poissons est difficile, celle des plantes également; le cresson est, paraît-il, particulièrement sensible à l'impureté de l'eau et permet, jusqu'à un certain point, d'en juger la qualité alimentaire.

Heureusement la souillure ne se maintient pas tout le long du parcours. Dans son trajet, l'eau, au contact de l'air et de la lumière, se purifie peu à peu.

La teneur en oxygène étant en raison directe de la pureté de l'eau, on voit par le tableau suivant que la proportion d'oxygène en amont de Paris dans l'eau de Seine, décroissante jusqu'à quelques kilomètres en aval, augmente rapidement ensuite pour redevenir normale.

	Oxygène par litre.
Seine à Choisy............................	10mg 3
— au pont d'Austerlitz.................	9 , 5
— à Chaillot (aval de Paris)............	8 , 6
— à Saint-Denis (grand collecteur)......	7 , 7
— à Saint-Germain.....................	0 , 0
— à Vernon (110 kil. en aval de Paris)..	12 , 3

C'est donc après un parcours de plus de cent kilomètres que l'eau a repris ses qualités premières.

Eau des mares et des étangs. — Ici l'eau est stagnante; n'étant pas agitée, sa surface de contact avec l'air ne se renouvelle pas; l'oxydation des matières organiques y est donc très faible et par suite ces matières organiques s'y accumulent. Heureusement il s'y développe toujours des végétaux verts dont l'assimilation chlorophyllienne (page 13) fournit une certaine quantité d'oxygène capable d'enrayer en partie la putréfaction de ces eaux. *Dans tous les cas, les eaux des mares et des étangs sont très insalubres.*

Il n'en est pas de même des lacs traversés par un cours d'eau, surtout si le débit des sources et des torrents qui l'alimentent est considérable : c'est ainsi que l'eau du lac de Genève est relativement pure.

Eau des citernes. — Parfois on recueille l'eau de pluie dans des citernes. Cette eau contient suffisamment de gaz, est pauvre en matières minérales, ce qui la rend très commode pour le savonnage (eau douce); mais elle contient trop peu de sels minéraux au point de vue de l'alimentation. D'autre part, elle balaye les poussières des toits et des gouttières, sans compter les germes de l'air dont elle a pu se charger dans sa chute [1]. Néanmoins elle constitue une eau de boisson utilisable dans certains cas avec beaucoup de discernement. Venise autrefois n'était alimentée d'eau que de cette façon (plombs de Venise).

D'après ce que nous avons dit de l'action de l'eau de pluie sur le plomb (voyez note, page 20), il faut éviter absolument son contact avec ce métal; il peut en résulter des empoisonnements : tel celui de la famille d'Orléans au château de Claremont (Angleterre) en 1849; treize personnes sur vingt-huit furent gravement intoxiquées. L'eau qui servait à l'alimentation, reçue dans une citerne en plomb, en contenait 14 milligrammes par litre.

Les citernes doivent être construites en pierres meulières et chaux hydraulique, placées à l'abri des souillures extérieures et faciles à nettoyer. Encore faut-il ne faire usage de ces eaux qu'après filtration.

1. L'eau provenant de la fusion de la neige qui tombe dans nos climats est extrêmement impure. La neige en tombant joue le rôle de filtre et entraîne avec elle toutes les souillures de l'air. M. Swete, chimiste de Worcester, ayant examiné la neige tombée dans son jardin pendant une nuit, a trouvé qu'elle contenait, sur 100 kilogrammes, 11gr,43 de matières solides, dont 3gr,21 de matières organiques, 8gr,22 de matières minérales. L'eau de fusion était trouble; à 10° son odeur était nulle; à 100° elle répandait l'odeur de cuir brûlé ! L'eau de fusion de la neige tombée dans nos climats est donc très insalubre.

Eau provenant des glaciers. — Elle est en général mauvaise près de sa source; on lui attribue certaines maladies, telles que le goître et le crétinisme.

Au point de vue des microbes, l'eau provenant de la fusion de la glace n'est pas non plus inoffensive. Les microbes ne sont pas tués, même à 10° au-dessous de 0. Il y a donc lieu de suspecter la glace qu'on sert dans les cafés et restaurants. Cette glace a deux origines : ou bien elle est recueillie à la surface des étangs glacés pendant l'hiver, ou bien elle est fabriquée artificiellement avec des eaux impures. On y a trouvé le bacille de la fièvre typhoïde.

Maladies produites par les eaux. — Des considérations qui précèdent il résulte qu'on doit être circonspect dans le choix des eaux d'alimentation. Elles peuvent, le cas échéant, provoquer des maladies graves, épidémiques, contagieuses.

Ces maladies sont dues : les unes à des organismes de dimension notable, généralement visibles à l'œil nu (*vers parasites :* douve du foie, ténia, ascaride des enfants, oxyure vermiculaire, filaire, etc.), les autres à des *microbes parasitaires*.

Ces parasites et les maladies qu'ils engendrent feront l'objet d'un chapitre spécial.

§ 3. — MOYENS DE PURIFIER L'EAU.

L'eau de source, recueillie avec les précautions indiquées précédemment, est la seule eau naturelle qui puisse être employée sans crainte, puisqu'elle ne renferme jamais de germes dangereux. Au cas où elle ferait défaut, comment pourrons-nous tirer parti des eaux d'origines différentes? Pour cela le moyen général est tout indiqué, si leur minéralisation est convenable : il faut les débarrasser des germes dangereux qu'elles renferment. On y arrive par la *filtration*, par l'*épuration chimique* et mieux encore par l'*action de la chaleur*.

Filtration. — On opère cette filtration soit par les moyens ordinaires, soit à l'aide d'appareils perfectionnés.

1° *Filtration par les moyens ordinaires.* — La filtration a surtout un effet mécanique, celui de retenir les matières en supension dans l'eau à laquelle elle rend sa limpidité; malheureusement elle laisse passer la plupart des germes pathogènes.

Cette filtration s'effectue en petit dans des fontaines-filtres qui ne fournissent l'eau qu'après son passage

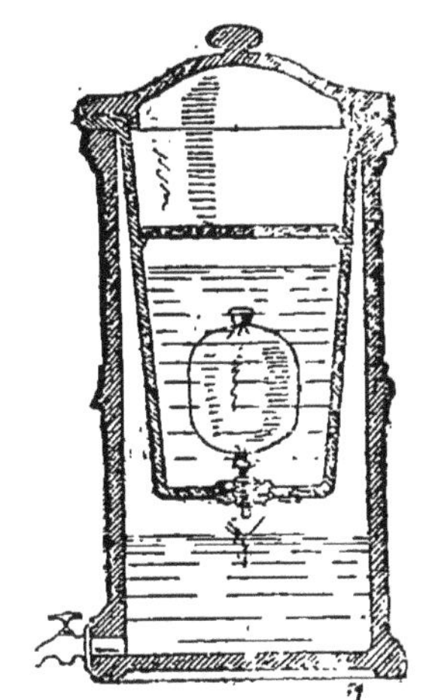

Fig. 4. — **Filtre Maignen.** — L'organe filtrant, représenté dans la figure sous forme d'une masse ovoïde, se compose de l'intérieur à l'extérieur : 1° d'un tissu d'amiante tendu sur une sphère perforée en grès; 2° d'une couche mince d'un charbon spécial en poudre; 3° d'une couche plus épaisse du même charbon en grain; 4° enfin d'un tissu d'amiante qui sert à la fois d'enveloppe et de dégrossisseur en vue de la purification.

L'eau à filtrer, versée en haut, traverse successivement ces 4 couches; elle s'écoule purifiée dans le compartiment inférieur d'où on peut la soutirer par le robinet placé à gauche de la figure.

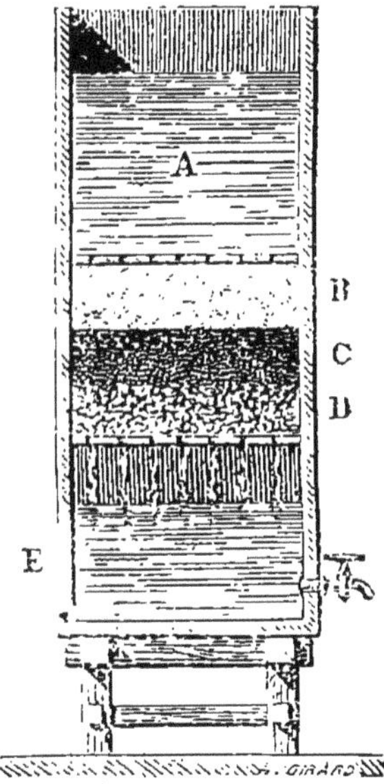

Fig. 3. — **Filtre à Charbon.** A, eau à filtrer; B, sable fin; C, couche de charbon ou de noir animal; D, couche de sable; E, eau filtrée.

à travers une pierre poreuse. Le filtre sera plus efficace si on fait traverser à l'eau une couche de charbon de bois et de sable fin ou plusieurs couches analogues alternées (*fig.* 3 et 4) : l'eau est non seulement clarifiée, mais dépourvue de toute odeur et de toute saveur désagréables dues aux matières organiques qu'elle contenait et que le charbon a la propriété de retenir.

Cette filtration se pratique en grand pour la distribution d'eau aux habitants des villes. Différents modèles de filtres sont usités (*fig.* 5). Dans tous, l'eau traverse

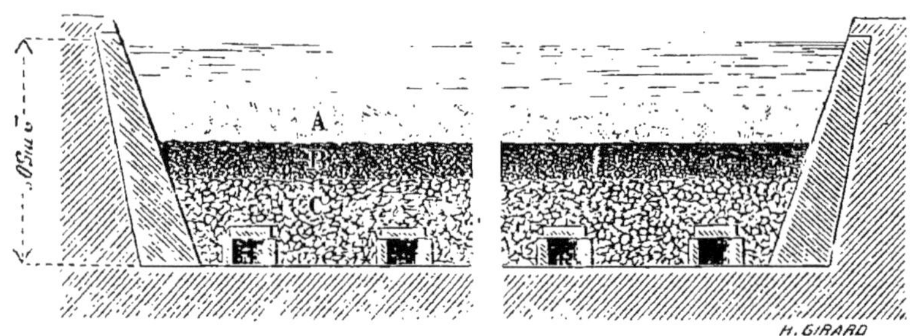

Fig. 5. — **Filtre utilisé à Londres pour purifier les eaux de la Tamise.** A, sable ; B, gravier fin ; C, gravier grossier. L'eau filtre de haut en bas.

des couches de cailloux, de gravier et de sable, parfois des éponges et souvent des couches de charbon.

Il ne faut pas trop compter sur de tels filtres, qui retiennent seulement les particules grossières, les œufs et les larves des parasites, mais qui *tous laissent passer les microbes*, au moins en partie.

L'usage des filtres en sable tend à se répandre dans les grandes villes pourvues de cours d'eau importants. En amont de la ville, on fonce dans le lit du cours d'eau des cylindres de fonte formant puits et entourés extérieurement d'une épaisse couche de sable. L'eau que renferment ces puits a dû filtrer à travers cette couche de sable, en y abandonnant et ses matières en suspension et la plupart des microbes. L'eau de la Loire, à Nantes, qui a filtré dans ces conditions, renferme 150 à 180 fois moins de microbes qu'à l'état naturel.

2° *Filtration sur la porcelaine.* — M. Chamberland,

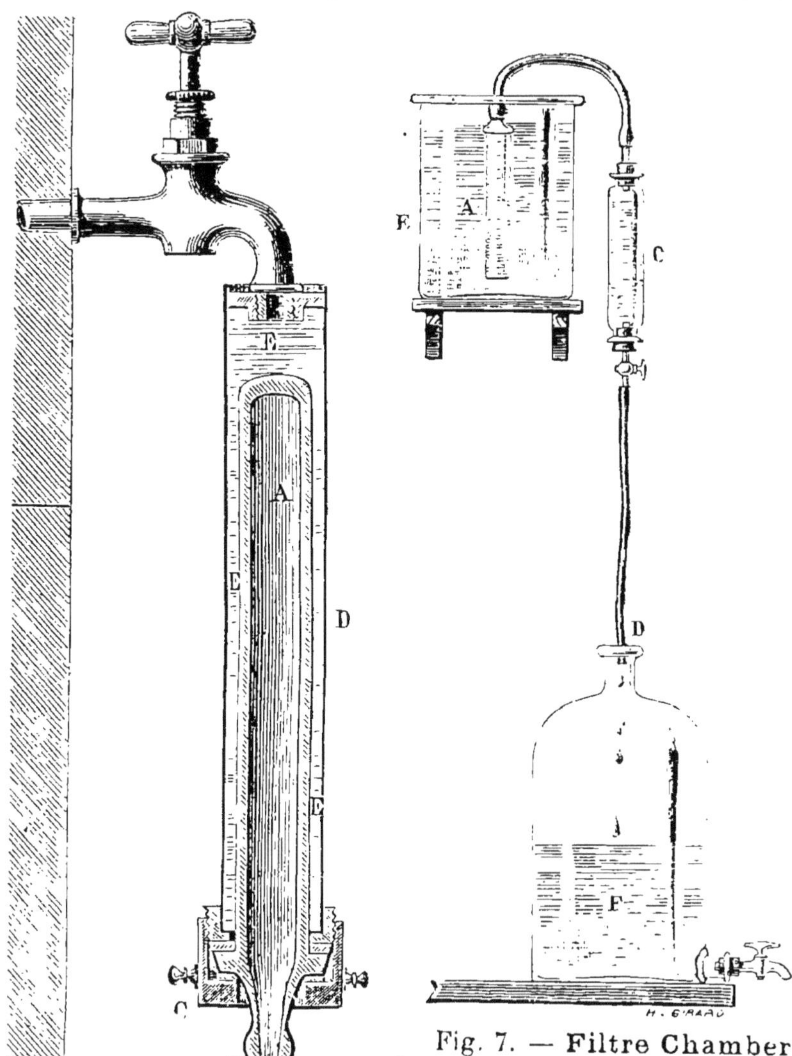

Fig. 6. — **Filtre Chamberland sous pression.** A, bougie en porcelaine à travers laquelle filtre l'eau recueillie pure en B; E, espace annulaire où s'accumule, avant la filtration, l'eau provenant d'une conduite avec robinet.

Fig. 7. — **Filtre Chamberland sans pression.** A, bougie de porcelaine plongeant dans un vase E, plein d'eau à filtrer; par un tube de caoutchouc, le liquide est amené dans une éprouvette C préalablement remplie d'eau qui s'écoule en D pour l'amorcement du siphon: l'eau filtrée s'accumule en F.

un des disciples de M. Pasteur, a imaginé un appareil (*fig.* 6) qui filtre sans doute avec une grande lenteur, mais qui arrête presque complètement tous les microbes. Il consiste en un tube de porcelaine dégourdie, c'est-à-dire poreuse, à travers les parois duquel l'eau doit filtrer (bougie Chamberland).

La bougie est mastiquée par la partie inférieure dans un tube généralement en métal, relié à la canalisation d'eau, son extrémité restant libre et ouverte. L'eau arrive à la surface extérieure E de la bougie et filtre, par la pression, à l'intérieur en A d'où elle s'écoule au dehors goutte à goutte (*fig.* 6).

Dans le cas où l'on ne peut disposer d'une telle pression, on plonge dans un récipient plein d'eau (*fig.* 7) une bougie A en relation avec un autre tube qui forme siphon. Celui-ci étant amorcé par succion, par exemple, l'eau filtrée s'écoule, et d'autant plus rapidement que la branche D du siphon sera plus longue. Pour agir plus vite, on peut fixer plusieurs bougies sur un même tube en rapport avec le siphon.

M. Garros a perfectionné récemment ce genre de filtres en remplaçant la porcelaine ordinaire par de la porcelaine faite avec de l'amiante. Les pores de ses filtres sont tellement fins qu'ils ne laissent passer aucun microbe, au moins celui du choléra qui est l'un des plus petits.

Les impuretés de l'eau, s'accumulant à la surface du filtre, en réduisent le débit ; aussi doit-on nettoyer souvent cet appareil (tous les quinze jours) : rigoureusement il devrait être porté tous les mois, pendant un quart d'heure, au moins à une température de 120° (four de boulangerie, four de poêle).

Rôle du sol comme appareil filtrant naturel. — Le sol constitue un filtre naturel bien supérieur à tous les filtres artificiels dont nous venons de parler. Il est employé pour purifier les eaux d'égout qui sont la cause principale de l'infection de nos rivières. On évite ainsi cette infection et on utilise, au plus grand profit de l'agriculture, la matière fertilisante contenue dans ces eaux. Le principe de cette filtration est le suivant : l'eau est répandue à la surface d'un sol bien aménagé, bien drainé, s'y infiltre peu à peu; l'air qui circule dans ce sol y brûle rapidement la matière organique et tue la majeure partie des microbes. Le sol joue donc, à la fois. un rôle mécanique et un rôle chimique.

L'eau qui s'en écoule est dans un état de pureté comparable à celui des bonnes eaux potables.

D'après M. Miquel, il n'existe pas à Paris d'eau potable qui l'emporte en pureté microscopique sur l'eau du drain d'Asnières provenant des eaux d'égout filtrées à travers les jardins et les champs irrigués de la presqu'île de Gennevilliers.

	Bactéries par cent. cube.
Eau d'égout prise à Clichy	6,000,000
Eau de la Seine à Bercy.	1,400
Eau de la Seine à Asnières.	200,000
Eau du drain d'Asnières	12

L'épuration des eaux d'égout par filtration à travers les terres arables n'est donc pas une hypothèse.

Il importe de remarquer que cette répartition des eaux d'égout sur le sol ne constitue pas un danger pour la santé publique (voir p. 200).

De nombreuses villes commencent à suivre l'exemple pratiqué pour Paris, d'abord dans la presqu'île de Gennevilliers, et aujourd'hui dans plusieurs autres endroits de la banlieue parisienne, en particulier à Achères.

Action de la chaleur. — De tous les moyens de purification, le plus efficace à coup sûr consiste à porter l'eau à l'ébullition et à une *ébullition prolongée*. Elle perdra sans doute une portion des gaz qu'elle tenait en dissolution ; mais une agitation la lui rendra bientôt.

En temps d'épidémie surtout, *même pour l'eau de source dont on ne peut être rigoureusement sûr*, si l'on n'a pas à sa disposition un filtre Chamberland ou Garros, il faut s'astreindre à ne boire que de l'eau bouillie ; *et si l'eau est tant soit peu suspecte, ce n'est qu'après ébullition qu'on devra l'employer, même pour les ablutions journalières.*

Voici encore des nombres empruntés à M. Miquel et qui justifient bien cette importante recommandation.

		Bactéries par cent. cube.
		—
Eau de l'Ourcq à	14°. . .	460,000
Après 10 minutes d'exposition à la temp. de	50°. . .	600
—	70°. .	88
—	90°. . .	26
—	100°. . .	0,4
—	100°. . .	0,0

Il est nécessaire, pour que tous les germes soient rigoureusement détruits, que l'ébullition soit prolongée 20 minutes ; le mieux serait de faire bouillir à deux reprises différentes pendant 10 minutes, avec un quart d'heure d'intervalle.

Aujourd'hui MM. Rouart, Geneste et Herscher construisent des appareils industriels, particulièrement utiles en cas d'épidémie, et pouvant livrer jusqu'à 500 litres d'eau stérilisée par heure. L'eau est portée pendant 10 à 15 minutes à 130° : la stérilisation dans ces conditions est absolue.

Conclusions. — En résumé, *de toutes les eaux potables, l'eau de source est la plus pure ; l'eau qui présente la sécurité la plus complète est l'eau bouillie pendant vingt minutes environ, ou portée à* 130° *pendant dix minutes.*

CHAPITRE II

L'AIR

L'air est l'élément le plus indispensable à notre existence : nous n'en pouvons être privés, même pendant quelques instants.

En hygiène, nous considérerons son action à deux points de vue :

1° En tant qu'*aliment* dont les qualités dépendent surtout de sa *composition chimique ;*

2° En tant que *milieu* qui agit sur nous par ses *propriétés physiques :* pression, température.

I. — DE L'AIR AU POINT DE VUE DE SA COMPOSITION CHIMIQUE

§ 1er. — COMPOSITION DE L'AIR, RESPIRATION

L'air est un mélange de gaz. L'air libre, puisé à des altitudes différentes, dans des régions très diverses, présente dans sa composition une remarquable constance, en ce qui concerne les éléments les plus importants.

On y trouve de l'*oxygène* (l'élément le plus essentiel), de l'*azote* et de l'*argon*, dans la proportion de 21 vol. du premier pour 78 vol. du second et 1 vol. du troisième; du *gaz carbonique* dont la proportion oscille dans les limites assez étroites de 2 vol. 6 à 3 vol. 5 pour 10000 vol. d'air; enfin de la *vapeur d'eau* dont la proportion est beaucoup plus variable et qui fait dire, selon la température, que l'air est sec ou humide. On sait que la composition constante de l'air tient à l'une des belles harmonies de la nature : les animaux par leur respiration, les diverses combustions absorbent de l'oxygène et déversent dans l'atmosphère de l'acide carbonique; les plantes, sous l'influence de leur matière verte et des rayons du soleil, décomposent cet acide carbonique en restituant l'oxygène à l'air; la grande étendue des mers est en même temps le régulateur important de la proportion d'acide carbonique dans l'air, étant donnée la solubilité de ce gaz.

Respiration. — Rappelons brièvement ce qui se passe dans la respiration. On sait que notre corps peut être assimilé à un véritable laboratoire, dans lequel s'exécutent toutes sortes de réactions chimiques dont la plupart consistent en des oxydations, de vraies combustions s'exerçant dans la profondeur de nos organes. Les *combustibles* nous sont fournis par nos *aliments* et l'*oxygène* de l'air est l'agent *comburant*.

Le sang est le milieu par l'intermédiaire duquel s'effectuent ces réactions.

Par ses globules, il fixe l'oxygène qu'il puise dans les poumons et le répartit au moyen des vaisseaux capillaires dans les cellules de l'organisme où s'effectuent spécialement les combustions. Le sang emporte dans le plasma les produits de ces combustions, acide carbonique et eau, qu'il abandonne à travers la paroi des vésicules pulmonaires en reprenant de nouvel oxygène. Le résultat immédiat de cet échange est la transformation du sang *rouge foncé* en sang *rouge vermeil.*

Échanges respiratoires. — On a déterminé la quantité d'oxygène nécessaire à la respiration, et on a trouvé qu'en moyenne un homme consomme par heure de 20 à 25 litres d'oxygène; il exhale, dans le même temps, 15 à 20 litres d'acide carbonique et 30 grammes de vapeur d'eau.

Si l'on pouvait utiliser tout l'oxygène contenu dans un volume limité d'air et si l'acide carbonique exhalé ne venait pas souiller cette atmosphère, il serait facile de déterminer le volume d'air indispensable à un homme pendant un temps donné. Mais il faut tenir compte d'autres conditions.

Conditions limites dans lesquelles peut s'effectuer la respiration. — D'une part, il faut que la proportion d'oxygène dans l'air qu'on respire (supposé privé d'acide carbonique) ne descende jamais au-dessous de 15,5 p. 100 : l'expérience a montré qu'avec 16,7 d'oxygène, la respiration est un peu gênée (l'air est *faible*, disent les mineurs) ; avec 15,5 p. 100, on peut encore respirer mais plus difficilement ; avec 9,8 p. 100, l'air est asphyxiant et, au bout de 1 à 2 minutes, on est pris de défaillance.

D'autre part, il faut, pour que l'acide carbonique puisse s'échapper du sang, que la proportion de ce gaz dans l'air soit inférieure à 10 p. 100 ; en effet, l'acide carbonique contenu dans le plasma sanguin ne pourrait se dégager à travers la paroi des vésicules pulmonaires, si la force élastique de ce gaz dans l'air était supérieure à sa tension dans le sang.

Air confiné. — Si donc une personne est renfermée dans un appartement clos de toutes parts et dans lequel l'air ne puisse se renouveler, elle absorbe constamment de l'oxygène et émet constamment de l'acide carbonique. Elle épuise donc le gaz oxygène nécessaire (première condition d'asphyxie) et augmente la quantité d'acide carbonique dans l'air (deuxième condition d'asphyxie). L'asphyxie se produira, par suite, bien avant que la proportion d'oxygène soit tombée à 15 p. 100 et que la proportion d'acide carbonique ait atteint 10 p. 100.

A ces causes d'asphyxie s'ajoute encore l'influence des matières exhalées par les poumons, la peau, les vêtements même, qui communiquent à l'air une odeur particulière et désagréable, propre aux endroits habités par des personnes nombreuses (ce qu'on appelait autrefois les miasmes). La nature de ces substances n'est pas suffisamment connue, mais leur pouvoir toxique est indiscutable.

Asphyxie rapide. — Les effets du séjour dans l'air confiné peuvent être très rapides, lorsqu'il y a accumulation fortuite d'un grand nombre de personnes dans un espace peu étendu. A un sentiment de malaise général succèdent bientôt une gêne de la respiration, des vertiges, des nausées, puis souvent perte de connaissance et enfin la mort.

A la bataille d'Austerlitz, 300 prisonniers autrichiens furent enfermés dans une cave; au bout de peu de temps 260 périrent asphyxiés; aux assises d'Oxford, il y eut, une fois, telle affluence de personnes que juges, spectateurs, accusés, tous furent frappés d'asphyxie mortelle.

Asphyxie lente. — Chez les personnes qui vivent habituellement dans une atmosphère confinée mais moins altérée que dans les cas précédents, des accidents moins brusques, mais tout aussi redoutables, se font sentir. La santé s'altère promptement, l'anémie survient, caractérisée par la pâleur de la face; l'organisme affaibli est prédisposé à toutes sortes d'affections dont l'une des plus redoutables est la *tuberculose*. Tel est l'effet du séjour dans des locaux trop étroits, chez les individus qui habitent des logements restreints, ou qui travaillent dans des ateliers exigus.

La statistique est curieuse à consulter à cet égard.

D'après Korosi, la moyenne de l'existence des personnes

habitant	2	dans	la même	pièce	est de	47	ans,
—	2 à 5	—	—	—	—	39	— 1/2
—	5 à 10	—	—	—	—	37	—
—	plus de 10	—	—	—	—	32	—

Quantité d'air nécessaire à la respiration normale. — Des considérations précédentes il résulte que nous devons autant que possible vivre au grand air; mais les exigences de notre existence et de notre civilisation nous contraignent à séjourner plus ou moins longtemps à l'abri (*habitations*), ne fût-ce que pour nous reposer la nuit, ou nous préserver des atteintes du froid.

Précisons les conditions hygiéniques les plus favorables au séjour dans les habitations. Deux moyens se présentent à nous : 1° grandes dimensions des appartements ; 2° renouvellement de l'air par la ventilation.

Dimensions des locaux. — On apprécie généralement l'altération de l'air par la quantité d'acide carbonique qu'il renferme. Un homme exhale en moyenne par heure de 15 à 20 litres d'acide carbonique. Or l'air d'un appartement est considéré comme inoffensif lorsqu'il ne renferme pas plus de $\frac{7}{10\,000}$ de ce gaz toxique, et dangereux quand il en renferme $\frac{10}{10\,000}$. Il est facile, avec ces données, de calculer, *en supposant que l'air ne puisse se renouveler*, quelle devrait être la capacité d'une chambre à coucher occupée par un homme pendant huit heures, en admettant que l'air renferme déjà $\frac{3}{10\,000}$ d'acide carbonique.

L'homme exhale en huit heures 120 litres d'acide carbonique ; la chambre devra donc avoir une capacité de :

$$\frac{0^{mc}120 \times 10\,000}{4} = 300 \text{ mètres cubes :}$$

soit une pièce carrée de 10 mètres de côté et 3 mètres de hauteur.

Dans la pratique, on n'a jamais besoin de recourir à de telles dimensions. En tenant compte de la durée du séjour dans un appartement, de la puissance d'altération de l'air par l'acide carbonique et par d'autres causes, si l'on envisage en outre que l'air se renouvelle par les portes et les fenêtres ne closant jamais parfaitement, par les cheminées et enfin par les appareils de ventilation, on peut réduire considérablement ces dimensions. Ainsi le minimum du cubage adopté dans les écoles, par enfant, est de 5 mètres cubes; le Conseil de salubrité recommande que toute chambre présente 14 mètres cubes par individu, indépendamment de la ventilation.

La hauteur des locaux doit être proportionnée aux dimensions en surface.

On conseille, pour les salles d'hôpital et d'atelier, une hauteur de 5 mètres environ ; une hauteur de 4 mètres est suffisante pour les habitations collectives (casernes, écoles). Cette même hauteur serait désirable pour les habitations particulières.

§ 2. — VENTILATION

Le général Morin a établi que chaque personne doit pouvoir disposer, par heure, d'une quantité d'air suffisante, variable avec la facilité d'altération de cet air.

Hôpitaux. . . .	65 à 80 m. cubes.	Lieux de réunion.	30 à 60 m. cubes.
Ateliers.	60 —	Écoles.	15 à 30 —
Casernes. . . .	40 à 50 —		

Comme les dimensions des locaux ne peuvent être exagérées, on fournit ce volume d'air par la ventilation.

Le renouvellement de l'air dans une pièce doit avoir lieu d'une manière insensible, et non de façon à former des courants d'air dangereux. Il s'effectue naturellement ou artificiellement.

Ventilation naturelle. — Elle se produit par les parois de nos habitations, par les joints des portes et des fenêtres, par les cheminées et enfin par des orifices pratiqués dans les murs.

1° *Ventilation par les parois de nos habitations.* — Ce mode de ventilation est réel, puisque les matériaux qui forment les parois ont une certaine porosité (voyez p. 182).

2° *Ventilation par les joints des portes et des fenêtres et par les cheminées.* — Les cheminées, sous l'influence d'un feu actif ou récemment éteint, renferment une colonne d'air chaud qui, plus légère qu'une colonne égale d'air froid extérieur, tend à s'élever et produit un appel d'air venant du dehors à travers les joints des portes et des fenêtres. C'est là un puissant moyen de renouveler l'air de nos habitations.

Même en l'absence de cheminée, la ventilation a lieu par les portes et les fenêtres mal closes. En hiver, lorsque s'établit une grande différence entre la température d'une pièce et celle de l'air extérieur, l'air chaud de l'appartement passe au dehors par les joints supérieurs, tandis que l'air froid du dehors pénètre en sens inverse par les ouvertures inférieures (Expérience des deux bougies (fig. 8)

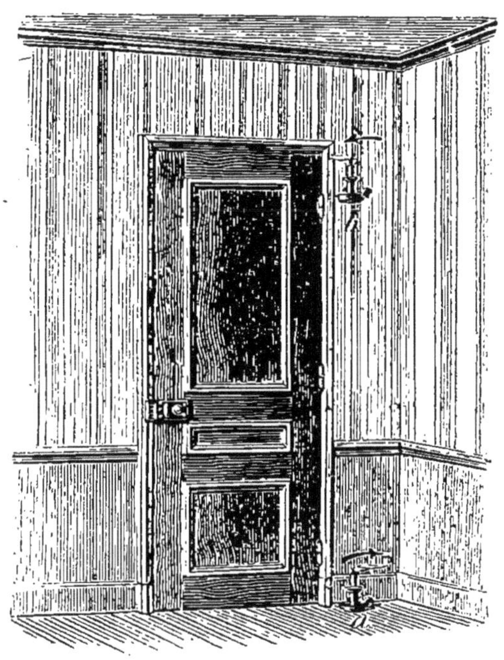

Fig. 8. — **Ventilation naturelle par une porte.** La flamme de la bougie *a* s'incline vers l'intérieur de la chambre; celle de la bougie *b* s'incline vers l'extérieur.

En résumé, il est préférable que les portes et les fenêtres ne closent pas hermétiquement; on devra cependant toujours éviter, au moyen de paravents, les vents coulis trop violents qui en sont parfois la conséquence.

3° *Ventilation par des orifices spéciaux.* — Un ou plusieurs tuyaux d'appel, suivant les dimensions du local, traversent le plafond (fig. 9) ou la partie supérieure des murs; des ouvertures grillagées, disposées au niveau du plancher, de distance en distance, servent à l'introduction de l'air frais. Ce moyen de ventilation est indispensable là où séjournent de nombreux individus : salles de classe, dortoirs, casernes, etc.

Ventilation artificielle. — Des appareils spéciaux produisent une ventilation bien plus énergique et plus régulière. Ils se rattachent à deux méthodes :

1° *Ventilation par appel d'air ;*

2° *Ventilation par refoulement.*

Dans le premier cas, l'air est aspiré en général par la chaleur. L'appareil se com-

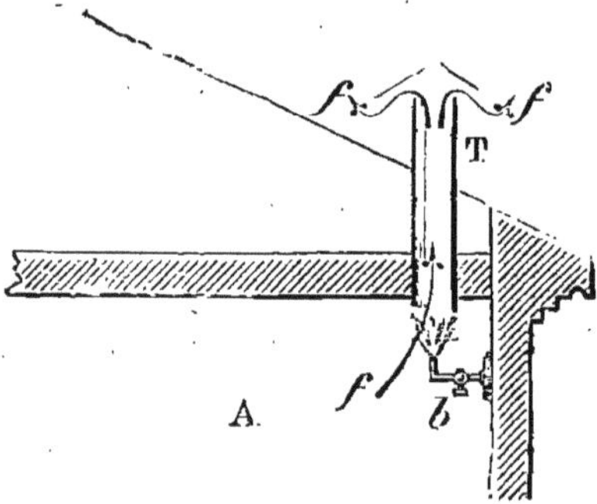

Fig. 9. — **Ventilation par un orifice pratiqué dans le plafond d'une salle.** — A, salle à ventiler. T, tuyau d'appel. L'air, chauffé par le bec de gaz *b*, s'élève dans le tube T, suivant la direction des flèches *f*, traverse le plafond et le toit, et provoque un appel d'air pur dans la salle par des orifices placés au niveau du plancher.

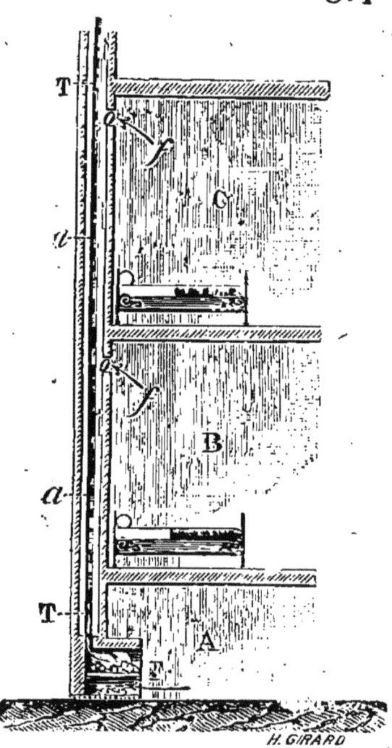

Fig. 10. — **Ventilation par appel d'air**. A, sous-sol avec cheminée et foyer F. — B, C. dortoirs avec orifices supérieurs de ventilation *o, o*. T, T, cheminée du foyer occupant l'axe d'un tube plus large *a, a*. L'air compris dans l'espace annulaire, s'échauffant au contact de la cheminée T, s'élève en produisant l'appel d'air des salles B et C par les orifices *o, o*.

pose, en principe, d'une cheminée (fig. 10) reliée avec les salles à ventiler par des conduits spéciaux, cheminée dans laquelle on entretient constamment un foyer allumé. Il y a donc appel d'air des salles vers la cheminée, et l'air frais du dehors, pour combler la dépression qui tend à s'établir, entre dans la salle par des ouvertures ménagées à cet effet.

Dans le deuxième cas, un appareil, mû ordinairement par la vapeur, puise au dehors l'air qu'il envoie dans les locaux à ventiler; l'air impur sort par des ouvertures spéciales.

§ 3. — CHAUFFAGE

L'étude de la ventilation est reliée si étroitement à celle du chauffage que nous pensons devoir traiter ici cette dernière, bien qu'elle eût pu trouver sa place au chapitre de l'habitation. Généralement, d'ailleurs, le même appareil est combiné à la fois pour le chauffage et la ventilation.

Règles générales du chauffage. *Température.* — La température des locaux où l'on séjourne (cabinet de travail, salle d'école) doit être d'environ 16°; dans les chambres à coucher, 10° à 12° sont suffisants. On n'éprouve cependant de réelle sensation de bien-être dans une chambre que si *les parois ont la même température que l'air de la chambre.* Tout être échange, en effet, avec l'air et les objets environnants, de la chaleur par *conductibilité* et par *rayonnement*. Cette observation s'applique à toute personne stationnant dans un appartement; comme l'air est mauvais conducteur de la chaleur, il participe à peine à ces échanges de chaleur; les parois, au contraire, par leur rayonnement, ont un effet prépondérant. Vient-on, pendant l'hiver, à chauffer brusquement l'air d'une pièce dont les parois sont froides, alors que cet air a une température d'une vingtaine de degrés (thermomètre fronde), on y éprouve malgré tout une sensation de froid et une gêne de la respiration, gêne due en particulier à la température élevée de l'air sec. *Le chauf-*

fage doit donc tendre à échauffer non seulement l'air, mais aussi les parois de la chambre.

Humidité de l'air. — L'air respirable doit renfermer de la vapeur d'eau, nécessaire au fonctionnement normal de l'appareil respiratoire.

Pendant l'hiver, l'air ne renferme qu'une quantité très faible de vapeur d'eau : l'air du dehors n'est pas sec pour cela, parce qu'il peut n'être pas très éloigné de son point de saturation ; mais, si sa température est élevée d'une vingtaine de degrés par le chauffage, cet air peut se trouver dans des conditions de sécheresse extrême[1]

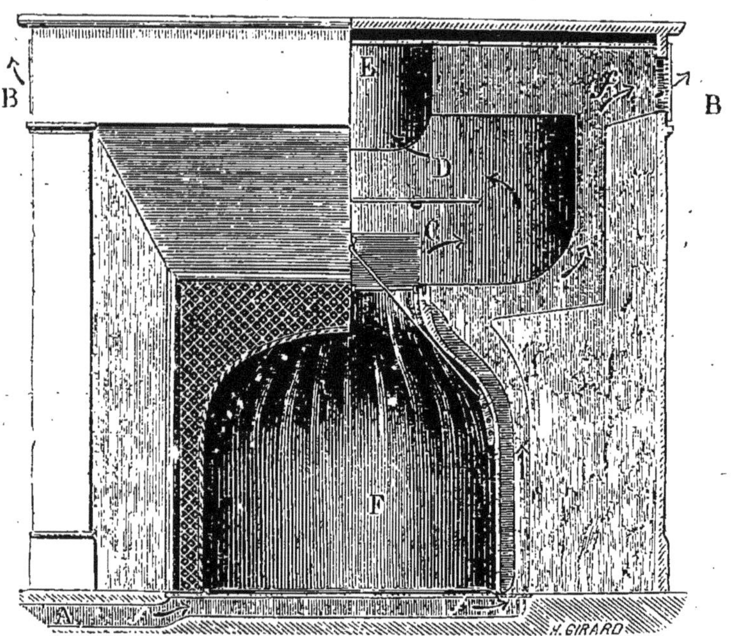

Fig. 11. — **Cheminée Joly** vue de face et en coupe à droite. Circulation d'air chaud. — A, entrée de l'air frais et pur venant du dehors; le trajet de cet air est indiqué par les flèches *f*. — B, orifice grillagé pour le dégagement, dans l'appartement de l'air pur chauffé au contact de la plaque ailée du foyer F et des conduits C, D, E, par où sortent les gaz du foyer. — *p*, plaque horizontale obligeant les gaz du foyer à faire un plus long parcours et augmentant la surface de chauffe.

1. On dit que l'air est *saturé* de vapeur d'eau à une température donnée, 4° par exemple, lorsqu'il renferme la quantité maximum de vapeur d'eau qu'il peut contenir à cette température:

qu'il faut éviter en ne le surchauffant pas, et en lui fournissant la vapeur d'eau qui fait défaut.

Appareils de chauffage. 1° *Cheminée.* — Le foyer étant largement ouvert, la cheminée rayonne beaucoup de chaleur, reçue en grande partie par les parois ; elle contribue aussi à la ventilation. A ces deux points de vue, *la cheminée est très hygiénique*, mais peu économique, car on n'utilise qu'une faible partie de la chaleur produite (6 p. 100 environ avec le bois, 12 p. 100 avec le charbon de terre et le coke); de plus, elle chauffe inégalement les différentes parties de la pièce. L'emploi de la cheminée ordinaire n'est pas sans inconvénients, car elle produit parfois un tirage énergique déterminant de vifs courants d'air.

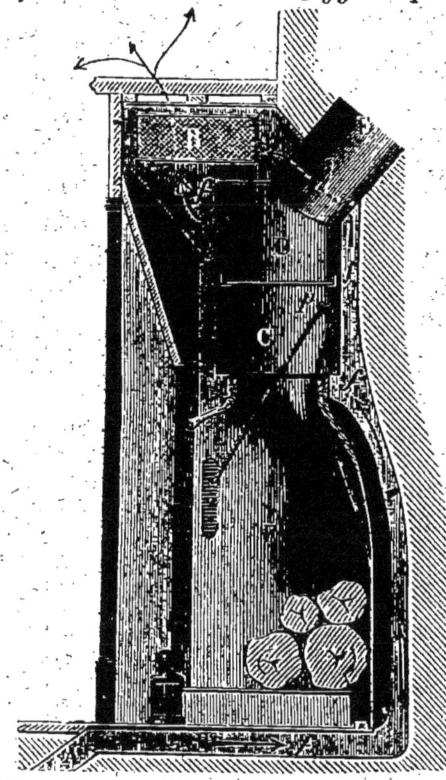

Fig. 12. — **Cheminée Joly** vue en coupe. — Mêmes notations que pour la figure 11.

On y peut remédier d'une manière assez heureuse par un dispositif qu'il serait désirable de voir appliquer à toutes les cheminées (fig. 11 et 12). L'air, puisé au

---

soit 3gr,6 à 4° dans 1mc d'air ; à 31°, il faudrait dix fois plus de vapeur d'eau dans le même volume pour qu'il fût saturé. Si donc on porte de 4° à 31° 1mc d'air saturé à 4°, il ne renfermera à la température de 31° que la dixième partie de la vapeur d'eau qu'il pourrait contenir; il sera extrêmement sec.

(État hygrométrique $= \frac{1}{10}$.)

dehors par un conduit, vient passer dans une boîte spéciale formant plaque de foyer, s'y échauffe et se déverse ensuite dans la chambre par deux *bouches de chaleur.* Ainsi on utilise une plus grande quantité de chaleur et l'on évite les courants d'air, notablement réduits d'ailleurs par l'emploi de bourrelets appliqués aux fissures des portes et des fenêtres; aucune crainte que la cheminée fume, puisque la ventilation est assurée.

2º *Poêles.* — Le poêle est au milieu de la pièce; le foyer en est caché; dans certains cas, il est apparent. A cause de la grande surface de contact de l'appareil et de ses tuyaux avec l'air de l'appartement, celui-ci s'échauffe, s'élève et est toujours remplacé par de l'air plus froid : la quantité de chaleur utilisée est considérable.

Le chauffage par poêle est économique, mais il ne réalise pas toutes les conditions hygiéniques. Les parois de la pièce sont peu chauffées, l'air l'est beaucoup plus qu'il ne faudrait, devient très sec et trouble la respiration. (On remédie en partie à cet inconvénient en plaçant, sur le poêle même, un vase à large surface contenant de l'eau qui, en s'évaporant, fournit à l'atmosphère la vapeur d'eau qui lui manque.) Enfin le tirage du poêle, réduit au strict nécessaire, ne contribue guère à la ventilation.

Il existe plusieurs espèces de poêles; nous nous contenterons d'en étudier trois types : poêles de faïence, poêles de fonte, poêles mobiles dits économiques.

Poêles de faïence. — Ce sont, au point de vue de l'hygiène, ceux qui présentent le moins d'inconvénients; ils constituent même un excellent mode de chauffage, si on provoque par ailleurs la ventilation et si l'on entretient l'humidité de l'air par évaporation d'eau. Ils ont l'avantage d'emmagasiner une grande quantité de chaleur qu'ils ne perdent que peu à peu après leur extinction, en maintenant une température plus régulière.

Nous n'en pourrions dire autant des poêles de fonte.

Poêles de fonte. — La plupart sont chauffés au coke ou

à la houille; on en règle le tirage à volonté; ils s'échauffent plus rapidement que les poêles de faïence, mais se refroidissent plus vite. En outre, ils closent souvent ma. et peuvent laisser échapper dans la pièce une partie des produits de la combustion.

Il est indispensable d'éviter que la paroi de ces poêles soit portée au rouge. L'expérience a montré que la fonte rougie devient extrêmement poreuse et se laisse traverser par les gaz, *notamment par l'oxyde de carbone, gaz éminemment toxique*, qui se produit dans ces conditions.

Un autre inconvénient est celui du grillage des poussières en suspension dans l'atmosphère, amenées au contact de la paroi; il en résulte une odeur désagréable que nous avons tous sentie dans une pièce close chauffée par un poêle porté au rouge.

Poêles économiques; poêles mobiles. — Dans ces poêles, on rend le chauffage continu en disposant dans l'appareil, et d'un coup, la quantité de combustible nécessaire pour la marche de tout une journée; on règle la combustion à l'aide d'une clef, de façon à réduire l'appel d'air au minimum. Mais, *excès de charbon et insuffisance d'air*, ce sont là les conditions idéales de la production de ce gaz toxique si redoutable, l'**oxyde de carbone**, que nous avons signalé plus haut. *Ces poêles ne dégagent presque exclusivement que de l'oxyde de carbone.*

Si le gaz est complètement expulsé au dehors, aucun inconvénient; en revanche, il y a de trop nombreuses chances pour qu'il n'en soit pas ainsi, surtout *si le poêle est transporté d'une pièce dans une autre.*

Pour entraîner au dehors la totalité des produits de la combustion, *il faut :* 1° *que la cheminée ait un tirage excellent ;* 2° *que son ouverture dans la pièce soit hermétiquement close au moyen d'une plaque de tôle traversée par le tuyau du poêle ;* 3° *que le conduit de la cheminée ait une section assez étroite pour s'échauffer suffisamment et produire un courant ascendant énergique.*

Mais, dans ces conditions même, si l'on ferme une porte de la pièce un peu violemment, un appel d'air se fera dans la cheminée et l'oxyde de carbone sera en partie déversé dans la chambre.

Il va sans dire que *le tuyau de la cheminée ne doit présenter aucune fissure tout le long de son trajet*, accident qui se produit plus fréquemment qu'on ne serait tenté de le croire. Par un feu de bois dans une cheminée fissurée, il se dégage toujours de la fumée qui, passant par ces fissures, pénètre dans l'appartement et prévient ainsi de leur existence. *Il n'en est pas de même avec les poêles mobiles, car l'oxyde de carbone qui s'en dégage est invisible et inodore; il peut ainsi envahir les appartements des étages supérieurs et provoquer l'empoisonnement de ceux qui les habitent.* Ces poêles sont donc non seulement dangereux pour les personnes qui s'en servent, mais encore pour leurs voisins. Il y a de trop fréquents empoisonnements de cette nature.

Qu'arrive-t-il si l'on transporte un de ces poêles d'une pièce dans une pièce contiguë? La cheminée dans laquelle on l'introduit est froide; celle de la pièce d'où il provient est chaude et produit un tirage de bas en haut; la cheminée froide est donc parcourue par un courant descendant; le tirage peut ne pas s'établir dans la nouvelle cheminée et tous les gaz toxiques s'accumulent dans la pièce à chauffer.

Il est donc nécessaire d'apporter la plus minutieuse attention dans la conduite de semblables appareils qui sont suspects au plus haut degré.

Est-ce à dire qu'il faille rejeter les poêles à combustion lente? Non, si on les utilise dans un local un peu vaste, bien aéré, et si la cheminée est excellente. Mais *ils doivent être proscrits des appartements étroits et particulièrement des chambres à coucher :* c'est là qu'ils ont fait le plus de victimes.

En résumé, les poêles à combustion lente sont très économiques, mais ils sont tellement dangereux et le moindre accident peut avoir de si fâcheuses conséquences, qu'il vaudrait peut-être mieux s'en passer.

Chauffage en grand. — Lorsqu'il s'agit de chauffer de vastes salles, ateliers, amphithéâtres, etc., ou des maisons tout entières, on fait usage d'appareils divers : Calorifères à air chaud, à eau chaude, à vapeur d'eau.

Dans tous ces appareils, un foyer disposé au sous-sol chauffe l'air, l'eau, ou produit la vapeur. L'air, l'eau ou la vapeur sont ensuite distribués par une canalisation spéciale dans toutes les parties de l'édifice.

Le calorifère à air chaud a tous les inconvénients des poêles : l'air seul est fortement chauffé et par suite amené à un haut degré de sécheresse; de plus, l'air chargé de poussières organiques, en passant sur les plaques à haute température, y contracte une odeur insupportable.

Le chauffage par circulation d'eau chaude est préférable, l'air y est bien moins surchauffé et par suite moins sec. Le procédé est coûteux et son emploi n'est pas sans danger, à cause des ruptures toujours à craindre dans la canalisation.

Le chauffage à la vapeur d'eau semble réunir aujourd'hui presque tous les suffrages. C'est certainement, de tous, celui qui a le moins d'inconvénients. La vapeur d'eau produite vers 120° est distribuée dans des tuyaux ailés présentant une grande surface de chauffe et disposés à la partie inférieure des murs de la salle à échauffer. On réalise une surface rayonnante assez considérable; l'air froid, appelé du dehors par des bouches situées au-dessous des tuyaux, s'échauffe à leur contact et cède une partie de sa chaleur aux murs le long desquels il s'élève, avant de se répandre dans la salle. Ainsi l'échauffement des parois et la ventilation sont produits simultanément; l'air n'est jamais porté à une température supérieure à 100°; les poussières qu'il entraîne ne sont pas grillées.

§ 4. — ÉCLAIRAGE

Un mot seulement à propos de l'éclairage. Généralement il est produit par la combustion des corps gras (suif, bougies, huiles végétales), des divers pétroles, du gaz de l'éclairage. Ces combustibles, en brûlant, déversent dans l'atmosphère l'acide carbonique qu'ils produisent et contribuent à vicier l'air. A cela s'ajoute parfois un échauffement fort gênant.

Les modes d'éclairage au gaz et au pétrole ne sont pas sans danger, à cause des explosions et des incendies auxquels ils donnent lieu.

Le pétrole bien raffiné, chauffé à 32°, ne doit pas s'enflammer à l'approche d'une allumette. Mais combien trouve-t-on, dans le commerce, de pétroles mal raffinés qui ne présentent pas ce caractère?

Les diverses essences minérales sont beaucoup plus dangereuses; elles émettent même si facilement des vapeurs qu'elles peuvent prendre feu à quelque distance d'une flamme. Avec l'air, elles forment un mélange détonant.

Il ne faut donc jamais remplir le soir une lampe à pétrole et surtout une lampe à essence. Les bidons renfermant ces liquides *seront hermétiquement clos;* les bidons métalliques seront préférés aux récipients en verre qui peuvent se briser et répandre leur contenu.

Le gaz n'est pas non plus sans inconvénient; c'est un mélange fort complexe, contenant des gaz toxiques (oxyde de carbone), toujours redoutables lorsqu'une fuite de gaz se produit pendant la nuit dans une chambre à coucher.

Des explosions sont également à craindre. Il faut donc éviter les fuites et aérer largement lorsqu'il s'en produit une; il est prudent de fermer le compteur pendant la nuit.

Une heureuse innovation, trop lente à se répandre, à notre avis, est celle de l'*éclairage électrique.*

Au point de vue hygiénique, l'éclairage électrique par incandescence (lampes à incandescence) est bien préférable à l'éclairage par arc qui produit en un point trop de lumière et fatigue la vue, même si cette lumière est diffusée par un globe de verre. L'éclairage par les lampes à incandescence a tous les avantages des meilleurs modes d'éclairage aux huiles organiques ou minérales; de plus, il ne *vicie pas l'air* et ne *l'échauffe pas sensiblement*.

§ 5. — ALTÉRATION DE L'AIR PAR LES POUSSIÈRES

L'air est le plus souvent chargé de poussières; il suffit pour s'en convaincre d'observer un rayon de soleil pénétrant dans une chambre : les poussières sur son trajet se trouvent éclairées et deviennent visibles.

Elles sont de différentes natures :

Les unes, *minérales*, les plus abondantes, sont formées de charbon, de fragments de sable très ténus, de sels plus ou moins cristallisés, etc. ; les autres, *organiques*, sont des fragments de tissus, des grains d'amidon, des matières organiques amorphes, etc. ; d'autres enfin sont des *poussières vivantes* : pollen de fleurs, spores ou germes de microbes.

Les poussières minérales sont parfois très abondantes, l'air des villes, surtout des villes manufacturières, est chargé de charbon qui produit une couche noire sur le sol, ainsi qu'à l'entrée des voies respiratoires. Dans certains milieux se produisent des poussières très toxiques : tels sont les ateliers de fabrication du minium, de la céruse, etc.

Des précautions spéciales sont prescrites aux ouvriers travaillant dans les usines où règnent ces poussières : ce serait tout profit pour eux s'ils voulaient s'astreindre à les observer.

Dans les appartements, il faut aussi prendre garde aux papiers colorés en vert par l'arsenic.

Les germes vivants sont surtout importants à considérer. Leur abondance dépend d'un grand nombre de circonstances : de l'endroit où l'air est recueilli, de la saison, etc.

M. Miquel a relevé les nombres suivants à des époques assez voisines pour qu'ils soient comparables.

	Bactéries dans 10 mètres cubes d'air.
Altitude 2,000 mètres à 4,000 mètres..........	0
Sur le lac de Thun (560 mètres)	8
Au voisinage de l'hôtel de Bellevue à Thun...	25
Dans une chambre du même hôtel.............	600
Parc de Montsouris..........................	7,600
Rue de Rivoli à Paris.......................	55,000

Il y a donc plus de microbes dans l'air au centre des villes qu'à la campagne; l'air contient, dans la rue de Rivoli, 8 à 10 fois plus de microbes qu'au voisinage des fortifications.

L'air de la campagne est beaucoup plus pur que celui des villes ; dans la montagne et en mer, il est encore plus pur que dans les plaines.

A Montsouris, le vent le plus malsain vient des collines de la Villette et de Belleville, quartiers agglomérés et populeux où se trouvent en outre des cimetières, des abattoirs, etc. Les vents d'est d'ailleurs, toujours secs, sont ceux qui facilitent le plus la dissémination des microbes et par suite le développement des maladies infectieuses (bronchites, pneumonies, grippe, etc.), qu'on attribue vulgairement aux *coups d'air*.

Le nombre des bactéries dans l'air, faible en temps de pluie, s'élève quand l'humidité disparaît de la surface du sol ; elles sont alors facilement soulevées par le moindre mouvement de l'air. C'est surtout dans les lieux habités, dans les salles d'hôpitaux, que l'air en est chargé.

Ces bactéries ne sont pas toutes dangereuses, mais certaines constituent les microbes de la fièvre typhoïde, de la diphtérie, de la tuberculose, etc., qui, ingérés avec l'air qu'on respire, pénètrent dans l'organisme où ils peuvent se développer.

Comme conséquence pratique, il faut donc *éviter de disperser les poussières déjà déposées sur le sol et les objets de nos appartements.*

1° Dans les rues, le balayage à sec doit être proscrit; le *nettoyage à grande eau* est le moyen le plus efficace et le moins dangereux pour la santé publique.

2° Dans les appartements, *les ménagères doivent abandonner l'usage des plumeaux*; il faut essuyer les meubles et le parquet avec un linge; le plumeau ne fait que déplacer la poussière et dissémine dans l'air les microbes dangereux, s'il s'en trouve.

§ 6. — ALTÉRATION DE L'AIR PAR LES GAZ

Nous nous sommes occupés déjà de cette question à propos de l'air confiné; mais l'air peut être altéré dans d'autres conditions, par l'acide carbonique, l'oxyde de carbone, l'acide sulfhydrique, etc.

L'acide carbonique est produit par des émanations du sol, par des fermentations, etc. Il n'entretient ni les combustions ni la respiration (asphyxie); aussi est-il prudent de *pénétrer avec une bougie allumée dans un milieu où l'on suppose qu'il y a accumulation d'acide carbonique* (puits profonds, celliers de fermentation des vins); si la bougie s'éteint, on court le danger d'être asphyxié.

L'*oxyde de carbone* se produit toutes les fois que du charbon brûle en présence d'une trop faible quantité d'oxygène. C'est un poison *extrêmement toxique, même à faible dose*, d'autant plus traître que, n'ayant aucune odeur, il n'avertit pas de sa présence. Il agit en produisant un violent mal de tête et un malaise dont la cause est souvent ignorée. Les personnes intoxiquées en plein état de veille ne songent pas d'abord à se rendre au grand air et bientôt n'en ont plus la force.

Le séjour dans une atmosphère qui en renferme une quantité à peine appréciable n'est pas moins dangereux. L'oxyde de carbone se fixe peu à peu sur les globules du sang qu'il immobilise, en ce sens qu'il les empêche de fixer à nouveau de l'oxygène. Une personne qui a séjourné un certain temps dans une telle atmosphère se trouve dans le même état que si elle avait *subi une saignée*.

Les effets de l'oxyde de carbone se font sentir souvent l'hiver dans les voitures de place et même dans certaines voitures de maître, munies de chaufferettes intérieures où brûle du charbon.

Si le séjour dans ces voitures est très court, on en est quitte pour des maux de tête ou des malaises nerveux qu'on attribue à d'autres causes ; s'il est prolongé et plus souvent répété, il produit un commencement d'asphyxie, des indigestions après les repas, des somnolences accompagnées de migraines tenaces, des empoisonnements lents attaquant le sang et les centres nerveux qu'ils réduisent à l'impuissance.

Si le séjour est encore plus prolongé, la mort en est la conséquence. Le Dr A. Gautier cite le cas d'un cocher qui, le 19 janvier 1889, stationnant devant la gare Montparnasse, commit l'imprudence de s'enfermer dans sa voiture avec sa chaufferette allumée. Lorsque le lendemain matin, le gardien de service, surpris de l'immobilité du fiacre, vint ouvrir la portière, il trouva sans connaissance le malheureux cocher, qui mourut le jour même à l'hôpital Necker.

L'*acide sulfhydrique* existe dans les eaux sulfureuses prescrites dans certains cas. L'acide sulfhydrique constitue un poison violent à la dose de $\frac{1}{500}$ dans l'air. Il se dégage dans les fermentations putrides, dans les fosses d'aisances, où il constitue le *plomb des vidangeurs*. Quelquefois il se répand dans les appartements, mais ici son odeur avertit toujours.

Nous savons que les plantes, par l'assimilation *à la lumière*, décomposent l'acide carbonique absorbé par elles et dégagent de l'oxygène; d'autre part, elles respirent, c'est-à-dire absorbent de l'oxygène et dégagent de l'acide carbonique; dans les appartements, ces deux phénomènes se contrebalancent sensiblement; donc la présence des plantes vertes *en petite quantité* n'a pas d'inconvénient dans les appartements. Il n'en est pas de même pour les plantes fleuries ou les fleurs surtout très odorantes qui provoquent des maux de tête et parfois l'asphyxie; *il est dangereux de laisser des fleurs odorantes dans une chambre à coucher*.

On court le même danger en couchant dans un appartement trop récemment peint : l'huile qui sèche absorbe beaucoup d'oxygène et appauvrit l'atmosphère; de plus l'essence de térébenthine se volatilise et produit l'intoxication.

Voisinage des marais. — Le voisinage des marais est une cause importante d'insalubrité; l'observation a montré depuis longtemps que les personnes qui y séjournent sont sujettes à des maladies endémiques dans ces régions, les *fièvres paludéennes* ou *fièvres des marais*, *malaria* des Marais Pontins en Italie. Dans les régions septentrionales (Hollande, Angleterre) qui présentent beaucoup d'étendues couvertes d'eau stagnante, leurs effets sont peu importants; ils deviennent très sensibles dans les régions plus méridionales, où la température est plus élevée : dans la Bresse, la Sologne, la Charente, en France; en Italie, dans le Piémont et la Lombardie, où le mal est entretenu par des rizières, dans les Marais Pontins, la Campagne romaine. En Algérie, au moment de la conquête, on trouvait aussi de telles localités d'où le mal a complètement disparu aujourd'hui, grâce à des travaux d'assainissement.

On ne savait autrefois à quelle cause attribuer ces accidents. On disait que les marais exhalent des *miasmes*, explication dont le vague dénote l'insuffisance.

Le docteur Laveran a démontré, dans ces dernières années, que les fièvres paludéennes et les divers accidents de la malaria sont dus à un animalcule, un hématozoaire qui se montre, au moment des accès fébriles, dans le sang des individus atteints et paraît se cantonner dans la rate pendant l'intervalle des accès.

Quant à l'entrée dans le sang du germe de la maladie, il est parfaitement établi qu'elle a lieu par les piqûres d'un moustique appartenant au genre *anopheles*, dont la larve se développe en abondance dans les endroits marécageux. Le moustique, en suçant le sang d'un fiévreux, y puise le parasite qu'il inocule ensuite à l'homme sain[1]. Ainsi se trouvent expliquées les diverses circonstances dans lesquelles l'homme contracte la malaria, et en même temps se présente d'une façon bien évidente le moyen de lutter contre la maladie : se soustraire aux piqûres des moustiques.

On évitera d'habiter dans les plaines basses et humides. En cas de séjour forcé, comme l'insecte ne vole que la nuit, c'est à ce moment qu'il faudra se prémunir contre ses attaques. Les ouvertures des habitations seront closes avec une toile métallique assez fine pour empêcher l'insecte d'entrer, tout en permettant la circulation et le renouvellement de l'air, et on ne sortira depuis une heure environ avant le coucher du soleil jusqu'à l'heure qui suivra son lever, que la figure et le cou protégés par un voile, les mains gantées, les vêtements serrés à la jambe et aux poignets.

Pour détruire l'insecte, le moyen le plus énergique serait la mise en culture du marais (drainage du sol pour l'assécher et défrichement). C'est ce qui a été fait en Algérie et dans certaines régions de la France, (Dombes, Sologne). En tous cas on évitera les mares et

1. Consulter, pour plus de développement, « *Le Monde organisé* » [pages 48 et 49, fig. 51 et 52], par E. Aubert [Librairie E. André fils].

les flaques d'eau autour des habitations; et on empêchera le développement des larves en répandant une couche très mince de pétrole à la surface de l'eau.

Dans certaines régions, c'est par de telles pratiques qu'on est parvenu à enrayer des épidémies de fièvre jaune dont la propagation est due aussi à des moustiques.

II. — DE L'AIR AU POINT DE VUE DE SES PROPRIÉTÉS PHYSIQUES

L'air peut agir par sa pression, par les mouvements qui s'y manifestent, par sa température.

§ 7. — PRESSION ATMOSPHÉRIQUE

La pression atmosphérique est mesurée à l'aide du baromètre; à des altitudes voisines du niveau de la mer, la pression est, en moyenne, équilibrée par une colonne de mercure de 76^{cm}. En un même lieu, cette pression subit des variations peu étendues (3 ou 4^{cm} au-dessus ou au-dessous de 76^{cm}); il n'en est plus de même si on s'élève beaucoup : alors la pression décroît très sensiblement.

Altitudes.	Pression.	Oxygène ramené à la pression de 76^{cm}.
0.	76^{cm}.	20,9 pour 100.
2,500.	56 —	15,4 —
4,000.	45 —	12,4 —
6,000.	34 —	9,3 —
8,000.	25 —	6,9 —

La quantité d'oxygène puisée dans l'air à chaque inspiration décroît donc à mesure qu'on s'élève : à 8,000 mètres, par exemple, elle est trois fois plus faible que dans les conditions normales. P. Bert a expliqué par là (insuffisance d'oxygène) le *mal des montagnes* éprouvé par les voyageurs s'élevant soit en ballon, soit sur les montagnes, à des altitudes dépassant 4,000 mètres.

On peut prendre, dans ces ascensions, certaines précautions dont la principale est l'*inspiration d'oxygène pur* destiné à remplacer celui qui fait défaut.

Il est cependant des personnes qui habitent dans les montagnes à des altitudes très élevées (3,000 et 4,000 mètres).

Quito..........................	3,000m.	Pression..	554mm.
Métairie d'Antisana près Quito.	4,100	—	470
Potosi..........................	4,052		

Mais les habitants des régions élevées s'adaptent à ces conditions spéciales d'existence : leur poitrine s'élargit, la respiration devient plus profonde, la circulation plus active, de nouveaux globules sanguins se forment. La rareté de l'oxygène se trouve compensée par une augmentation considérable de la surface d'oxydation. Ces caractères sont transmis des parents aux enfants. On comprend donc que les Européens aient de la peine à s'acclimater sur ces plateaux élevés; ils ne peuvent immédiatement modifier leur organisme et l'adapter à ces nouvelles conditions.

S'il s'agit de stations moins élevées (1,000 à 1,500m seulement), l'adaptation pourra se faire plus facilement et tout au profit de l'organisme: ainsi s'explique l'influence bienfaisante de la vie dans certaines stations climatériques de la Suisse, des Alpes du Dauphiné et de la Savoie, pour les individus lympathiques, anémiques ou phtisiques ; de sorte que la fréquentation des régions montagneuses du Dauphiné, des Pyrénées, des Vosges, devrait être préférée par ces malades au séjour dans les villes d'eaux qui ne sont souvent qu'occasions de plaisirs au détriment de la santé.

Dans certaines circonstances, la pression dépasse beaucoup 76cm : c'est ce qui arrive pour les individus travaillant dans les cloches à plongeurs. Mais ce mode d'existence est exceptionnel et peut être supporté seulement pendant quelques heures chaque jour; la compression et *particulièrement la détente de l'air* doivent se faire très lentement.

§ 8. — TEMPÉRATURE

La température est inégalement répartie à la surface de la terre; en un même endroit, elle est sujette à de nombreuses variations qui contribuent, avec l'influence de la pression, des vents, du sol, de l'humidité, etc., à caractériser ce qu'on appelle le *climat*.

Modifications physiologiques produites par la chaleur. — Lorsque la chaleur agit d'une façon prolongée et avec une grande intensité, comme dans les régions tropicales, on observe un ralentissement général des fonctions (respiration, circulation, digestion); l'activité du foie est, par contre, exagérée; abondante aussi est la transpiration qui régularise la température du corps.

La sécrétion urinaire est diminuée, le système nerveux déprimé. Nous éprouvons des phénomènes analogues dans nos climats, pendant les grandes chaleurs de l'été.

Moyens de lutter contre la chaleur. — Pour éviter ces différents accidents, il faut, dans la zone torride ou dans nos contrées pendant les grandes chaleurs, éviter tout travail exagéré, manger peu (les peuples méridionaux sont sobres en général), s'abstenir d'aliments gras, les remplacer par les féculents et le sucre.

En même temps que la faim diminue, la soif augmente, mais il faut la satisfaire d'une façon modérée.

Une précaution importante à prendre, c'est *de ne pas ingérer une boisson glacée, et de ne pas s'exposer dans un courant d'air lorsqu'on est en sueur*, après un exercice violent.

Autres accidents dus à la chaleur. — D'autres accidents peuvent aussi se produire sous l'influence d'une haute température : c'est d'abord le *coup de soleil* dû à l'action directe des rayons du soleil sur une partie du corps découverte. Son effet se traduit par une rougeur intense et une vive cuisson au point frappé. La guérison du coup de soleil est fréquente, sauf pour la tête, où il est plus grave. On évite les coups de soleil à la tête et au cou, par l'usage de larges chapeaux, de casques dans les colonies, etc.

Quelquefois, par suite d'exposition prolongée au soleil, même par une température de 30° seulement, surtout en cas de fatigue (marche des troupes), il peut se produire un accident beaucoup plus grave, souvent mortel : le *coup de chaleur*, qui tient à une congestion des membranes du cerveau, des poumons et même des muscles. Dans l'armée, on l'évite par un entraînement préalable, par la sobriété surtout à l'égard des boissons alcooliques, par l'usage de vêtements légers et amples et par la suppression des marches pendant les grandes chaleurs de la journée (de 10 heures à 4 heures).

Modifications physiologiques produites par le froid. — On éprouve assez vivement l'impression du *froid* dès que la température descend au-dessous de 5° centigrades, et encore l'impression dépend-elle de la température moyenne de la saison : elle est moins désagréablement supportée en hiver qu'en été.

Le premier effet du froid est un besoin de mouvement nécessaire pour activer les fonctions et dégager de la chaleur, un appétit plus grand et particulièrement le désir d'absorber des aliments gras. On sait que les Esquimaux se nourrissent surtout d'huile de phoque.

Mais, sous l'influence d'un froid assez vif, l'activité de la peau est diminuée, la circulation périphérique atténuée, le sang reflue vers les organes internes; les extrémités pâlissent. Les parties atteintes les premières par le froid sont les pieds, les mains, le nez, les oreilles, qui perdent le plus de chaleur par rayonnement, puisque leur surface est très grande sous un petit volume; elles se couvrent d'engelures qui paraissent affecter plus particulièrement les individus lymphatiques. L'excrétion de l'eau par la peau et les poumons diminue, la sécrétion de l'urine augmente; oppression, douleurs de tête sont aussi les effets d'une température peu clémente. Si l'action du froid cesse, une *réaction* se manifeste : les vaisseaux capillaires se dilatent, le sang revient énergiquement à la peau, y rétablit la chaleur avec picotement et démangeaison (onglée).

Si le froid persiste et augmente, les extrémités se raidissent, se congèlent ; un engourdissement général envahit l'individu atteint, qui ne peut résister à un sommeil invincible, précurseur de la mort (retraite de Russie). Beaucoup de nos malheureux soldats ont été ainsi victimes de l'hiver rigoureux, pendant la funeste guerre de 1870-71.

Moyens d'éviter les accidents produits par le froid. — On réagit contre le froid peu intense par une activité musculaire plus grande, par une nourriture plus abondante, riche en aliments gras. On se protège surtout par l'usage de vêtements chauds.

Lorsque, par suite d'exposition prolongée à une température très basse, un organe n'a pas été totalement congelé, on peut espérer le ranimer en l'amenant *progressivement* à la température normale ; *un réchauffement brusque serait extrêmement dangereux*. On doit frictionner d'abord avec de la neige la partie que le froid a blêmie ; on la baigne avec de l'eau glacée et on place le corps dans une chambre dont la température sera élevée *peu à peu*. Combien de nos soldats pendant la retraite de Russie sont tombés foudroyés en s'approchant d'un feu auprès duquel ils croyaient trouver un remède à leur souffrance !

Le passage brusque du chaud au froid est d'ailleurs tout aussi dangereux. En hiver, on a de nombreux exemples de personnes frappées d'apoplexie foudroyante par leur passage *sans transition* à l'air extérieur glacial, alors qu'elles sortaient d'une pièce surchauffée.

C'est pour une raison analogue qu'il est dangereux, lorsqu'on sort du bain en été, de rester nu sur le rivage pour se sécher ; la même remarque est à faire lorsqu'on conserve sur soi des vêtements mouillés par la sueur ou par une pluie abondante. L'évaporation active de l'eau qui imprègne le corps emprunte de la chaleur à celui-ci et le refroidit. Il en résulte des bronchites, des pleurésies, des rhumatismes.

Les personnes atteintes d'affections des voies respiratoires doivent, plus que toutes les autres redouter l'action du froid. Une bonne précaution consiste à respirer en hiver par le nez plutôt que par la bouche : l'air, parcourant les cavités du nez, s'échauffe et se charge de vapeur d'eau au contact de la muqueuse humide et riche en vaisseaux sanguins : ce qui ne se produit pas dans la bouche; dans le premier cas seulement, la respiration dans un milieu très froid et très sec s'accomplit sans danger.

Humidité. Vents. — Il est des régions où il ne pleut jamais ou presque jamais, d'autres où les pluies sont continuelles; la France elle-même présente à ce point de vue une grande diversité : à Brest, il pleut presque tous les jours; à Paris, le nombre des jours de pluie est moindre. La quantité d'eau qui tombe annuellement est aussi très variable : en Champagne, il ne tombe que 40 à 50^{cm} d'eau par an; certaines régions montagneuses (environs de Gavarni, Gap) en reçoivent plus de 2 mètres. Mais ces nombres sont insuffisants pour caractériser ce qu'on appelle les *climats secs* et les *climats humides*.

Les vents ont aussi un régime très variable, sauf dans certaines contrées, où, à des époques fixes, ils soufflent toujours dans la même direction (siroco, mistral).

Le vent, en brassant l'atmosphère, contribue à sa purification. Il peut, avec le concours de l'humidité et de la chaleur, agir sur l'organisme : un vent modéré et un peu sec excite les fonctions de la peau, favorise la transpiration; aussi supporte-t-on mieux la chaleur quand il fait un peu de vent. Les vents chauds et secs dessèchent les muqueuses et la peau. Le vent aggrave l'action du froid : un froid de — 40° sans vent est supportable; un froid de —25° devient intolérable s'il fait du vent.

L'humidité, utile à un certain degré, entrave les fonctions du poumon et de la peau lorsqu'elle est en excès.

Les climats chauds et humides sont en général malsains. Le froid humide n'est pas moins dangereux : c'est, en effet, pendant les soirées fraîches et humides de l'automne que nous contractons tant d'affections des voies respiratoires.

Climats. — L'influence de la température, des vents, de l'humidité, du voisinage des grands courants marins tels que le Gulf-Stream, qui fait sentir son action sur les côtes de l'Océan, l'influence du sol lui-même et beaucoup d'autres causes impriment à une localité un cachet spécial qui constitue ce qu'on appelle son *climat*.

Les climats sont par suite très divers, et il est bien difficile de les classer d'une façon rationnelle, au point de vue hygiénique.

§ 9. — VÊTEMENTS

L'homme, avons-nous vu, fait usage de vêtements pour se protéger contre les variations de la température, particulièrement contre le froid. Dans d'autres circonstances, le vêtement a pour objet de soustraire telle ou telle partie du corps aux chocs ou aux frottements (chaussures).

Conditions générales que doit remplir le vêtement. — La peau est le siège d'échanges gazeux et de sécrétions multiples nécessaires à l'harmonie des fonctions de nos organes. Le vêtement doit en permettre le libre exercice, par suite ne pas isoler complètement la peau de l'air extérieur. La forme des vêtements est extrêmement variable; dans tous les cas, elle ne doit produire aucune gêne : dans ces conditions, la circulation ne sera pas entravée par de trop fortes pressions et la respiration s'effectuera sans contrainte; le tronc et les membres ne seront pas exposés à des déformations comme celles que produit le corset. Les diverses parties du vêtement, particulièrement celles qui sont en contact immédiat avec la peau, devront être tenues dans un grand état de propreté et renouvelées fréquemment : elles s'imprègnent en effet de tous les produits de la sécrétion cutanée et nuisent alors au fonctionnement de la peau; d'une façon générale, les vêtements seront appropriés au climat et à la saison.

Substances qui entrent dans la confection des vêtements. — Les unes sont tirées du règne animal : en premier lieu vient la *laine*, qui est de beaucoup la plus employée et dont l'usage remonte à la plus haute antiquité; puis la *soie*, les *fourrures* usitées d'une façon plus restreinte et le *cuir* avec lequel sont faites nos chaussures.

Les autres substances nous viennent du règne végétal. Les plus répandues sont : les fibres textiles du *chanvre* et du *lin*, le *coton*, etc.

Action protectrice des étoffes contre la température. — C'est par leur mauvaise conductibilité qu'agissent les étoffes; mais il faut moins considérer la conductibilité propre des filaments qui les constituent que celle du tissu confectionné avec ces filaments.

La soie par elle-même est très mauvaise conductrice; la laine, les fibres végétales ont une conductibilité plus grande et sont à peu près comparables à ce point de vue.

Texture des étoffes. — Les étoffes de laine (drap, flanelle) et celles de chanvre (toile) sont extrêmement différentes comme substances conductrices : la laine ayant ses fibres plus ou moins élastiques et ondulées, le tissu qui en résulte emmagasine, emprisonne une quantité considérable d'air à peu près immobilisé; les fibres droites du chanvre, au contraire, donnent un tissu plus compact, emprisonnant très peu d'air. Or, l'air et les gaz, en général, sont les plus mauvais conducteurs de tous les corps; par suite, les vêtements qui en retiennent le plus sont les plus efficaces contre la chaleur. Et il faut remarquer ici que les étoffes de laine, dont l'effet est si remarquable contre le froid en empêchant la déperdition de la chaleur du corps vers l'extérieur, sont aussi les plus propres à empêcher la chaleur extérieure de parvenir au corps en les pénétrant. Ainsi la glace se conserve très bien dans des étoffes de laine; les Arabes, exposés aux vifs rayons du soleil, s'en protègent en se couvrant de flanelle.

Les fourrures, le duvet, qui emprisonnent le plus d'air, sont pour cette raison les meilleurs protecteurs contre le froid. Dans nos climats, on n'emploie guère les fourrures que comme ornement; elles sont cependant très efficaces si on les emploie les poils tournés en dessous (pelisses fourrées), toujours d'après cette considération que c'est l'air immobilisé qui est l'agent protecteur.

Certains tissus de coton se rapprochent à ce point de vue de la laine : tel le molleton de coton, étoffe à texture lâche, épaisse, pelucheuse et légère.

C'est aussi ce rôle de l'air comme isolant qui justifie notre habitude de superposer plusieurs vêtements, lorsque la température devient plus rigoureuse; non seulement ces vêtements agissent par eux-mêmes, mais encore par la couche d'air qu'ils comprennent entre eux

Couleur des vêtements. — La couleur des vêtements n'est pas indifférente. Une étoffe blanche absorbe peu de chaleur par rayonnement et en émet aussi très peu; les étoffes noires agissent tout autrement : leur pouvoir émissif et absorbant est beaucoup plus intense. Aussi l'Arabe qui, dans le désert, subit pendant le jour une température excessive et la nuit une température parfois inférieure à 0°, a-t-il un vêtement bien approprié à ces variations; l'étoffe de laine blanche lui suffit : *au rayonnement direct du soleil*, cette étoffe absorbe peu de chaleur et en préserve en outre le corps, grâce à sa mauvaise conductibilité; d'ailleurs, le vêtement est assez ample pour que l'air puisse facilement se renouveler au contact de la peau et favorise ainsi la sécrétion de la sueur; *pendant la nuit*, le même vêtement rayonne peu de la chaleur du corps et sa mauvaise conductibilité contribue à en empêcher la déperdition.

Pouvoir absorbant des étoffes pour l'eau. —Le vêtement doit absorber la sueur, tout en en favorisant la sécrétion. La laine tient encore le premier rang par sa faculté d'absorption, beaucoup plus développée que celle de la toile de chanvre ou de lin; par contre, l'étoffe de laine évapore moins rapidement l'eau qu'elle a absorbée. La partie du corps recouverte de laine n'est pas soumise à la brusque variation de température qui survient lorsque le corps, trempé de sueur, est exposé à des courants d'air provoquant une évaporation rapide et dangereuse.

Linge de corps. — Ce rôle de la laine explique l'emploi de la flanelle comme linge de corps, appliqué immédiatement sur la peau. Alors que la laine nous préserve contre un refroidissement trop brusque, la chemise de toile, par exemple, se comporte autrement. Elle colle à la peau quand elle est mouillée par la sueur, de telle sorte que la chaleur absorbée par l'évaporation de cette sueur est empruntée directement au corps : d'où le danger.

La toile de coton ou calicot est préférable à la toile de chanvre ou de lin. Le calicot est poreux, absorbe mieux, par conséquent. La flanelle (et c'est un avantage dans certains cas) irrite légèrement la peau, favorise la circulation superficielle et contribue à rendre moins sensible encore le refroidissement; cette irritation est telle, chez certaines personnes, qu'elles ne peuvent la supporter; par contre, lorsqu'on a été habitué à la flanelle par un long usage, il est assez difficile de s'en priver tout d'un coup.

En résumé, la flanelle, vraiment gênante pour quelques-uns par son contact irritant, paraît s'imposer toutes les fois que notre profession ou nos conditions d'existence nous exposent à un séjour prolongé dans des endroits humides, à des changements brusques de température, ou bien quand, à des périodes d'actif travail provoquant la sueur, succèdent des intervalles de repos.

On fait aussi parfois usage de vêtements qui ne se laissent pas traverser par l'eau : telles sont les étoffes de caoutchouc, les étoffes *dites imperméables* imprégnées d'une substance que l'eau ne mouille pas. Ces dernières ont au moins l'avantage de permettre les échanges gazeux du corps avec l'air extérieur, tandis que les vêtements de caoutchouc, s'ils sont momentanément très utiles pour garantir de la pluie, sont antihygiéniques précisément à cause de leur imperméabilité.

Diverses parties du vêtement. — La coiffure doit être légère et perméable à l'air, pour que l'évaporation de la sueur s'y produise facilement ; on évite ainsi, en partie du moins, la chute des cheveux. Dans les appartements, jour et nuit, il est préférable de rester tête nue.

Les cravates, les ceintures, ne doivent jamais être trop serrées.

L'habitude que nous avons de mettre une chemise en contact direct avec la peau est heureuse, parce qu'elle permet de renouveler fréquemment cette partie du vêtement qui se charge des produits de sécrétion. Aussi est-il bon de changer de linge pour la nuit, surtout si on a soin d'exposer largement à l'air celui qu'on vient de quitter et qui se débarrasse en partie des produits qu'il a absorbés dans la journée. L'usage des caleçons en toile ou en coton est recommandable, surtout avec les pantalons de drap qui se salissent à la longue au contact des jambes et sont difficiles à laver le plus souvent.

Le pantalon est quelquefois retenu par une ceinture : les bretelles en tissu élastique sont préférables; la pression légère qu'elles exercent sur les épaules est, en tout cas, infiniment plus faible que celle produite par la ceinture et n'a pas les mêmes inconvénients.

Les chaussettes ont l'avantage de tenir sans soutien ; elles doivent suffire aux hommes bien portants; les bas sont retenus par des jarretières peu serrées ou mieux par des tirettes.

Les chaussures demandent une attention spéciale. Le cuir n'en doit pas être trop dur, ni l'extrémité trop pointue, pour laisser la place aux orteils et éviter leur chevauchement les uns sur les autres. Il ne faut pas que la chaussure soit étroite, sous le prétexte de faire petit pied, ce qui entraîne tout un cortège de cors et de durillons. Les chaussures doivent être faites à chaque pied, celles qui vont indifféremment à un pied ou à l'autre sont gênantes pour les deux, déforment le pied et provoquent les mêmes inconvénients que plus haut. C'est pour les enfants surtout que ces préceptes méritent une scrupuleuse attention.

CHAPITRE III

LES ALIMENTS

I. — DE L'ALIMENTATION

ENVISAGÉE D'UNE MANIÈRE GÉNÉRALE

Tout être vivant est une colonie de cellules, travaillant chacune pour le bien-être commun. La somme des services rendus constitue pour l'association un profit ou une perte : dans le premier cas, la colonie prospère et s'accroît; dans le second, elle périclite et finit par disparaître ; si la perte égale le gain, l'association est stationnaire.

L'être vivant grandit en effet pendant le jeune âge, acquiert un certain développement qu'il conserve dans l'âge adulte, puis s'affaisse et meurt. Durant ce temps, les cellules ouvrières de la première heure se sont épuisées, ont disparu, et d'autres les ont remplacées, n'ayant en elles-mêmes qu'une courte durée, et ainsi de suite.

L'homme-machine. — *Son alimentation. Ration alimentaire.* — On a comparé, à juste titre, l'*homme* à une *machine qui reçoit du combustible* et *donne en retour du travail.*

Or l'industriel brûle, dans la machine qu'il emploie, un **combustible** dont il a préalablement déterminé *la valeur*, c'est-à-dire la *quantité de chaleur* [*évaluée en* **calories**] que dégage 1 kilogramme de ce combustible ; il sait dès lors la *quantité de travail* équivalente que lui fournira la machine.

[La machine rejette, durant la combustion, du gaz carbonique, de la vapeur d'eau et divers autres produits; des cendres et des scories constituent les résidus accumulés dans le cendrier].

Pareillement, la machine humaine a besoin de combustible propre à donner l'énergie nécessaire à l'accomplissement des travaux intérieurs et extérieurs accomplis par notre organisme : réactions chimiques incessantes produites dans nos cellules, travail musculaire.

Le combustible reçu par la machine humaine, ce sont les **aliments** qu'elle absorbe; la quantité qui lui est nécessaire chaque jour est sa **ration alimentaire.**

Composition de la ration alimentaire. — De quels éléments se compose cette ration? De ceux évidemment qui constituent les tissus du corps : le *carbone*, l'*hydrogène*, l'*oxygène* et l'*azote* principalement; le *soufre*, le *phosphore*, le *chlore*, *le potassium*, le *sodium*, le *calcium*, le *magnésium*, le *fer*, en faible quantité. Ces éléments sont répartis dans nos aliments : les uns **minéraux**, les autres **organiques.**

Les aliments organiques comprennent :

1° des *matières azotées* [albumine de l'œuf, caséine du fromage, myosine des muscles, gluten des céréales, légumine des pois, etc.];

2° des *hydrates de carbone* [glucose, sucre des fruits et du lait, fécule de pommes de terre, amidon du blé, glycogène du foie];

3° des *matières grasses* [graisses, huiles, beurres].

[Sous l'influence de l'oxygène fourni à la machine

humaine par l'appareil respiratoire, la combustion des matières alimentaires qui précède donne : du gaz carbonique et de l'eau, avec les *hydrates de carbone* et les *graisses* ; de l'urée, de l'acide urique et autres produits, avec les *matières azotées*.]

Rations *d'entretien, de travail, d'accroissement.* — La *proportion* de ces diverses matières alimentaires doit être réglée d'après les besoins de l'organisme [entretien ou accroissement de ses cellules constitutives, travail musculaire, etc]. Parmi ces matières :

Les unes sont utilisées plus particulièrement comme combustible [sucres, féculents et graisses, appelés **aliments calorifiques**] ;

Les autres servent à la réparation des tissus [matières azotées nommées **aliments plastiques**].

L'homme *adulte*, qui ne grandit plus, répare simplement ses pertes à l'aide d'une provision quotidienne de nourriture appelée sa **ration d'entretien.**

[Cette ration n'a rien d'absolu ; elle varie avec la saison, le climat, etc.]

L'homme *adulte* dont les muscles fatiguent beaucoup par le travail des champs, des mines, etc., a besoin d'une nourriture plus substantielle qu'un employé de bureau ; pour *le même manouvrier*, la ration des jours de repos doit être inférieure à celle des jours de travail ; cette dernière s'appelle **ration de travail.**

L'*enfant*, puis l'*adolescent*, dont les organes grandissent, doivent recevoir une quantité de nourriture supérieure à celle d'un homme *adulte du même poids* ; leur ration d'entretien doit être complétée par une **ration d'accroissement** basée sur la rapidité de leur développement.

L'individu dont la ration est insuffisante subit l'*inanition*, avec perte graduelle de poids et refroidissement ; il meurt lorsqu'il a perdu les 4 dixièmes de son poids normal.

Valeur représentative des aliments exprimée en calories. — L'étude calorimétrique des aliments nous apprend que la combustion de :

100 grammes	d'hydrates de carbone	dégagent	400 calories.
100 —	de matières albuminoïdes	—	400 —
100 —	de graisses	—	890 —

Or un homme adulte, de poids moyen, 65 kg., travaillant normalement, a besoin de 3000 calories environ par jour.

S'il convient de tenir compte de ces indications pour régler la ration alimentaire d'un individu, il faut aussi savoir quels déchets il subit par jour [20 grammes d'azote, 300 grammes de carbone, 26 grammes de sels minéraux et 2000 grammes d'eau environ].

D'après ces multiples données, la ration d'entretien de l'homme adulte normal [65 kil.] doit se composer de : 104,5 grammes de matières azotées, 66 gr. de graisses, 417 gr. d'hydrates de carbone (sucres et féculents).

Des tableaux sont établis aujourd'hui [voir *Appendice*, p.] qui font connaître, soit la composition des substances alimentaires les plus courantes, soit la valeur calorimétrique de ces mêmes substances ; par un simple calcul on peut donc établir les quantités de telles ou telles d'entre elles qui pourront ou devront composer notre menu quotidien.

Composition de la *ration d'entretien* et de la *ration de travail* de l'homme de poids moyen, 65 kg.

Ration d'entretien.		val. calor.	Ration de travail.		val. calor.
Matières azotées	104 gr. 5.	384 cal.	Matières azotées	143 gr. 5.	528 cal.
Hydr. de carbone	417 gr.	1618 —	Hydr. de carbone	623 gr.	2417 —
Graisses	66 gr.	558 —	Graisses	88 gr.	744 —
Total		2560 cal.	Total		3689 cal.

Aucun aliment unique ne possède une composition répondant aux exigences de la ration d'entretien ou d'accroissement, *si ce n'est le lait de la mère pour son enfant. Le lait de la mère est un aliment complet qui doit suffire à l'enfant pendant au moins les 7 premiers mois de sa vie.*

L'*alimentation mixte* doit être employée de préférence à toute autre, puisqu'elle seule peut donner l'aliment complet sous le plus petit volume.

De la digestibilité des aliments. — Les matières servant à notre nourriture nous sont d'un *profit inégal* (*valeur alimentaire*) : ainsi sur 100 parties d'albumine fournie par les œufs, la viande, le pain blanc, les pommes de terre, etc., nous en digérons 97 parties dans les œufs et la viande, 78 parties dans le pain, 75 seulement dans les pommes de terre.

De plus, tous nos aliments sont *inégalement digestibles*.

Un aliment est d'autant plus digestible qu'il est plus rapidement transformé dans notre corps en principes absorbables par le sang. Les aliments d'origine animale sont digérés généralement plus vite que ceux d'origine végétale ; on les range ainsi par ordre décroissant de digestibilité : lait, œufs crus, poissons (sole, turbot, truite), volailles, mouton, bœuf, veau, pain, pommes de terre, porc, légumes, fruits mûrs, pâtisserie.

La viande saignante est plus digestible que la viande rôtie, celle-ci plus que la viande bouillie.

11. — DES PRINCIPAUX ALIMENTS

Les aliments sont *gazeux*, *liquides* et *solides*.

L'**aliment gazeux** est l'air dont l'oxygène est le principe vivifiant nécessaire à tout animal.

Les **aliments liquides** comprennent : 1° des boissons naturelles (eau, lait) ; 2° des boissons artificielles qu'on peut diviser en boissons *alcooliques* (vin, cidre, bière, eaux-de-vie, etc.), et en boissons *aromatiques* (café, thé, limonades, infusions diverses).

Parmi les **aliments solides**, ceux d'origine animale sont . la viande de boucherie, les volailles, les poissons, les crustacés, les mollusques, les oursins, puis les œufs, le beurre, le fromage, la crème. Ceux que nous donnent les végétaux sont : les farines des céréales employées sous forme de pains ou de gâteaux, les graines, les fruits, les plantes consommées comme légumes, les champignons, plus les sucres.

Le sel marin est un aliment indispensable que nous fournit le règne minéral.

Nous décrirons succinctement la composition des aliments de première nécessité (eau, lait, vin, pain, viande, légumes), insistant davantage sur les *falsifications* dont ils sont parfois l'objet, sur les *altérations* que leur font subir les parasites envahisseurs et la putréfaction. Nous montrerons quels graves dangers leur consommation fait courir à la santé publique.

L'étude des aliments comprendra : *A*) *Les aliments falsifiés ;* — *B*) *Les aliments renfermant des parasites* (vers et microbes) ; — *C*) *Les aliments putréfiés.*

§ 1er. — ALIMENTS FALSIFIÉS.

L'eau. — Nous en avons défini les qualités ; nous avons indiqué de plus les précautions à prendre pour avoir de l'eau potable.

Le lait et ses dérivés. — Le lait est formé d'eau renfermant en dissolution du sucre de lait, des matières albuminoïdes (dont la caséine) et des sels minéraux ; des globules graisseux y sont en suspension ; sa densité moyenne est 1,032. Sa composition est variable avec les animaux qui l'ont produit.

Grâce à sa composition complexe, *le lait forme l'aliment complet des jeunes enfants.*

Abandonné au repos à la température de 8 à 15°, il se sépare en deux couches : les globules graisseux plus légers montent à la surface et forment la *crème ;* le liquide inférieur blanc-bleuâtre contient tous les autres éléments.

Si on agite fortement la crème (barattage), on brise les globules gras dont le contenu se rassemble pour donner le *beurre*.

Du lait écrémé ou non, reposant à l'abri ou au contact de l'air, prend une réaction acide due à la formation d'*acide lactique* aux dépens du sucre de lait.

L'acide lactique fait *coaguler* la caséine ; on dit que le lait *se caille*. On peut faire cailler le lait plus rapidement avec la présure (caillette des veaux). On obtient ainsi : le *fromage gras* avec le lait non écrémé ; le *fromage maigre* avec le lait écrémé.

Le liquide qui reste après la coagulation s'appelle *petit lait;* il renferme environ 94 pour 100 d'eau et 6 pour 100 de matières nutritives.

Altérations du lait. — Les unes sont naturelles et dues à l'invasion du lait par les microparasites (bacilles du lait rouge, du lait bleu, etc.). Les autres altérations sont artificielles et s'appellent des *falsifications.*

L'*écrémage* consiste à enlever un peu de crème au lait dont la couleur devient bleuâtre et la saveur un peu fade ; le lait est alors plus dense.

L'addition d'eau ou *mouillage* peut rendre au lait sa densité première ; le lait mouillé se caille plus vite que le lait naturel. L'*addition d'eau au lait est blâmable, parce qu'elle constitue une fraude d'abord, et aussi parce que cette eau peut renfermer des microbes dangereux.* On peut reconnaître cette fraude à l'aide du lactodensimètre qui porte deux graduations : l'une pour le lait écrémé, l'autre relative au lait non écrémé.

Pour empêcher le lait de *tourner* pendant son transport en ville, à l'époque des grandes chaleurs, on y ajoute une proportion *tolérée* de 1 gramme de bicarbonate de soude par litre ; cette substance neutralise l'acide lactique à mesure qu'il se forme.

Toute addition de fécule, craie, plâtre, etc., est interdite. On en décèle la présence avec le microscope.

Beurre. — Le beurre est un aliment précieux, car il contient presque toute la matière grasse du lait. Il se conserve d'autant mieux qu'il est plus complètement lavé et dépouillé de toute trace de petit lait ; ce dernier provoque à la longue la formation d'acide butyrique qui communique au beurre une odeur rance.

La falsification du beurre consiste le plus ordinairement dans l'addition de margarine, d'oléo-margarine, de graisses, d'huiles diverses, dont l'emploi est interdit.

Fromages. — Quant aux fromages, leur valeur nutritive est très grande, puisqu'ils renferment la majeure partie des albuminoïdes du lait, avec une proportion importante de matières grasses, de sels minéraux. Des produits azotés particuliers, contenus en minime quantité dans les fromages, excitent les fonctions digestives et surtout la sécrétion du suc gastrique dans l'estomac.

Le plus souvent préparés avec du lait de vache, les fromages proviennent aussi du lait de chèvre ou de brebis.

La composition moyenne des fromages les plus connus est la suivante :

	Gruyère	Roquefort	Camembert	Brie	Cantal
Eau	34,68	19,30	51,30	51,87	36,26
Caséine et albumines	31,41	43,28	19, »	18,30	24,59
Matières solubles dans l'eau bouillante	1,13	1,50	3,50	»	»
Corps gras	28,93	32,30	21,50	24,83	34,70
Cendres	3,85	4,45	4,70	5 »	4,45

Une alimentation complète est réalisable, en associant en proportions convenables le pain et le fromage ; ainsi s'explique la parfaite santé dont jouissent les ouvriers des champs qui, respirant l'air pur, se nourrissent parfois de pain et de fromage seulement. Ce régime alimentaire est bien le moins dangereux qui soit.

BOISSONS ALCOOLIQUES

On appelle ainsi des boissons d'agrément préparées par l'homme avec des liquides sucrés extraits de divers végétaux : jus du raisin, de la pomme et de la poire; solution sucrée obtenue par la transformation de l'amidon des céréales ou de la fécule de pomme de terre; suc de la canne à sucre ou de la betterave, etc.

Tous ces liquides sucrés, soumis à la *fermentation*, deviennent *alcooliques*; l'un des principaux alcools qu'on y rencontre, dit *alcool éthylique* [C^2H^6O], est dû

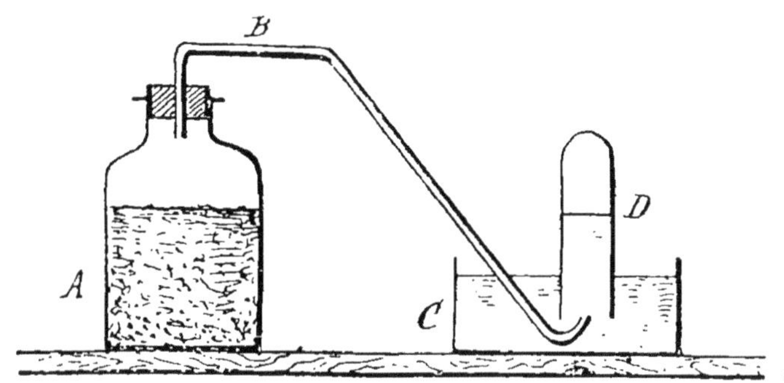

Fig. 13. — Fermentation alcoolique.

au dédoublement du *glucose* [$C^6H^{12}O^6$] en alcool éthylique et en gaz carbonique CO^2.

$$C^6H^{12}O^6 = 2C^2H^6O + 2CO^2.$$

Il se forme en même temps d'autres principes et particulièrement des alcools propylique, butylique, amylique, etc.

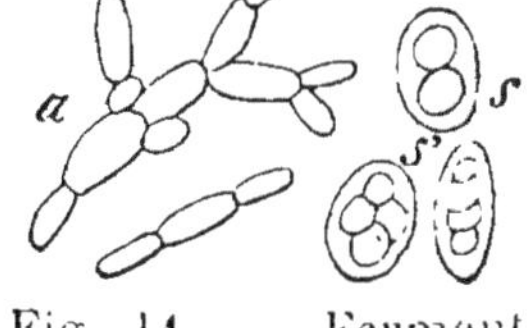

Fig. 14. — Ferment ordinaire du vin.

a. File de cellules qui bourgeonnent (chaque cellule est un champignon); *s*. *s'*. Cellules qui contiennent des spores.

EXPÉRIENCE. — Dans un flacon, *A* (fig. 13), renfermant une dissolution de glucose à 10 °/₀, on introduit un peu de levure de bière (fig. 14); le flacon est ensuite fermé par un bouchon que traverse un tube de verre, *B*, se rendant sous une éprouvette, *D*, sur la cuve à eau; il se dégage bientôt du gaz carbonique, le liquide perd sa saveur sucrée et renferme de l'alcool. *La transformation du glucose en* CO^2 *et alcool est due à l'activité vitale de la levure*. Celle-ci sécrète en effet un ferment soluble appelé *alcoolase* qui dédouble le glucose en alcool et en gaz carbonique.

Les boissons alcooliques comprennent :

(a) les *boissons fermentées* (vin, cidre, poiré, bière) ;

(b) les *boissons distillées* (eaux-de-vie) ;

(c) les *boissons alcooliques additionnées d'essences* (absinthe, liqueurs diverses).

(a) *Boissons alcooliques fermentées.*

Le vin. — [Consommation en 1902 en France : 58 millions d'hectolitres ; consommation annuelle par habitant : 150 litres].

Le vin résulte de la fermentation alcoolique du jus de raisin *frais*. La composition en est complexe et différente suivant l'âge et l'origine.

Un vin rouge renferme environ par litre : 870 à 900 grammes d'eau ; 80 grammes d'alcool éthylique avec traces d'autres alcools, d'éthers et d'essences ; 6 grammes de glycérine ; 16 grammes de substances albuminoïdes, sucrées, grasses ; 7 à 8 grammes de gommes, tanins, acides organiques, crème de tartre et sels divers (phosphates et chlorures principalement)[1].

Le vin est bien **la moins dangereuse des boissons alcooliques.** Son pouvoir nutritif est dû aux matières albuminoïdes, sucres et gommes, crème de tartre et phosphates qu'il renferme dans la proportion de 2 pour 100 environ. Quant à l'alcool qu'il contient, s'il semble devoir être aujourd'hui considéré comme un aliment, il est au moins certain qu'une partie

1. Composition moyenne des principaux vins (Ch. Girard) :

	Alcool en volume pour 100.	Extrait sec à 100° par litre.
Narbonne	9,6	22,4
Sauterne	10,4	16,0
Mâcon	10,5	18,7
Saint-Estèphe	11,1	22,4
Pomard	11,9	21,6
Roussillon	12,9	22,3
Espagne	14,8	25,6

notable traverse l'organisme sans y subir de combustion et par suite sans produire de dégagement de chaleur.

L'ouvrier de bonne constitution qui se livre à un travail manuel capable d'activer la circulation et les autres fonctions physiologiques brûlera ou éliminera l'alcool que contient le vin; il paraît pouvoir consommer impunément et, peut-être avec profit, un litre de vin par jour. Mais il ne devra jamais dépasser cette dose en tout cas trop élevée pour ceux qui exercent un métier sédentaire ou dépensent peu de forces physiques.

En outre, le vin *naturel* peut être considéré comme un *aliment d'épargne* en évitant la consommation trop rapide de l'oxygène contenu dans notre sang, il n'en est pas de même lorsqu'on en boit trop à la fois ou trop souvent. Dans ce cas, les alcools du vin ont des effets déplorables que nous étudierons plus loin.

Altérations des vins. — *Les vins naturels*, **consommés modérément**, *ne présentent pas de danger pour la santé publique*. Ce mode de consommation n'est malheureusement pas le plus ordinaire; la manipulation des vins est devenue générale.

Les négociants *coupent* les vins tout d'abord, c'est-à-dire mélangent entre eux des vins de diverses origines pour présenter au consommateur, disent-ils, un liquide ayant toujours à peu près le même bouquet; ce qu'ils ne disent pas, c'est qu'ils écoulent ainsi certains vins de qualité inférieure, ne supportant pas assez l'eau; ils en élèvent le degré alcoolique par l'addition de gros vins étrangers (Italie, Espagne).

La manipulation des vins se réduirait-elle au *coupage* que la santé publique n'en serait pas compromise; mais les intérêts des marchands de vin entrant en ligne de compte, nous aboutissons vite à la falsification, pratique dangereuse à tous titres.

Falsification des vins. — Les vins ordinaires titrant au maximum 14 pour 100 d'alcool sont soumis actuellement à un droit de 1 fr. 50 par hectolitre, plus les droits d'octroi dans les villes où ils ne sont pas supprimés. Un tel vin se conserve mieux qu'un vin qui renferme seulement 5 ou 6 pour 100 d'alcool, et en tout cas il ne paie pas plus dans les villes qui continuent à percevoir un droit d'octroi sur le vin.

On ajoute alors au vin, avant son transport, une quantité d'alcool l'amenant à 14 pour 100 : telle est l'opération du *vinage*. Le débitant fera, avec une pièce de vin ainsi falsifiée, une pièce et demie de vin à 9 ou 10 degrés, en y ajoutant de l'eau ; seconde falsification appelée *mouillage*.

Le vinage et le mouillage sont-ils dangereux?

Vinage. — L'alcool ajouté ordinairement au vin n'est pas celui qu'on en extrait par distillation ; *c'est un alcool très impur* provenant de la fermentation des betteraves, des grains, des pommes de terre, produit que l'Allemagne écoule en abondance. Les alcools industriels, rectifiés avec soin, donnent un alcool pur au milieu de la distillation ; mais *au début* et *à la fin* de la même opération passent *les alcools* dits *de tête* et *de queue, qui renferment de véritables poisons* (alcools propylique, butylique, amylique ; aldéhydes, furfurol).

La France reçoit d'Italie et d'Espagne des vins empoisonnés par ces alcools impurs.

Mouillage. — Cette opération n'est pas inoffensive, car on ajoute au vin de l'eau ordinaire, riche en microbes, pouvant occasionner des maladies que nous étudierons dans la suite.

Un vin mouillé a perdu une partie de sa couleur ; le marchand s'empresse de la lui rendre par une troisième fraude, la *coloration artificielle*, en ajoutant à la singulière mixture, vendue sous le nom de vin, des matières colorantes telles que la cochenille, la fuchsine, le campêche, etc.

Pour communiquer au vin le *bouquet* qu'il a perdu

par le mouillage (bouquet dû à des traces d'éthers naturels), on additionne ce vin d'*éthers artificiels* (huile de vin allemande). Un chien pesant 8 kilogrammes, auquel on injecte 3 centimètres cubes d'huile de vin, meurt en peu d'instants.

On doit sévir avec une rigueur absolue contre de semblables procédés.

Procédés usités pour la conservation des vins. — Parmi ces procédés, les uns sont tolérés, les autres défendus.

Le *plâtrage* régularise la fermentation des jus sucrés dans les cuves, rehausse la couleur et augmente l'acidité du vin dont il assure en partie la conservation. Ordinairement, les vins renferment de $0^{gr},2$ à $0^{gr},6$ de sulfates *par litre* ; par l'addition de plâtre, la totalité n'en doit pas dépasser 2 grammes (loi du 11 juillet 1891).

Au delà, le plâtre donne, avec le tartrate de potassium du vin, du tartrate de calcium insoluble qui reste dans le marc et du sulfate de potassium qui irrite la muqueuse de l'intestin.

Il est préférable de *phosphater* les vins, car le phosphate de chaux jeté dans les cuves, tout en jouant le même rôle que le plâtre, est un aliment précieux. [On ajoute au moût 350 grammes de phosphate bicalcique par hectolitre.]

Depuis les ravages causés par le phylloxera en France, on tolère la fabrication du *vin de sucre* : après avoir exprimé le jus du raisin pour faire le vin de 1re cuvée, on ajoute au marc une certaine quantité de sucre de canne avec de l'eau ; une 2e fermentation se produit, et le liquide extrait par pressurage est un vin clair, dépourvu des matières nutritives du vin naturel.

Si, au lieu de sucre de canne, on ajoute au marc du glucose commercial toujours impur, le vin renfermera, outre l'alcool éthylique, une dose plus grande des alcools supérieurs (propylique, butylique, etc.) fort dangereux.

On fabrique aussi du *vin de raisins secs* en additionnant d'eau les raisins desséchés et en livrant le tout à la fermentation. Ce vin, pas plus que celui de sucre, n'est dangereux si l'on ajoute de l'eau de bonne qualité aux raisins secs ou au marc pressuré.

Il faut se garder d'employer l'*acide salicylique* pour prévenir l'altération des vins.

Le cidre et le poiré. — [Consommation en 1893, en France : 7 millions d'hectolitres ; consommation moyenne par habitant : 18 litres]. — Ces liquides sont préparés en Normandie, en Bretagne, etc., par la fermentation du jus sucré des pommes et des poires. Ils diffèrent du vin par une moindre proportion d'alcool et plus de sels minéraux (extrait sec).

Composition moyenne pour 1000 : 910 d'eau, 70 d'alcool, 15.4 de sucre, 4.6 de glycérine, gommes, phosphates, acides malique, acétique et carbonique, etc.

Le cidre et le poiré *naturels* seraient salutaires à la santé à cause de leur effet légèrement purgatif et diurétique, si l'on en buvait modérément (1 bouteille par repas). Leur action est nulle sur la sécrétion des glandes digestives.

Falsification. — On ajoute souvent au cidre de mauvais alcools, des matières colorantes (cochenille, couleurs dérivées du goudron de houille), de l'acide salicylique, etc.

Toutes ces opérations sont condamnables.

La bière. — [Consommation en 1893, en France : 9 millions d'hectolitres ; consommation moyenne par habitant : 23 litres].

Comme toutes les céréales, l'orge renferme de l'amidon ; par une germination de dix jours environ, les grains d'orge transforment leur amidon en glucose ; on les dessèche, on les broie et le *malt* qui en résulte est soumis à une infusion dans l'eau à 70°. Le liquide sucré soutiré (*moût*) est mis à bouillir avec du houblon qui lui communique un principe amer, capable d'en assurer la conservation. Après un refroidissement rapide, le moût houblonné fermente et donne la *bière*.

La bière est consommée dans toutes les contrées dont le climat s'oppose à la culture de la vigne (nord de la France, Belgique, Angleterre, Allemagne, etc.)

Les bières françaises renferment de 30 à 57 pour 1 000 d'alcool et de 34 à 76gr,5 d'extrait sec par litre; la richesse en alcool des bières anglaises s'élève jusqu'à 90 pour 1 000.

Par sa forte proportion d'extrait sec (albuminoïdes, sucres, phosphates), la bière est la plus nutritive des boissons, *excitante* par son alcool, *rafraîchissante* par son gaz carbonique, *tonique* par les principes amers que lui a communiqués le houblon. Elle est diurétique; mais il convient de n'en pas boire plus d'une bouteille par repas, et de s'en abstenir à tout autre moment.

Falsification. — De toutes les falsifications qu'on fait subir à la bière, la plus fréquente consiste dans la substitution au houblon, qui coûte fort cher, des substances amères suivantes : absinthe, aloès, coloquinte, baies de genièvre, gentiane, acide picrique, strychnine, etc. Ces fraudes doivent être absolument interdites; les deux dernières substances sont, en particulier, des poisons violents.

REMARQUE. — *Les boissons fermentées, qui sont acides, attaquent les vases métalliques, les poteries;* quand elles séjournent une nuit dans les tuyaux en étain plombifère des pompes élévatoires, ou dans des cruches en zinc, elles sont dangereuses à boire. On ne saurait trop prendre de précautions à ce sujet.

(*b*) *Boissons alcooliques distillées.*

Tout liquide pur bout à une température déterminée sous la pression atmosphérique. L'eau bout à 100°, l'alcool éthylique à 78°; l'alcool propylique à 97°, l'alcool butylique à 108°, l'alcool amylique à 131°, le furfurol à 161°.

Un mélange d'alcool éthylique (esprit de vin) et d'eau étant chauffé, l'alcool se vaporisera beaucoup plus vite que l'eau ; si l'on condense les vapeurs dégagées, le liquide obtenu par cette *distillation* renfermera tout l'alcool du mélange primitif avec une petite quantité d'eau seulement.

C'est sur ce principe qu'est basée la distillation des boissons fermentées. L'opération se fait dans un alambic (fig. 15) : le liquide, soumis à l'ébullition dans

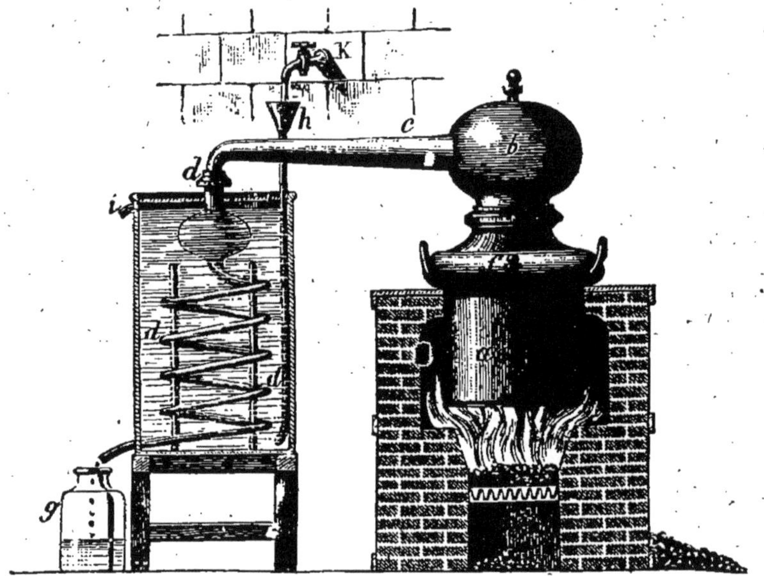

Fig. 15. — Alambic pour la distillation des boissons fermentées.

la chaudière, *a*, émet des vapeurs qui se condensent dans le serpentin, *d*, entouré d'eau froide.

Au début, on recueille les *produits de tête*, c'est-à-dire un liquide riche en substances dont le point d'ébullition est inférieur à celui de l'alcool éthylique (aldéhydes, éthers); puis on distille l'alcool éthylique avec l'eau, enfin passent les *produits de queue* riches en alcools propylique, butylique, amylique, etc., qui sont moins volatils que l'alcool éthylique.

Eaux-de-vie. — On appelle *eau-de-vie*, en France, toute boisson distillée. Autrefois ces liquides provenaient tous de la distillation des boissons fermentées extraites des fruits [cognac (raisins), eau-de-vie de cidre (pommes et poires), kirsch (cerises)]; le rhum était extrait de la canne à sucre; l'eau-de-vie de marc provenait du marc de raisin.

Aujourd'hui la plus grande partie des eaux-de-vie sont des *alcools d'industrie* extraits des betteraves, des pommes de terre, des grains (de maïs, de riz, de seigle, d'orge, etc.), affreux produits dont l'Allemagne inonde le monde entier. Les alcools supérieurs dangereux y entrent pour une notable proportion.

Caractères des principales boissons distillées. — L'*eau-de-vie de vin* bien fabriquée est composée à peu près exclusivement d'eau et d'alcool éthylique pur; les vignes ayant été en partie détruites par le phylloxera, on a fort peu fabriqué d'eau-de-vie de vin durant les trente dernières années; l'horrible industrie allemande a profité de ce malheureux état de choses pour supplanter la fabrication française du vrai cognac, de la réelle fine champagne.

Les *eaux-de-vie de marc*, de *cidre* (calvados), de *prunes* (couetche), etc., renferment, outre l'alcool éthylique, des proportions variables d'alcools supérieurs (2 à 3 pour 100 parfois).

Le *kirsch* doit en partie sa saveur à l'acide cyanhydrique (acide prussique), poison des plus violents.

Si nous devons nous montrer défiants à l'égard des eaux-de-vie qui précèdent, de quelle réprobation ne devons-nous pas frapper les **alcools d'industrie** riches en alcools butylique (eau-de-vie de betteraves), amylique (eau-de-vie de pommes de terre), en *aldéhydes* acétique et pyromucique (*furfurol*), en *éthers*, en *acides organiques* (acétique, propionique, butyrique, etc.), en *bases organiques* (encore mal connues)!

Tous ces principes figurent dans les cognacs, les rhums, les kirschs artificiels, mixtures éminemment toxiques dont la saveur désagréable est voilée par des *bouquets* artificiels non moins dangereux.

(c) Boissons alcooliques additionnées d'essences.

On appelle *essences* ou *huiles essentielles* les principes aromatiques que fournissent un grand nombre de plantes ; leur odeur forte n'est agréable que lorsqu'elle est très diluée dans l'eau, l'alcool, etc., où les essences sont solubles ; leur saveur est âcre, irritante ; quelques-unes sont toxiques même à très faible dose.

Celles qui nous intéressent ici sont les essences d'*absinthe*, d'*anis*, de *fenouil*, de *menthe*, de *mélisse*, de *reine des prés*, de *gaultheria procumbens*, etc.

Au point de vue chimique, les essences sont à peu près toutes connues aujourd'hui :

L'essence d'amandes amères est l'aldéhyde benzylique ;
— de cannelle est l'aldéhyde cinnamique ;
— de reine des prés est l'aldéhyde salicylique ;
— d'anis est l'aldéhyde anisique ;

Le menthol, le thymol sont les principes des essences de menthe et de thym ; l'essence de gaultheria est un éther méthylsalicylique, etc.

Aussi les usines de produits chimiques sont-elles aujourd'hui mises à contribution plus que les végétaux eux-mêmes dans la préparation des **liqueurs alcooliques** devenue une véritable et néfaste industrie : nous en jugerons bientôt.

Dans la catégorie des liqueurs à essence, on doit citer : l'*absinthe*, le *vermouth*, le *bitter*, les *amers*, la *chartreuse*, les *eaux de menthe*, *de mélisse*, etc., la *liqueur de noyau*, drogues dont l'extrême variété embellit la devanture des cafés, le comptoir des buvettes, bars et autres débits de boissons.

Que sont donc ces *apéritifs*, ces *liqueurs fines*, ces breuvages aux merveilleuses couleurs ? des *alcools industriels impurs*, *aromatisés par des essences convulsivantes ou stupéfiantes*, *par des bouquets aux effets terrifiants sur l'organisme :* attaques d'épilepsie, accès de fureur, folie alcoolique, crimes, mort foudroyante ou suicide.

EFFETS PHYSIOLOGIQUES ET PATHOLOGIQUES

des boissons alcooliques :

IVRESSE ET ALCOOLISME

Leurs conséquences au point de vue individuel et familial.

Comme préliminaires à cette étude, qui intéresse l'homme au plus haut point, rendons-nous compte, par la méthode expérimentale appliquée à de petits animaux (cobayes ou cochons d'Inde, rats, souris, lapins, etc.), de l'action exercée sur l'organisme par les alcools et autres principes dont nous avons constaté la présence dans les diverses boissons alcooliques. Cette méthode a été appliquée avec un réel succès par le docteur Laborde.

1° ***Action de l'alcool éthylique.*** — On injecte dans la peau d'un cobaye pesant environ 500 grammes, à l'aide d'une seringue de Pravaz, *un centimètre cube* d'alcool éthylique à 50° ; les vaisseaux sanguins de la région inoculée l'absorbent rapidement ; le liquide injecté une fois introduit dans le sang, agit comme s'il avait été bu par l'animal. Très agité d'abord, celui-ci s'engourdit, puis marche d'une manière incertaine comme le fait une personne *ivre*. Au bout de quelques heures, l'animal aura repris son attitude normale.

2° ***Action d'un alcool supérieur*** [*alcool butylique* extrait de l'eau-de-vie de betterave ; *alcool amylique* abondant dans l'eau-de-vie de pommes de terre]. — Si l'on répète l'expérience précédente en injectant au cobaye, au lieu d'alcool éthylique, *la même dose* d'alcool butylique ou amylique *pur*, l'animal éprouve des troubles plus profonds ; non seulement il chancelle au bout de quelques minutes, mais il tombe inerte, *ivre-mort*.

L'expérience est-elle réalisée avec le même alcool supérieur *impur*, c'est-à-dire mal rectifié et contenant des traces d'aldéhydes, d'éthers ou quelques-unes des essences citées précédemment, le cobaye éprouve des *convulsions* et meurt tôt ou tard.

3° ***Action d'une essence.*** — Ayant injecté *un demi-centimètre cube* d'essence d'absinthe à un cobaye, le docteur Laborde a constaté les effets *stupéfiants* de cette liqueur sur l'animal au bout de quelques minutes, puis l'horrible contracture des membres se manifestant à diverses reprises (véritables *attaques d'épilepsie*), une agonie terrifiante et la *mort* par asphyxie au bout d'une heure à peine [1].

Toxicité relative des produits contenus dans les boissons alcooliques. — Depuis 1882, de nombreuses expériences ont été tentées sur divers animaux [particulièrement le chien] pour apprécier la nature et l'étendue des altérations organiques dues aux principes nuisibles des boissons alcooliques, pour mesurer la valeur relative de ces principes comme poisons (toxicité).

Les *essences* forment la catégorie des *poisons les plus violents*; ce sont des mélanges d'aldéhydes ou d'éthers organiques, dont le furfurol et l'aldéhyde salicylique sont les plus dangereux.

Puis viennent en 2e catégorie, par ordre décroissant de toxicité, les *alcools* amylique, butylique, propylique, méthylique, œnanthylique et *éthylique*.

Un chien pesant 20 kilogrammes est tué par l'injection de :

---

1. Remarque. — Les mêmes expériences accompagnées des mêmes effets (beaucoup plus lents il est vrai) peuvent être réalisées en plaçant l'animal sous une cloche, avec une éponge imprégnée d'alcool ou d'essence.

10 grammes environ d'essence d'absinthe,
35 — — d'alcool amylique,
160 — — d'alcool éthylique.

REMARQUE. — Les affections organiques, les phénomènes d'hébétement, de convulsion, etc., manifestés par les animaux ainsi traités, sont identiques à ceux que présente l'homme adonné plus ou moins aux boissons alcooliques. Cette remarque justifie l'importance des expériences qui précèdent, pour comprendre la question de l'alcoolisme.

(a). **Boissons fermentées**. — *Leur action physiologique sur nos organes. Effets pathologiques dus à leur consommation abusive.* — Rappelons que l'alcool absorbé pénètre rapidement de l'intestin dans le sang, qu'il est distribué à tout notre organisme où il ne subit qu'incomplètement la combustion propre aux aliments hydrocarbonés (page 75), qu'il est éliminé lentement par les reins, les poumons et la peau.

Pendant son séjour dans notre corps, il se localise plus particulièrement dans les centres nerveux et dans le foie.

L'usage modéré *des boissons fermentées* [vin, cidre, bière], pendant les repas, stimule le système nerveux, augmente par cela même l'activité de tous les organes, active la sécrétion des sucs digestifs et favorise la digestion.

La **consommation exagérée** *des boissons fermentées*, survenant une fois par ci par là, *accidentellement*, produit l'*ivresse* (*alcoolisme aigu*) caractérisée par une suractivité, une exubérance, une gaîté momentanées ; le buveur ne se rend bientôt plus compte de ses actes, il parle difficilement, titube quand il veut marcher, tombe souvent et s'endort enfin d'un sommeil lourd et pénible. Au réveil, il demeure hébété pendant quelque temps, puis il reprend ses occupations comme par le passé. Sa constitution générale n'est pas sérieusement atteinte.

Tout autre est l'état de l'**alcoolique** *par abus habituel des boissons fermentées* (*alcoolisme chronique*, beaucoup plus grave que l'ivresse accidentelle). Par son action prolongée sur nos organes, l'alcool en trouble la *nutrition générale*; la raison en est la suivante :

Notre sang doit sa couleur à des globules rouges chargés de venir puiser dans les poumons l'oxygène de l'air nécessaire à la vie de toutes les cellules qui nous composent (1); les globules chargés d'oxygène le portent ainsi à destination dans tout notre être.

Si, pour une raison quelconque, les globules rouges cessent totalement de remplir leur office, nous mourons asphyxiés; or chez le buveur de profession, l'alcool passe rapidement de l'intestin dans le sang, détruit un certain nombre de globules blancs et rouges, s'oppose aux combustions internes qui s'opèrent dans nos tissus et qui conservent au corps sa chaleur : ainsi *l'alcool refroidit le corps au lieu de le réchauffer.*

L'action des centres nerveux *en partie annihilée* se fait sentir d'abord sur la circulation qui devient mal réglée; la paroi musculaire des artères se contracte mollement, les vaisseaux sanguins se rendant à la peau sont dilatés à l'excès (face enluminée de l'ivrogne qui boit trop de vin ou de cidre); le sang qui circule sous la peau se refroidit par rayonnement; les organes mal nourris s'altèrent d'autant plus qu'ils sont plus délicats.

L'examen approfondi de ces altérations trouvera mieux sa place dans l'étude qui suit.

Conclusion. — *La consommation des boissons fermentées naturelles n'est inoffensive qu'à la condition d'être extrêmement modérée.*

---

1. Voir E. AUBERT : *Histoire naturelle élémentaire*, page 54 (E. André fils).

(b) ***Boissons distillées***. — *Effets pathologiques de leur usage habituel.* — L'alcool éthylique ou esprit de vin, bien que le moins dangereux de tous les alcools, a un effet déplorable sur celui qui en boit. Qu'on ne se figure pas qu'il en faille prendre très fréquemment et à fortes doses pour devenir un alcoolique ; *quelques petits verres d'eau-de-vie naturelle*, pris régulièrement chaque jour, suffisent à empoisonner lentement et à conduire insensiblement la personne la mieux constituée sur la pente de l'alcoolisme.

L'action néfaste de l'alcool s'exerce sur les organes par son effet immédiat sur le système nerveux (cerveau, moelle épinière, grand sympathique).

Une exploitation prospère, livrée à un régisseur ignorant ou maladroit, perd rapidement de sa valeur ; son propriétaire court à une faillite inévitable pour peu qu'il tarde à se défaire de son mauvais employé.

Or nous avons tous une propriété (*notre corps*) soumise à un régisseur (*notre système nerveux*) que nous pouvons conserver excellent ou rendre mauvais à peu près à notre choix.

Désirons-nous une sage administration de nos organes? Laissons à nos centres nerveux toute leur puissance, à notre cerveau toute sa lucidité, par l'abstention de tout liquide alcoolique.

Demeurons-nous indifférent à notre sort futur? L'usage immodéré des alcools aura vite fait de nous conduire à l'abrutissement avec toutes ses conséquences.

Comment cela? Nous avons vu plus haut de quelle manière agit l'alcool sur les globules du sang et comment il ralentit ou suspend l'entretien de nos organes. Or toute cellule mal nourrie subit des modifications profondes qui se traduisent en généra par une *dégénérescence graisseuse* avant la mort. L'altération d'un organe, composé d'un ensemble de cellules, subit la même loi.

Les cellules extrêmement délicates dont sont formés nos centres nerveux, modifiées ou détruites, dirigent de plus en plus mal les multiples fonctions de nos organes ; les résultats en sont déplorables.

La paroi musculaire du *cœur* s'infiltre de graisse et n'assure plus que faiblement la circulation du sang. Les *artères* ont perdu leur élasticité ; plus fragiles en certains points, les petites artères présentent des anévrismes, *a* (fig. 16), dont la rupture occasionne des hémorragies cérébrales ou pulmonaires suivies de mort [mort subite assez fréquente chez les alcooliques].

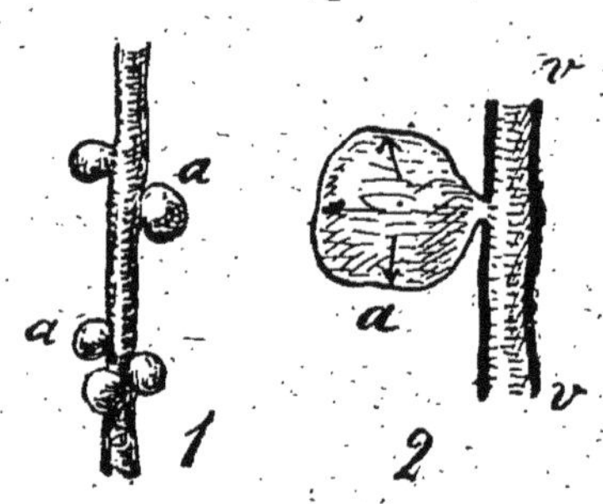

Fig. 16. — Anévrisme des petites artères. — A droite, une poche, *a*, sur la paroi amincie de laquelle le sang exerce une pression dans tous les sens.

La formation de *caillots sanguins* dans l'appareil vasculaire peut déterminer un arrêt local ou généralisé de la circulation ; ce dernier cas est encore suivi de mort subite.

La muqueuse qui revêt intérieurement le *tube digestif* s'enflamme, se congestionne, particulièrement dans l'estomac où l'absorption alcoolique est la plus grande ; les glandes digestives ne secrètent plus de sucs actifs. Irritation de la gorge avec soif ardente et presque continue, aigreurs et vomissements glaireux le matin, tels sont les indices certains de l'alcoolisme chronique.

Le *foie* (fig. 17) est gravement atteint, lui dont les fonctions principales comme organe producteur de la bile et du glycogène sont si importantes : la sécrétion de la bile y devient imparfaite et le buveur est atteint de la jaunisse (ictère). Plus graves sont encore la *dégénérescence graisseuse* et la *cirrhose du foie* : dans le premier cas, le tissu du foie s'infiltre de graisse ; dans la cirrhose se produit un durcissement de l'organe par la formation de tissu conjonctif qui presse les cellules hépatiques et les détruit ; le foie prend alors un aspect mamelonné.

Les *reins*, chargés de purifier le sang dont ils

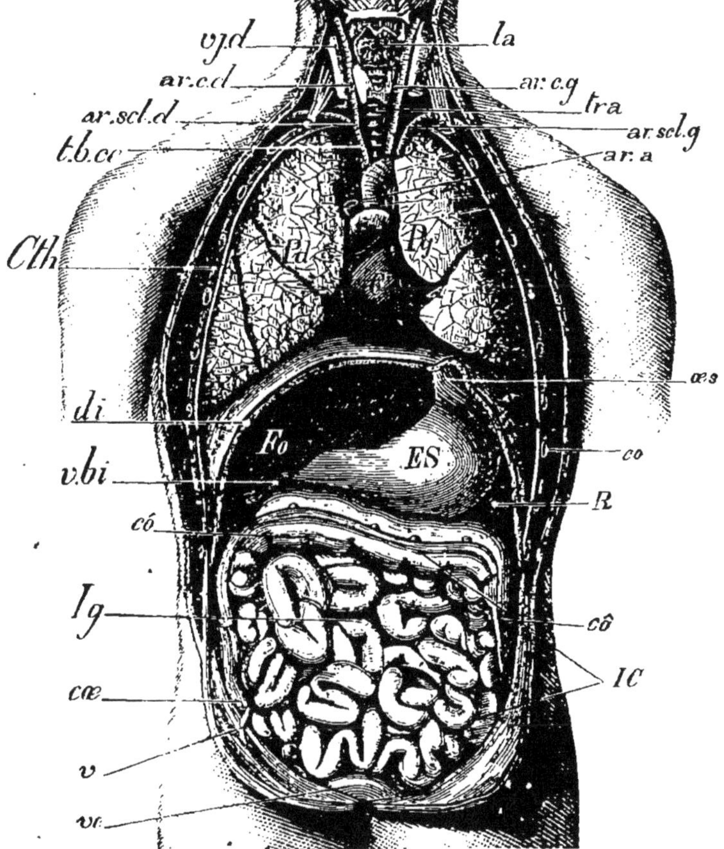

Fig. 17. — Principaux organes du corps de l'Homme.

Pd et *Pg*, Poumons droit et gauche ; *C*, Cœur ; *di*, Diaphragme ; *ES*, Estomac ; *Fo*, Foie ; *v.bi*, Vésicule biliaire ; *IC*, Intestin ; *ve*, Vessie.

(Figure empruntée à l'*Histoire naturelle des Êtres vivants* par E. Aubert.)

extraient l'urine (dissolution dans l'eau d'urée, d'acide urique et de divers produits toxiques), sont traversés par l'alcool qui en détermine l'inflammation, puis la sclérose. L'albuminurie est la conséquence des lésions profondes des reins.

Des troubles variés sont à signaler dans le domaine des *organes de sensibilité* et *de mouvement*.

La *substance nerveuse* de l'encéphale se pénètre d'un tissu dur, scléreux, qui déprime les cellules cérébrales; il en résulte l'affaiblissement de l'intelligence et de la mémoire, l'impossibilité d'associer des idées, enfin des hallucinations.

La perversion du goût conduit le buveur à une consommation d'alcools sans cesse croissante; des troubles de l'ouïe l'affolent [sons vagues, bruits intenses, puis cris et menaces imaginaires]; l'affaiblissement de la vue, avec une série d'illusions nouvelles qui aggravent son état; les tremblements convulsifs dus à l'altération du cervelet : tous ces symptômes nous montrent l'alcoolique engagé sur une pente fatale aboutissant à la folie, aux accès de fièvre chaude (*delirium tremens*), à la mort.

Tels sont les tristes résultats de l'alcoolisme déterminé par l'usage habituel et **surtout immodéré** *des boissons distillées.*

(c) **Liqueurs.** — *Effets pathologiques dus à leur usage.* — Les liqueurs telles que l'absinthe, le vulnéraire ou liqueur d'arquebuse, la chartreuse, l'alcool de menthe, l'eau de mélisse, les élixirs, les apéritifs (vermouth, amers, bitter, etc.), exercent des effets lamentables sur celui qui s'y adonne, soit habituellement [empoisonnement chronique], soit accidentellement et d'une manière exagérée [empoisonnement aigu].

Ces modes d'empoisonnement sont aujourd'hui plus spécialement désignés sous le nom d'*absinthisme*, car l'absinthe est consommée plus que toutes les autres liqueurs, malgré ses effets redoutables.

Tôt ou tard le buveur habituel d'absinthe ou des autres liqueurs a l'intelligence alourdie; son sommeil est hanté de cauchemars, un tremblement continu agite ses membres; les hallucinations augmentent, jettent l'effroi dans son esprit; tantôt il tombe dans un état navrant de *stupeur*; tantôt, en proie à des visions étranges, il est atteint de *folie furieuse* et commet, avec la plus complète inconscience, des meurtres sur son entourage, sur sa femme, ses enfants, sur les personnes qui lui sont le plus chères; tantôt il tombe sans connaissance, les dents serrées, le visage violacé, la bouche écumante, le corps torturé d'horribles convulsions, affecté de brusques secousses : l'*attaque d'épilepsie*, qui vient ainsi de se révéler pour la première fois, se reproduira fréquemment désormais.

On a vu de pareilles attaques épileptiques se produire au bout de quelques heures et parfois de quelques instants chez des personnes qui, par fanfaronnade, s'étaient engagées à boire une grande quantité de liqueur en un court espace de temps. Les imprudents peuvent même être frappés de mort avant d'avoir tenu leur pari jusqu'au bout.

Déchéance organique, *déchéance morale*, *criminalité*, *folie furieuse*, *mort :* telles sont les tristes phases de la destinée que se réserve le *consommateur* **intempérant** *de toute boisson alcoolique naturelle et principalement des* **eaux-de-vie** *et* **liqueurs diverses.**

Hérédité alcoolique. — Si l'alcoolique seul était frappé par de pareils désastres moraux, on pourrait, tout en le déplorant, en conclure qu'il a la juste récompense de ses mauvaises habitudes. Malheureusement il n'en est pas ainsi : l'alcoolique assume une responsabilité plus lourde; sa culpabilité est impardonnable parce qu'il transmet à ses enfants, par hérédité, une constitution délicate, une malformation des organes, le rachitisme, l'idiotie, la tuberculose et, de plus, ses fatals penchants au vice qui l'a perdu lui-même.

Admettons pour un instant que, sous l'œil vigilant de leur malheureuse et digne mère, ils aient compris et évité la honte de l'alcoolisme par le triste exemple que leur a donné leur père, les pauvres enfants sont-ils sauvés pour cela? Nullement. Un beau jour, au milieu de leur travail ou de leurs joyeux ébats, l'un d'eux pâlit, perd connaissance, s'affaisse l'écume à la bouche, les membres secoués par d'affreuses convulsions; frères et sœurs appellent à l'aide. La maman accourt; la pauvre martyre, hélas! a reconnu chez son enfant, bien innocent lui, l'attaque d'épilepsie qui a si souvent frappé son mari, l'alcoolique. Elle espérait épargner à ses chérubins les tortures morales qui lui sont échues en partage; et voilà que cette consolation même lui est refusée. Son avenir comme son passé doit être une série d'angoisses: elle vivra dans des transes continuelles pour ses chers petits. Et celui qui a causé tous ces malheurs, c'est le père, l'alcoolique réduit à l'état de brute.

Qui pourrait ne pas s'émouvoir de pareilles infortunes?

DÉVELOPPEMENT DE L'ALCOOLISME EN FRANCE ET A L'ÉTRANGER SES CONSÉQUENCES AU POINT DE VUE SOCIAL

L'alcoolique est-il une exception dans nos villes et nos campagnes? les méfaits de l'alcoolisme sont-ils autant de faits divers que relatent avec empressement les journaux à faible tirage, ainsi que l'affirment nombre d'indifférents ou de personnes mal renseignées? Quelle grave erreur et combien est lamentable la situation morale de notre belle France, surtout comparée à celle des nations étrangères! Les nombres qui suivent vont nous éclairer à ce sujet.

La consommation de l'alcool n'a cessé de progresser chez nous depuis 1835. Le tableau suivant et la courbe à gros trait de la figure 18 expriment, en litres, la quantité moyenne d'alcool à 50° consommée par habitant, en France, de 1835 à nos jours.

Années.	Litres.	Années.	Litres.
1835	2,2	1870	5
1840	3,1	1875	5,5
1845	3,6	1880	6,8
1850	3	1885	7,8
1855	3,3	1890	8,5
1860	4,5	1893	9
1865	4,7	1900	9,3

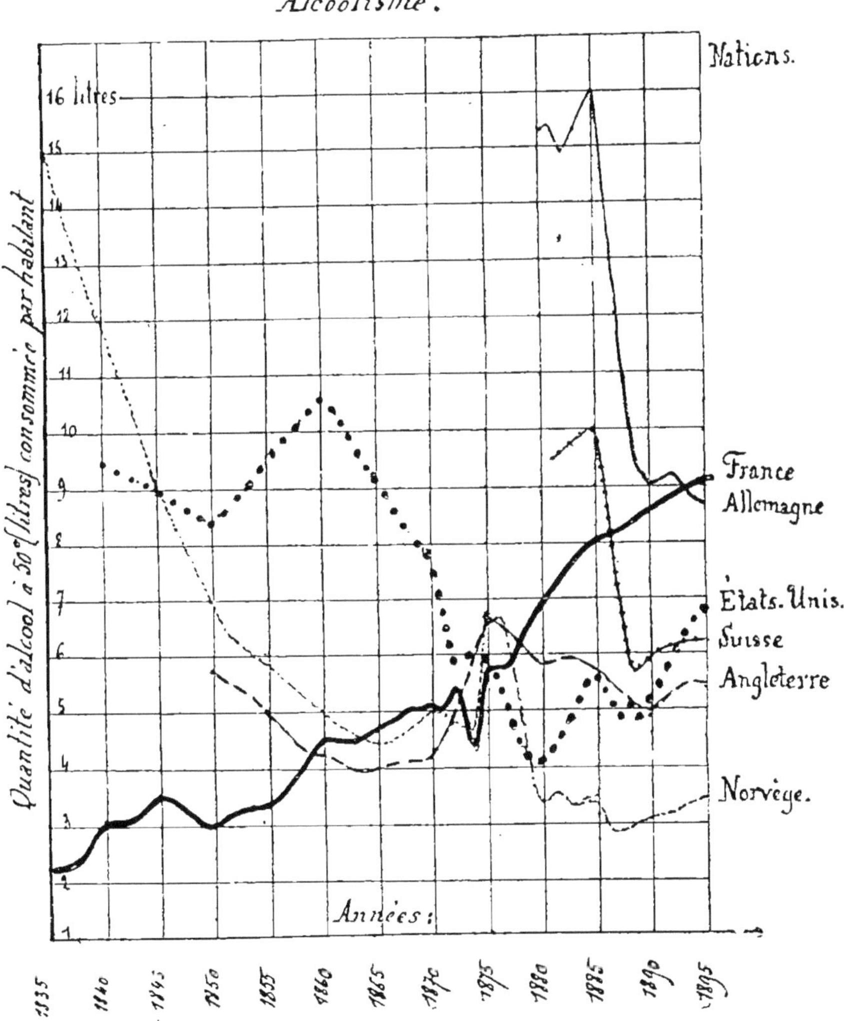

Fig. 18. — Courbes traduisant les variations de l'alcoolisme en France et à l'étranger depuis 1835.

La consommation annuelle d'alcool a donc plus que quadruplé chez nous depuis 1835.

Ayons la curiosité de chercher quel rang occupe la France parmi les principales nations, au point de vue de cette consommation. Il suffit, à cet effet, de jeter les yeux sur le tableau suivant qui donne :

dans la colonne *a*, la quantité d'alcool à 100° consommée par habitant à la fois dans les boissons fermentées, les boissons distillées et les liqueurs ;

dans la colonne *b*, la quantité d'alcool à 100° consommée dans les boissons distillées seulement.

NATIONS	ALCOOL CONSOMMÉ PAR HABITANT compris dans toutes les boissons. (*a*)	compris dans les boissons distillées. (*b*)
	litres.	litres.
France	13,81	4,01
Suisse	11	3
Belgique	10,59	4,71
Italie	10,22	0,74
Danemark	10,21	7
Allemagne	9,33	4,40
Angleterre	9,23	2,22
Pays-Bas	6,37	4,50
États-Unis	6,07	2,85
Suède	4,39	3,25
Norvège	3,31	1,84
Canada	2,03	1,32

La France est donc la première des nations par la quantité d'alcool qu'elle consomme.

Devons-nous ajouter qu'*elle boit*, **à elle seule**, *plus d'absinthe que le reste du monde entier*, que l'*absinthisme est une passion presque exclusivement française*?

Années.	Consommation d'absinthe en France.
1885	85.000 hectolitres.
1892	171.000 —
1896	256.000 —

En l'espace de 11 ans, l'absorption annuelle d'absinthe a plus que triplé.

Il convient de se rappeler que les évaluations relatives à la quantité d'alcool consommé sont des moyennes; elles s'obtiennent en divisant le nombre total de litres d'alcool par le nombre d'habitants de chaque nation.

Exemple applicable à la France pour 1900 :

$$\frac{\text{Consommation : } 178.300.000 \text{ litres}}{\text{Nombre d'habitants : } 38.500.000} = 4 \text{ lit. } 63$$

Or les jeunes enfants, nombre de femmes, de vieillards, beaucoup d'hommes à la campagne ne boivent que de l'eau.

La proportion des buveurs n'atteint guère que le huitième de la population totale; un buveur absorbe en moyenne par an :

$$4 \text{ lit.} \times 8 = 32 \text{ lit. d'alcool à } 100°,$$

c'est-à-dire plus de 64 litres d'eau-de-vie.

Que penser du sort d'une nation dont les membres les plus actifs, les plus virils sont adonnés à un pareil penchant? L'énervement, la démoralisation, l'abrutissement sont les tristes effets d'abus trop fréquents à constater dans les centres industriels surtout.

Les hommes de bon sens et de cœur, ceux qu'anime le plus ardent patriotisme, ne voient pas sans terreur l'effondrement possible de notre vaillante race française si, **promptement** et **par tous les moyens**, l'on n'enraye le mal qui l'envahit.

DANGERS DE L'ALCOOLISME AU POINT DE VUE SOCIAL

Les progrès de l'alcoolisme ont des conséquences néfastes longtemps méconnues par les indifférents : ceux-ci doivent pourtant se résoudre à ouvrir les yeux en présence de faits incontestables, tels que les suivants tirés des statistiques empruntées aux établissements pénitentiaires et autres.

1° **Criminalité**. — *Parmi les condamnés qui ont passé en 1886 par la prison de Sainte-Pélagie*, à Paris, condamnés dont le greffier, M. Marambat, a enregistré avec soin l'existence antérieure à l'incarcération, *le nombre des alcooliques figurait pour :*

71 p. 100 des condamnés pour vol, escroquerie, faux en écritures, etc.;
88 — des condamnés pour coups, violences, blessures volontaires, etc.;
79 — des mandiants et vagabonds;
57 — des incendiaires.

Les alcooliques forment environ 80 p. 100 des récidivistes, 70 p. 100 des aliénés épileptiques.

La criminalité dans les départements français est le plus souvent en accord avec la quantité moyenne d'alcool consommée par habitant :

Ainsi, la Seine exceptée, c'est en Normandie que le nombre des actes condamnables est le plus grand; or c'est dans cette province qu'on boit le plus d'alcool [9 à 14 litres par habitant, 15 litres à Rouen et au Havre, 18 litres à Cherbourg].

Dans une récente communication à l'Académie de Belgique, M. Masoin a relevé l'état d'esprit et les conditions habituelles d'existence d'un certain nombre de condamnés, afin d'établir, en matière de criminalité, la part qui revient à l'alcoolisme. Ayant porté ses recherches :

sur 2 836 individus condamnés à 5 ans de prison au moins,
sur 235 — condamnés à perpétuité,
sur 218 — condamnés à mort.

M. Masoin a calculé : 1° la proportion pour 100 des crimes qui ont été commis en état d'ivresse ; 2° la proportion pour 100 des condamnés alcooliques.

Résultats de M. Masoin :

	CONDAMNÉS à 5 ans au minimum.	CONDAMNÉS à perpétuité.	CONDAMNÉS à mort.
Crimes commis par les inculpés en état d'ivresse (proportion pour 100) :	11,4	40,1	43,1
Proportion pour 100 des inculpés alcooliques :	44,7	54,6	60,2

L'alcool, les liqueurs rentrent donc dans la catégorie des facteurs principaux de la criminalité. Combien de crimes ne sont-ils pas commis pendant un accès de folie alcoolique?

2° **Folie alcoolique.** — M. Serré, ayant étudié 1 500 cas de folie alcoolique [dont 1 200 chez les hommes et 300 chez les femmes], a évalué à 40 pour 100 en moyenne le nombre des actes dangereux commis pendant ces accès [les attentats contre les personnes ont été les plus nombreux].

Le nombre des cas de folie suit une progression croissante, d'ailleurs en rapport avec *la progression effrayante des cas de folie alcoolique.*

Le tableau qui suit résume les nombres d'aliénés reçus à Paris à l'infirmerie du Dépôt :

En 1872.....	3.084 aliénés	dont 1.695 hommes	1.389 femmes.
— 1880.....	3.057 —	2.015 —	1.492 —
— 1888.....	4.449 —	2.549 —	1.900 —

soit une augmentation d'un tiers en 16 ans.

D'après le docteur Garnier, « le tiers de la population parisienne qui devient folle le devient parce qu'elle a bu ». Le docteur Legrain dit aussi avec raison que « l'alcoolisme fait une brèche sensible au capital intellectuel d'une nation ».

3° **Paralysie générale. Suicides.** — Les désastres causés par l'alcoolisme ne s'arrêtent pas là ; le nombre des **suicides** à Paris, de 137 (en 1810), a dépassé 1000 (en 1894) ; les cas de **paralysie générale**, qui se manifestent surtout chez les buveurs d'alcool, au nombre de 175 (en 1872) ont atteint 375 (en 1888)

4° **Mortalité par corps de métiers.** — La mortalité frappe davantage les corps de métiers touchant au commerce des boissons alcooliques. Ainsi, en 1887, elle atteignait en Angleterre :

9,8	pour 1 000	chez les	cultivateurs,
13,8	—	—	mineurs,
14,9	—	—	maçons,
18,6	—	—	plombiers et les peintres,
21,1	—	—	*brasseurs,*
23,6	—	—	*aubergistes,*
34,1	—	—	*garçons de café.*

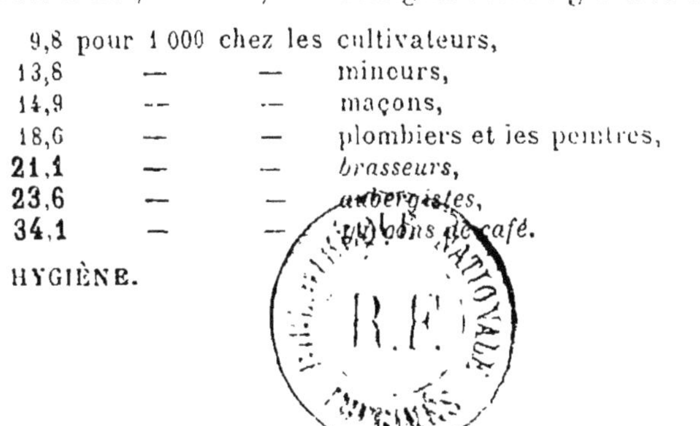

5° **Relation entre la tuberculose et l'alcoolisme.** — Parmi le nombreuses maladies auxquelles s'expose l'alcoolique, la tuberculos est une de celles qui le frappent le plus sûrement.

« La mortalité par phtisie est fonction directe de l'alcool con sommé par tête d'habitant » et M. Baudran justifie son dire par l tableau suivant qui donne la mortalité par tuberculose rapportée à 10 000 habitants des divers départements français, et en regard, la consommation moyenne d'alcool par tête.

Départements qui présentent sur 10000 h.	Consomment
30 à 40 décès par tuberculose.	12l,47 d'alcool.
40 à 50 —	15l,21 —
50 à 60 —	14l,72 —
60 à 70 —	16l,36 —
70 à 80 —	17l,16 —
80 à 90 —	17l,30 —
90 et au-dessus. —	50l,70 —

C'est ainsi que M. Landouzy a pu écrire que « l'alcool fait le lit de la tuberculose » et M. Hayem que « la phtisie se prend sur le zinc ».

Des relations analogues se trouvent à l'étranger. Pour la période de 1884-1893, Baer trouve en Allemagne sur :

	Morts de la tuberculose.
18 703 restaurateurs	4 418 soit 24,6 °/₀
3 197 cabaretiers	808 — 25,2 —
160 cuisiniers	49 — 30,6 —
429 sommeliers	154 — 35,9 —
2 358 garçons de café	1 250 — 53,1 —

D'après le rapport de M. L. Jacquet sur 252 phtisiques hospitalisés au moment de son enquête dans les hôpitaux de Paris, 180, soit 71.42 °/₀ étaient alcooliques avant les premiers symptômes de la maladie. Des statistiques faites en diverses circonstances montrent qu'en moyenne 80 °/₀ des phtisiques sont des alcooliques.

La France, hélas! est de toutes les nations celle qui consomme le plus d'alcool, c'est elle aussi qui paie le plus lourd tribut à la tuberculose.

6° **Hérédité alcoolique.** — Par une statistique récente portant sur 215 familles de buveurs observées pendant trois générations, le docteur Legrain a prouvé l'*influence néfaste de l'hérédité alcoolique*

50 pour 100 ont été des alcooliques,
14 — — fous ou criminels,
22 — — atteints de convulsions,
17 — — épileptiques,
19 — — aliénés.

La même conséquence s'impose par la comparaison faite, en Amérique, de l'état des enfants appartenant à 12 familles dont les parents étaient intempérants (*a*), et à 12 autres familles dont les parents étaient des personnes sobres (*b*) :

ENFANTS	(a)	(b)
Nombre d'enfants.	57	61
Morts la première semaine.	25	6
Idiots.	5	0
Mal conformés.	5	0
Épileptiques.	5	0
Atteints de la danse de Saint-Gui.	1	0
Ivrognes héréditaires.	2	0

Ajoutons à cela que la plupart des survivants, parmi les enfants d'alcooliques, demeurent généralement faibles ou sont, plus que les autres, exposés aux maladies contagieuses, fléaux de l'humanité d'une nature autre.

Nous ne saurions nous étonner maintenant du nombre croissant des criminels à peine sortis de l'enfance, intelligences déprimées par l'abus des alcools, souvent affectées d'une tare originelle, mal armées pour combattre leurs détestables penchants, quelquefois irresponsables de leurs actes au point de vue héréditaire, et cependant responsables devant la société.

Criminalité consciente ou *inconsciente*, *aliénation mentale*, *suicide*, *mort prématurée :* tels sont les principaux facteurs de la dépopulation de la France, de sa déchéance morale et matérielle.

Répercussion de l'alcoolisme sur la richesse publique. — Le sombre tableau que nous venons d'ébaucher montre les modes de déchéance d'un peuple adonné à l'alcoolisme; la conséquence immédiate en est la *diminution de la richesse publique.*

Tout salaire est la rétribution d'un travail; toute fortune légitimement acquise représente, de la part de celui qui la possède, le prix des efforts qu'il a dépensés au service de la société. L'aisance est l'apanage du laborieux qui sait se contenter de peu et mettre en réserve quelques économies en vue de la vieillesse ou des jours d'épreuves; la ruine frappe à la porte du débauché, de celui pour lequel la vie est un tissu de jouissances, une série ininterrompue de plaisirs.

L'ivrogne par circonstance ou par habitude invétérée, l'alcoolique, sont des débauchés, des imprévoyants; ils se préparent une vieillesse douloureuse (s'ils y parviennent). Leur conduite est indigne car outre le mépris dont ils sont l'objet à juste titre, la désunion règne à jamais dans leur ménage.

Bilan des pertes annuelles que subit la France par l'alcoolisme. — L'ivrogne est incapable de travailler tout au moins convenablement, pendant ses accès d'ivresse : d'où *perte de journées de travail et diminution du salaire de la semaine;* il est atteint par la maladie beaucoup plus souvent que les autres : *nouvelle diminution de salaire, aggravée par l'achat de médicaments et les visites du médecin.* La plus grande partie du gain de la semaine est dépensée au cabaret; la famille de l'ivrogne n'en profite pas : d'où la **misère**; *femme et enfants sont voués le plus souvent à la* **mendicité**, *au* **vagabondage**, *les plus sûres voies d'accès au* **vol** *et au* **déshonneur.**

Après avoir réduit sa famille aux derniers expédients, l'alcoolique malade échoue à l'*hôpital;* s'il est atteint de folie, c'est dans un *asile d'aliénés* qu'il terminera sa triste existence. Sa pauvre femme, minée par le chagrin, usée par un travail sans relâche, ne tarde pas à succomber. Ses malheureux enfants tombent à la charge de l'*Assistance publique.*

M. le docteur Rochard a établi pour la France, dès 1886, le prix de revient de la consommation *abusive* des alcools, sans tenir compte de la consommation des boissons fermentées (vin, cidre et bière). Son évaluation atteignit, en 1886, une somme supérieure à 1 milliard 100 millions de francs.

Le même calcul a porté l'évaluation, en 1895, à 1 milliard 752 millions de francs, ainsi répartis d'après la statistique publiée par M. Ch. Dupuy dans la *Revue politique et parlementaire* (numéro du 10 novembre 1896) :

	En 1895, 1 549 045 hectolitres d'alcool ont coûté aux buveurs (prix d'achat, impôt, octroi)	320 658 850 fr.
DÉPENSES	pour les alcooliques aliénés	8 114 000 fr.
	pour la répression des crimes des alcooliques	9 000 000 fr.
	de l'Assistance publique	70 000 000 fr.
	Salaires perdus par maladies, chômages divers	1 310 000 000 fr.
	Pertes résultant des suicides et des morts accidentelles	5 000 000 fr.
	TOTAL	1 752 772 850 fr. (1).

L'alcoolisme nous coûte donc annuellement près de 2 milliards; cette énorme somme ne pourrait-elle être plus utilement employée pour la réfection de notre outillage industriel, la création de nouveaux centres de production en France et dans nos colonies, l'extension de nos ports, le développement de notre marine de commerce, l'amélioration de nos procédés d'exploitation agricole, la multiplication des voies de communication (canaux et chemins de fer), l'institution et la dotation de caisses de retraites pour les vieillards et les infirmes, la construction d'établissements où les enfants malingres pourraient recouvrer ou conquérir la santé.

Quel beau spectacle que celui d'une nation où la profonde misère des humbles ferait place à une aisance à peu près générale, où l'activité cérébrale et

1. M. Pelmann, professeur à l'Université de Bonn, cite le cas d'une femme alcoolique, vivant en Allemagne au siècle dernier, qui a eu 834 enfants, petits-enfants et arrière-petits-enfants ; cette famille n'a été composée que de vagabonds, mendiants, criminels, etc.; elle a coûté à l'État *plus de 7 millions de francs* pour frais d'entretien, de procédure, de garde, etc.

manuelle, bannissant le vice et la corruption, rehausserait les cœurs, ennoblirait les caractères!

Au lieu de cela, notre dette publique augmente chaque année, notre pays court avec la plus complète indifférence à un avenir de misère et de ruines. Notre devoir n'est-il pas d'enrayer, même au prix des plus grands efforts, la marche envahissante de l'alcoolisme, l'un des pires fléaux de notre époque? Comment y parvenir? C'est là l'objet du chapitre qui suit.

MOYENS DE COMBATTRE L'ALCOOLISME

Et d'abord, une nation peut-elle lutter avec succès contre l'alcoolisme? Nous en avons pour exemple la Norvège.

RÉSULTATS DE LA LUTTE CONTRE L'ALCOOLISME EN NORVÈGE

ANNÉES	POPULATION	CONSOMMATION moyenne d'alcool par habitant.	CONDAMNATIONS pour 100.000 habit.	ASSISTÉS pour 1.000 habitants
1843..	1.305.000 hab.	10 litres à 50°	248	40
1879..	1.903.000 —	3 lit. 9 —	180	33

Ainsi, grâce à l'action énergique du Gouvernement et de diverses Sociétés instituées pour combattre l'alcoolisme en Norvège, la quantité moyenne d'alcool consommée par habitant est descendue de 10 litres (en 1843) à moins de 4 litres (en 1879). Par contre, la population de la Norvège s'est accrue du tiers de 1843 à 1879, le nombre des condamnations et les frais d'assistance publique ont diminué du quart environ.

De 1872 à 1879, *en l'espace de* 6 *ans*, *la fortune publique a augmenté d'un tiers*.

La lutte d'une nation contre l'alcoolisme est donc possible. Elle nécessite deux sortes d'interventions :

celle de l'État au point de vue législatif; celle des particuliers au point de vue moral et persuasif.

I. **Intervention de l'État.** — L'action de l'État vient de se manifester par la promulgation de la loi du 29 décembre 1900, votée par les législateurs après bien des difficultés.

Dégrèvement des boissons hygiéniques. — Les boissons hygiéniques viennent d'être exonérées de divers droits auxquels elles étaient assujetties.

« Les vins, cidres, poirés et hydromels restent, quelle que soit la quantité, soumis au droit général de circulation dont le taux, décimes compris, est fixé uniformément à un franc cinquante centimes par hectolitre pour les vins, et à quatre-vingts centimes par hectolitre pour les cidres, poirés et hydromels. »

Le droit de fabrication des bières a été réduit de moitié.

Impôt sur l'alcool. — « Le droit de consommation sur les eaux-de-vie, esprits, liqueurs, fruits à l'eau-de-vie, absinthes et autres liquides alcooliques non dénommés est fixé à 220 francs par hectolitre d'alcool pur, décimes compris. »

L'impôt dû antérieurement était de 156 fr. 25, il a donc été élevé dans de notables proportions, mais insuffisamment au gré de l'hygiéniste qui aurait voulu voir une taxe plus considérable particulièrement sur les alcools aromatisés d'essences (absinthe, bitters, vermouth, amers, etc.). Le gouvernement s'est réservé seulement le droit, purement platonique, d'interdire « par décrets la fabrication, la circulation et la vente de toute essence reconnue dangereuse et déclarée telle par l'Académie de médecine ».

La loi du 29 décembre 1901, qui dégrève presque complètement les boissons hygiéniques : vin, bière, cidre, a élevé dans de notables proportions l'impôt sur l'alcool. L'hectolitre d'alcool pur est soumis actuellement à un droit de 220 francs.

Pour Paris en particulier, si l'on tient compte des

taxes d'octroi, il paie de ce fait 415 francs. C'est là au moins un essai dont il y a lieu d'attendre les fruits avec confiance.

Augmentation de la patente des débitants. — Il existe en France, en moyenne, 1 débit de boissons pour 70 habitants.

1 débit par 66 habitants (Seine-Inférieure).
1 — 46 — (Nord).

Paris seul renferme près de 70 000 comptoirs « où, suivant l'expression de Léon Say, une moitié de la ville emploie son énergie et son activité à empoisonner l'autre moitié ».

Il importe d'en réduire le nombre. La loi nouvelle du 29 décembre 1901 élève bien la patente des débitants, mais dans des proportions qui paraissent insuffisantes. Il faudrait que les trois quarts des débitants soient contraints de fermer boutique et de porter à l'agriculture les bras dont elle manque[1].

Si l'on objecte que la diminution des consommateurs et des débitants entraînerait un déficit important dans les finances de l'État, il faut opposer la source d'économies que créerait la diminution de l'alcoolisme (page 101); s'il y a perte d'une part, il y a compensation de l'autre. D'ailleurs, est-il permis d'hésiter à prendre des mesures radicales quand le salut du pays est en jeu? Tergiverse-t-on pour opérer le soldat ou l'ouvrier grièvement blessé, quand la vie de l'infortuné ne peut être sauvée qu'à ce prix?

Application rigoureuse des peines encourues par les débitants (loi du 23 janvier 1873). — *La loi du 23 janvier 1873, tendant à réprimer l'ivresse publique et à combattre les progrès de l'alcoolisme*[2], doit être

1. En Norvège, la licence de marchand d'eau-de-vie, dans un village, n'est accordée qu'à tout homme dont la moralité a été reconnue par le Conseil municipal. Des *Sociétés de bienfaisance* se sont substituées peu à peu aux débitants, surtout dans les villes; ces Sociétés n'accordent aucun crédit au consommateur qui ne peut ni s'asseoir, ni séjourner dans le cabaret; enfin, aucun débit ne peut être ouvert dans un village s'il n'a été admis par un vote préalable auquel prennent part les hommes *et les femmes*.

2. Voir le texte de cette loi (page 107).

appliquée sans restriction par les agents de la force publique (gardes champêtres, gardiens de la paix, commissaires de police, juges de paix, magistrats des tribunaux correctionnels, etc.), quelles qu'en puissent être les conséquences pour les intéressés de tous ordres « *Dura lex, sed lex* ».

Nous ne voyons que des avantages à *l'affichage de cette loi dans les écoles publiques.* Les instituteurs pourront en choisir fréquemment le texte comme sujet des leçons de choses à faire à leurs élèves, surtout aux enfants les plus jeunes dont l'imagination sera plus vivement frappée.

Depuis le 1er janvier 1903 est appliquée en Angleterre une loi nouvelle qui paraît devoir être une arme puissante pour combattre l'alcoolisme. Jusqu'à ce moment l'ivresse en Angleterre n'était considérée comme un délit que si l'ivrogne causait du scandale.

Désormais l'homme ivre, tranquille ou bruyant, peut et doit être arrêté; homme ou femme, s'il a charge d'un enfant de moins de sept ans, il risque un mois de prison.

A la troisième condamnation il est inscrit sur une liste des « ivrognes chroniques », sa photographie est fournie aux débitants de son quartier. Défense lui est faite alors de se procurer de l'alcool et défense est faite aux cabaretiers de lui en fournir : *l'un et l'autre*, l'ivrogne et le cabaretier, sont passibles d'une amende et même de la prison s'il y a récidive.

II. **Action des particuliers et des Sociétés.**

— L'initiative privée secondera puissamment l'État dans la lutte contre l'alcoolisme.

Ses moyens d'action sont la *parole* et l'*exemple.*

Pourquoi, dans chaque bourgade, les hommes instruits ne mettraient-ils pas leurs connaissances et leur légitime autorité morale au service de la croisade engagée contre l'alcoolisme? Quelques conversations amicales sans pédanterie avec l'ivrogne saisi au moment où il jouit de sa raison; des causeries familières; quelques conférences aussi peu savantes que possible, avec anecdotes, dessins et projections s'il se peut, dans les longues soirées d'hiver à la salle d'école; des expériences sur les souris et les lapins; des livres sur l'alcoolisme répandus à profusion dans les bibliothèques populaires; les enfants des écoles plus particulièrement conviés à entendre ces causeries et à voir ces expériences : n'y a-t-il pas là de multiples moyens d'enrayer le mal qui nous envahit et qui devient chaque jour plus menaçant?

L'instituteur dans la commune ne peut être la seule personne de qui l'on doive solliciter un tel dévouement; le prêtre, le pasteur protestant, le rabbin de par leur mission; le médecin, le vétérinaire de par leurs fonctions; le professeur et l'officier en activité ou en retraite, le maire, le notaire, les divers notables du pays de par leur influence, etc., tous ont le devoir de lutter, de prêcher de parole et d'exemple.

Les **Sociétés de tempérance** sont appelées à rendre d'inappréciables services pour peu que l'État seconde officiellement leurs efforts.

Les premières associations, fondées en Amérique, puis en Angleterre, y ont pris une grande extension; d'autres ont été créées plus récemment en Allemagne, en Suède, en Norvège, en Hollande, en Suisse, en France et en Belgique.

Nombre des Sociétés fondées à l'étranger exigent de leurs adhérents l'*abstention totale des boissons alcooliques;* ce sont les seules qui aient pris une énorme extension : la Société d'abstinence totale de Boston (États-Unis) comptait 1 500 000 membres en 1885.

Les Sociétés de tempérance comptent 100 000 membres en Norvège, 60 000 en Suède, 30 000 en Danemark, etc.

En France, la lutte antialcoolique est menée par diverses

Sociétés dont la plupart se sont unies pour constituer la **Ligue nationale contre l'alcoolisme** [50, rue des Écoles à Paris].

La **Ligue nationale**, la seule reconnue d'utilité publique, comprend : des *membres isolés*, des *sections*, des *sociétés adhérentes*.

Les **sections** sont fondées sur le principe de l'abstinence des spiritueux ; elles observent une neutralité politique et religieuse absolue.

Les **sociétés adhérentes** sont à tendances religieuses ou se réclament d'un principe plus ou moins sévère que l'abstinence des spiritueux : ainsi la *Croix blanche* est catholique ; la *Croix bleue* est composée de protestants qui sont des abstinents totaux ; par contre, l'*Étoile Universitaire* ne condamne que l'usage habituel de l'alcool.

La **Ligue nationale** est donc nettement une société d'*abstinence partielle*, puisque nombre de ses membres consomment *à dose modérée* des *boissons fermentées* seulement [vin, cidre ou bière] et *s'abstiennent* résolument *de toute boisson distillée.*

Elle est une Œuvre d'initiative individuelle avant tout ; elle cherche à former une génération qui aura pris, dès l'école, l'habitude de la tempérance ; sa formule d'action peut se résumer ainsi :

« *La grève contre l'alcool pour le salut de la France.* »

LOI

tendant à réprimer l'ivresse publique et à combattre les progrès de l'alcoolisme.

Art. 1er. — Seront punis d'une amende de 1 à 5 francs inclusivement ceux qui seront trouvés en état d'ivresse manifeste dans les rues, chemins, places, cafés, cabarets ou autres lieux publics. — Les articles 474 et 483 du Code pénal seront applicables à la contravention indiquée au paragraphe précédent.

Art. 2. — En cas de nouvelle récidive, conformément à l'article 483, dans les douze mois qui auront suivi la deuxième condamnation, l'inculpé sera traduit devant le tribunal de police correctionnelle et puni d'un emprisonnement de six jours à un mois et d'une amende de 16 francs à 300 francs.

Quiconque, ayant été condamné en police correctionnelle pour ivresse depuis moins d'un an, se sera de nouveau rendu coupable du même délit, sera condamné au maximum des peines indiquées au paragraphe précédent, lesquelles pourront être élevées jusqu'au double.

Art. 3. — Toute personne qui aura été condamnée deux fois en police correctionnelle pour délit d'ivresse manifeste, conformément à l'article précédent, sera déclarée par le second jugement incapable d'exercer les droits suivants : 1° de vote et d'élection; 2° d'éligibilité; 3° d'être appelée ou nommée aux fonctions publiques ou aux emplois de l'administration, ou d'exercer ces fonctions ou emplois; 4° de port d'armes pendant deux ans, à partir du jour où la condamnation sera devenue irrévocable.

Art. 4. — Seront punis d'une amende de 1 à 5 francs inclusivement les cafetiers, cabaretiers et autres débitants qui auront donné à boire à des gens manifestement ivres, ou qui les auront reçus dans leurs établissements, ou auront servi des liqueurs alcooliques à des mineurs âgés de moins de seize ans accomplis. Toutefois, dans le cas où le débitant sera prévenu d'avoir servi des liqueurs alcooliques à un mineur âgé de moins de seize ans accomplis, il pourra prouver qu'il a été induit en erreur sur l'âge du mineur; s'il fait cette preuve, aucune peine ne lui sera applicable de ce chef. — Les articles 474 et 483 du Code pénal seront applicables aux contraventions indiquées aux paragraphes précédents.

Art. 5. — Seront punis d'un emprisonnement de six jours à un mois et d'une amende de 16 francs à 300 francs, les cafetiers, cabaretiers et autres débitants qui, dans les douze mois qui auront suivi la deuxième condamnation prononcée en vertu de l'article précédent, auront commis un des faits prévus audit article. — Quiconque, ayant été condamné en police correctionnelle pour l'un ou l'autre des mêmes faits, depuis moins d'un an, se rendra de nouveau coupable de l'un ou de l'autre de ces faits, sera condamné au maximum des peines indiquées au paragraphe précédent, lesquelles pourront être portées jusqu'au double.

Art. 6. — Toute personne qui aura subi deux condamnations en police correctionnelle pour l'un ou l'autre des délits prévus en l'article précédent pourra être déclarée par le second jugement incapable d'exercer tout ou partie des droits indiqués en l'article 3. Dans le même cas, le tribunal pourra ordonner la fermeture de l'établissement pour un temps qui ne saurait excéder un mois, sous les peines portées par l'article 3 du décret du 29 décembre 1851. Il pourra aussi, sous les mêmes peines, interdire seulement au débitant la faculté de livrer des boissons à consommer sur place.

Art. 7. — Sera puni d'un emprisonnement de six jours à un un mois et d'une amende de 16 francs à 300 francs quiconque aura fait boire jusqu'à l'ivresse un mineur âgé de moins de seize ans accomplis. Sera puni des peines portées aux articles 5 et 6 tout cafetier, cabaretier ou autre débitant de boissons qui, ayant subi une condamnation en vertu du paragraphe précédent, se sera de nouveau rendu coupable soit du même fait, soit de l'un ou de l'autre des faits prévus en l'article 4-1°, dans le délai indiqué en l'article 5-2°.

Art. 8. — Le tribunal correctionnel, dans les cas prévus par la présente loi, pourra ordonner que son jugement soit affiché à tel nombre d'exemplaires et en tels lieux qu'il indiquera.

Art. 9. — L'article 643 du Code pénal sera applicable aux peines d'emprisonnement et d'amende portées par la présente loi. L'article 59 du même Code ne sera pas applicable aux délits prévus par la présente loi.

Art. 10. — Les procès-verbaux constatant les infractions prévues dans les articles précédents seront transmis au procureur de la République dans les trois jours au plus tard, y compris celui où aura été reconnu le fait sur lequel ils sont dressés.

Art. 11. — Toute personne trouvée en état d'ivresse dans les rues, chemins, places, cafés, cabarets ou autres lieux publics pourra être, par mesure de police, conduite à ses frais au poste le plus voisin pour y être retenue jusqu'à ce qu'elle ait recouvré sa raison.

Art. 12. — Le texte de la présente loi sera affiché à la porte de toutes les mairies et dans la salle principale de tous cabarets, cafés et autres débits de boissons. Un exemplaire en sera adressé à cet effet à tous les maires et à tous les cabaretiers, cafetiers et autres débitants de boissons. Toute personne qui aura détruit ou lacéré le texte affiché sera condamné à une amende de 1 à 5 francs et aux frais du rétablissement de l'affiche. Sera puni de même tout cabaretier, cafetier ou débitant chez lequel ledit texte ne sera pas trouvé affiché.

Art. 13. — Les gardes champêtres sont chargés de rechercher, concurremment avec les autres officiers de police judiciaire, chacun sur le territoire sur lequel il est assermenté, les infractions à la présente loi. Ils dressent des procès-verbaux pour constater ces infractions.

Les boissons aromatiques. — *Café, thé, kola.* — Ces substances contiennent de la *caféine* et de la *théobromine* auxquelles leurs infusions doivent une action stimulante sur le système nerveux et la circulation.

L'action bienfaisante du café, pris après le repas, se traduit par une digestion régulière, une grande puissance du travail cérébral, une activité normale sans accès de fièvre.

Le thé *consommé sans excès* présente les mêmes avantages. Aussi comprend-on que le café et le thé tiennent aujourd'hui une place importante dans nos articles de consommation : la consommation annuelle de café dépasse 60 millions de kilogrammes : celle du thé est de 600 000 kilogrammes.

La kola est d'introduction et d'usage trop récents pour que nous en puissions vanter les avantages sans réserve.

Falsifications. — On falsifie le café en grains en y mélangeant du café avarié, des grains de plâtre coloré. Le café en poudre est parfois additionné de fécule, de farine, de chicorée, etc., faciles à reconnaître au microscope.

Aux feuilles de thé on substitue des feuilles de noyer, d'érable, de fraisier, reconnaissables au simple examen quand on les a laissé tremper cinq minutes dans l'eau bouillante.

Farine. Pain. — Le pain est le principal aliment de l'homme, qui en doit manger environ 820 grammes par jour. La consommation journalière de Paris est de 900 000 kilogrammes. Le pain est fabriqué généralement avec de la bonne farine de froment.

La farine contient des parties essentielles : le *gluten*

de même composition que l'albumine, véritable viande végétale destinée a restaurer nos muscles, c'est-à-dire nos instruments de travail; l'*amidon*, hydrate de carbone qui se transforme en sucre dans l'intestin, en graisse dans l'organisme, et dont le rôle essentiel est de nous fournir la chaleur et la force.

D'après Boussingault, une farine de blé de bonne qualité renferme environ pour 100 : amidon, 59,7; dextrine, 7,2; gluten, 12,8; albumine 1,8; matière grasse, 1,2; cellulose, 1,7; sels fixes, 1,6; eau, 14.

La farine ne doit pas contenir de son, ni de matières étrangères soit minérales, soit végétales. L'analyse chimique et microscopique donne, à ce sujet, des indications précises toujours à redouter du falsificateur.

Altérations de la farine. — Le bon pain étant obtenu avec de bonne farine, c'est donc sur la nature et l'état des farines que doit porter notre attention.

Les farines, surtout celles de blés tendres, s'altèrent en vieillissant dans des sacs; elles deviennent acides par la modification des matières albuminoïdes. Chauffées convenablement à l'étuve, elles peuvent être conservées intactes en vase clos pendant des années. Des semences étrangères peuvent être récoltées en même temps que le froment; si la farine de quelques-unes de ces graines est inoffensive, d'autres ont des propriétés assez actives pour occasionner des accidents plus ou moins graves (mélampyre des champs, nielle, ivraie). L'ergot, champignon qui se développe sur le blé, l'orge et surtout sur le seigle, a des effets non moins funestes.

Les *fraudes* consistent dans le mélange à de bonne farine : soit de farines vieilles ou altérées, soit de farines d'autres céréales ou de légumineuses, soit de certaines matières minérales (craie, plâtre, carbonate de magnésie ou de soude, alun, os pulvérisés, etc.), dans le but d'augmenter le poids de la farine vendue

§ 2. — ALIMENTS ENVAHIS PAR DES PARASITES.

L'air renferme des poussières, les unes inoffensives, les autres plus ou moins dangereuses ; ces dernières sont des *microbes* à l'état de spores généralement. Ces spores, soumises à une chaleur et une humidité convenables (voies respiratoires, plaies extérieures de notre corps), se développent et quelques-unes d'entre elles deviennent l'origine des maladies dites *maladies transmissibles*.

Or, ces microbes, quels que soient leur nature et leur état, se déposent aussi dans l'eau et sur les objets les plus variés : légumes et fruits, chair des animaux sacrifiés, etc. *Nous sommes donc exposés, en prenant des aliments mal lavés ou insuffisamment cuits, à contracter des maladies transmissibles*, telles que la tuberculose, le charbon, le choléra, la fièvre typhoïde, etc. Ces maladies font l'objet du prochain chapitre.

Nous courons encore des risques sérieux en buvant de l'eau de rivière ou d'étang non filtrée, le lait de certaines vaches tuberculeuses, la viande du porc ladre ou trichiné, du bœuf ladre ou tuberculeux, du mouton charbonneux, si cette viande n'a pas été préalablement inspectée dans les abattoirs ou si des bouchers peu scrupuleux la livrent clandestinement au public.

Il sera traité ici des principaux *vers parasites* provenant de l'eau et des aliments solides, et des maladies qu'ils provoquent chez l'homme qui les a ingérés.

Vers parasites. — Ils vivent, soit chez l'homme seulement, soit alternativement chez l'homme et un autre animal ; ils empruntent leur nourriture au chyle, au sang, aux tissus de leur hôte. Le résultat de ce parasitisme est, pour l'individu envahi, un affaiblissement plus ou moins prononcé, dont la mort est parfois la conséquence.

			NOMS des VERS PARASITES	ÊTRES VIVANTS ENVAHIS	NOM DE LA MALADIE
Vers parasites[1]	plats.	Cestodes....	Ténia armé...........	Homme (Europe). — Porc (foie et muscles)......	Ladrerie du porc.
			— inerme..........	— — — Bœuf (muscles)............	— bœuf.
			Tænia cucumerina.....	— — — Lapin (foie)	— lapin.
		Trématodes.	Douve du foie.........	— — — Mouton et bœuf (foie).......	Cachexie aqueuse.
			— lancéolée........	— — — —	
			Bilharzia hæmatobia...	Homme (vaisseaux sanguins) (Abyssinie)..........	
	ronds.	Nématodes...	Ancylostome duodénal..	— (vais. sang. et intestin) (Egypte, Inde, Italie).	Anémie d'Égypte.
			Oxyure vermiculaire...	— (rectum)...........................	
			Trichine spirale........	— (muscles). Porc, Rat, Souris............	
			Ascaride lombricoïde...	— (intestin)...........................	
			Filaire du sang (homme).	— (Afrique tropicale).....................	

1. Ce tableau est à consulter simplement.

1° Vers parasites, assez inoffensifs en général, provenant de l'eau :

L'*ancylostome duodénal*, long de 10 millimètres (mâle) à 12 millimètres (femelle), est très répandu dans l'intestin grêle de l'homme, dans presque tous les pays chauds (Egypte, Inde, Brésil, Italie). Les ouvriers des mines, dans nos pays, le recueillent souvent en portant à leur bouche leurs doigts souillés de terre dans laquelle ont été déposés les œufs des ancylostomes avec les excréments humains. Avec les crochets dont sa bouche est pourvue, il perfore les parois de l'intestin pour en atteindre les vaisseaux dont il suce le sang ; il produit, par inflammation des tissus voisins, des tumeurs sanguines et détermine des hémorragies, dangereuses surtout par leur répétition (anémie d'Égypte).

L'*oxyure vermiculaire* habite le rectum de l'homme.

L'*ascaride lombricoïde*, qui vit dans l'intestin de l'homme et du cheval, atteint jusqu'à 25 centimètres. On attribue à sa présence chez les jeunes enfants les convulsions dont ils sont parfois victimes.

Ces vers parasites passent une partie de leur existence (œuf et embryon) dans l'eau. Le meilleur moyen de s'en préserver consiste à filtrer avec soin l'eau d'alimentation.

2° Vers parasites vivant dans la chair des animaux.

Les plus importants sont les ténias, la douve du foie et la trichine, qui accomplissent les diverses phases de leur évolution au moins chez deux espèces animales différentes. Ils parviennent à l'homme par la viande de porc, de bœuf ou de mouton qu'il consomme.

A ce propos, disons d'abord quelques mots des propriétés nutritives de la viande bouillie.

Cette *viande*, ou chair musculaire, contient environ pour 100 :

15,5 de myosine.	répondant à	2,48	d'azote	assimilable
2,9 de matières gélatinigènes	—	0,41	—	—
		2,89		

La quantité d'azote total dans la viande étant de 3,40, la différence 3,40 — 2,89 = 0,51 passe dans le *bouillon*. Ainsi le bouillon de viande contient en *azote* le $\frac{1}{7}$ de l'azote total; il renferme en outre des sels solubles (4gr pour 1,000 de phosphate acide de potassium, du chlorure et du sulfate de potassium, des traces de chlorure de sodium).

Le bouillon a donc une faible valeur alimentaire; mais il active la sécrétion du suc gastrique dans l'estomac qu'il prédispose à la digestion des autres aliments.

Les parties de la viande non solubles dans l'eau sont d'autant plus faciles à digérer qu'elles ont été moins cuites : la viande crue est la plus digestible; rôtie à 70° environ, elle l'est encore beaucoup; la viande bouillie l'est le moins.

Les chairs diverses sont inégalement digestibles. La viande blanche des volailles est légère, sauf celle du canard et de l'oie; parmi les poissons, la sole, le turbot, la truite, le merlan sont digérés rapidement et bons pour les malades; le brochet, la carpe, le maquereau, le goujon, la sardine, etc., sont couramment consommés, quoique plus lourds. Tandis que l'écrevisse et le homard sont difficiles à assimiler et très nourrissants, les mollusques (moule et huître) sont très légers, mais d'une faible valeur nutritive.

Moins la viande est cuite, plus elle est digestible, mais aussi plus elle favorise l'envahissement de notre organisme par les parasites suivants.

Ladrerie du porc. Ténia armé. — Connu vulgairement sous le nom de *ver solitaire*, le ténia armé A (*fig.* 19) atteint 2 à 3 mètres de long dans l'intestin de l'homme, où il vit en parasite. L'extrémité très étroite de son corps, improprement appelée tête (*a*), porte deux rangées de crochets qui, engagés comme un hameçon dans la paroi de l'intestin, y fixent l'animal. Un cou allongé, faisant suite à la tête, est divisé en anneaux, d'abord microscopiques, qui grandissent rapidement et atteignent 1 centimètre de long. Ces anneaux sont le lieu de formation d'un nombre considérable d'*œufs* B, qui y mûrissent et éclosent même dans les proglottis *pr*, sous l'aspect d'*embryons à six crochets* C. Les derniers anneaux détachés sont entraînés au dehors avec les excréments où pullulent des embryons de ténia. Si, comme il arrive

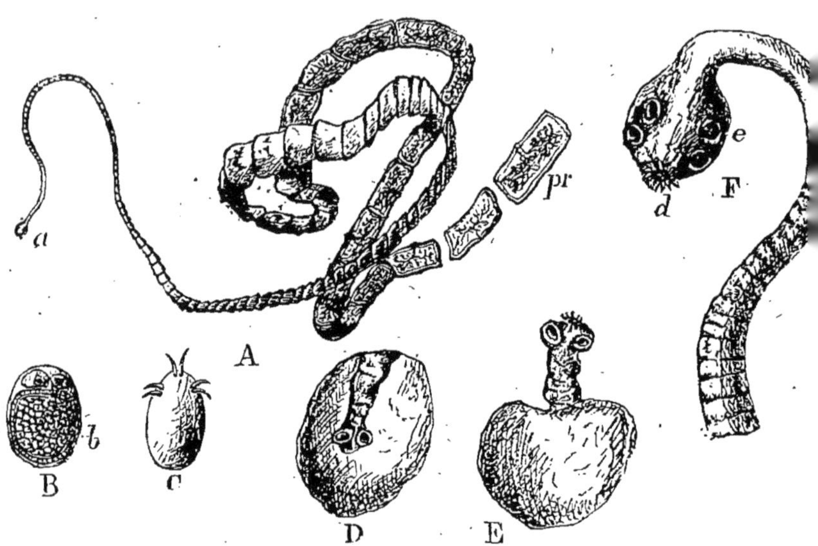

Fig. 19. — **Ténia armé** (*tænia solium*). A, avec sa tête *a* et ses nombreux anneaux; *pr*, proglottis ou anneau détaché rempli d'œufs. — B, œuf renfermant l'embryon *b*. — C, embryon hexacanthe, sorti de l'œuf. — D, cysticerque, avec la tête invaginée. — E, le même avec la tête sortie de la vésicule. — F, scolex; *d*, tête; *e*, ventouses (début du *tænia* dont les anneaux sont en formation).

trop souvent dans les campagnes, les déjections humaines sont déposées sur le fumier, les porcs qui y ont accès avalent des œufs et des embryons dont une nouvelle phase évolutive s'accomplit : par leurs crochets, les embryons perforent la paroi intestinale du porc et pénètrent dans les vaisseaux; le sang les répartit dans tout le corps et principalement dans les muscles où ceux qui ont été capables de résister à une semblable pérégrination donnent autant de vésicules blanchâtres, grosses comme un pois. Une vésicule D présente une invagination au fond de laquelle s'organise une tête de ténia : c'est un *cysticerque* qui, s'entourant d'un kyste protecteur, demeure à l'état de vie latente aussi longtemps que la chair du porc, crue ou mal cuite, ne sera pas mangée par l'homme.

Une fois parvenus dans l'intestin de l'homme, les cysticerques perdent leur kyste et leur vésicule; la tête et le cou du ténia, demeurés seuls, sous forme de *scolex* F, constitueront un nouveau ténia.

Œuf, embryon hexacanthe, cysticerque, scolex, ténia, telles sont les phases du parasite qui accomplit les formes d'embryon et de cysticerque dans le corps du *porc ladre*. La présence du ténia dans l'intestin de l'homme est incommode sans être dangereuse; aussi est-il bon de prendre les précautions nécessaires pour l'éviter.

Dès l'époque de Louis XIV des *langueyeurs* étaient chargés de reconnaître si les porcs étaient atteints de ladrerie, par la seule inspection de la muqueuse buccale, au voisinage du frein de la langue. Tout porc ladre présente, dans cette région de la bouche, des taches blanchâtres qui sont autant de kystes de cysticerques.

Que le porc soit ladre ou non, *sa chair doit être bien cuite et pendant assez de temps* pour que tous les cysticerques soient tués. La *salaison abondante* de la viande de porc, son *fumage prolongé* ne sont que des moyens imparfaits de préservation.

Ladrerie du bœuf. Ténia inerme. — Ce ténia diffère du précédent par l'absence de crochets sur la tête; quatre ventouses, entourées chacune d'un cercle corné, forment son appareil de fixation dans l'intestin de l'homme.

Ce parasite vit surtout en Abyssinie, dans l'Inde et l'Amérique septentrionale. Son évolution est comparable à celle du ténia armé; seulement, c'est le bœuf qui abrite dans ses muscles le *cysticercus bovis* du ténia inerme, plus petit que le *cysticercus cellulosæ* du ténia armé.

Pour combattre efficacement l'invasion, il faut se résoudre à manger la viande de bœuf bien cuite, au moins à 70°, jusqu'à ce qu'elle ait pris une teinte grise. Les inspecteurs sanitaires doivent déployer, dans les abattoirs et sur les marchés, la plus grande activité pour éviter toute surprise.

Cachexie aqueuse. Douve du foie. — La douve (fig. 20) habite, à l'état adulte, le foie du mouton; elle a alors la forme d'une feuille triangulaire, avec deux ventouses : l'une antérieure au fond de laquelle s'ouvre la bouche, l'autre abdominale qui est un appareil de fixation. Elle pond des œufs qui subissent une évolution complexe dont une phase s'accomplit sur les branchies d'une jeune Lymnée. A la phase suivante, devenue libre dans l'eau, elle nage jusqu'à ce que, avalée par l'homme ou un autre animal, elle s'y enkyste. Si, plus tard, ce kyste parvient, par le plus grand hasard, dans l'intestin du mouton, il y est dissous par les sucs digestifs; la larve qu'il protégeait pénètre dans le foie, où elle parvient à l'état adulte.

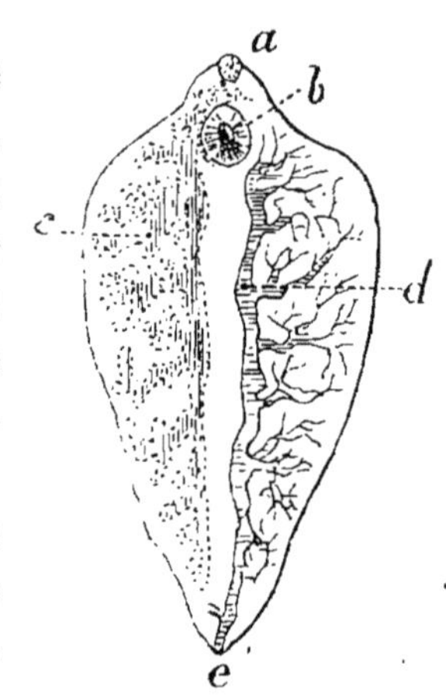

Fig. 20. — **Douve du foie** (*Distomum hepaticum*). A, bouche; *b*, ventouse ventrale; *c*, portion de l'intestin et ses ramifications (à gauche seulement dans la figure); *d*, portion du système excréteur (à droite seulement); *e*, pore excréteur.

Trichinose. Trichine du porc. — On appelle ainsi la maladie provoquée par un ver à peu près cylindrique, la *trichine* (A, fig. 21), visible seulement à la loupe.

La trichine a 3 ou 4 millimètres de long; renflée à sa partie postérieure, elle s'effile régulièrement en avant. Elle envahit le corps des souris et des rats dont le porc mange parfois les cadavres. Comme les muscles de la souris étaient infestés de larves de trichines enkystées B, le suc gastrique de l'estomac du porc dissout les kystes et les larves mises en liberté passent rapidement à l'état adulte, adoptent la forme sexuée et les femelles pondent une multitude d'œufs dans l'intestin du porc.

Les œufs donnent des larves qui traversent l'intestin, pénètrent dans les vaisseaux du porc malade, d'où elles sont disséminées dans toute l'étendue des muscles. Elles s'y immobilisent, s'entourent d'un kyste constitué aux dépens des fibres musculaires altérées. Elles demeureront à cet état, jusqu'à ce que la chair du porc soit par exemple consommée par l'homme ; alors s'accomplira, dans l'intestin et les muscles de l'homme, une série de transformations identiques à celles dont le porc a été le témoin.

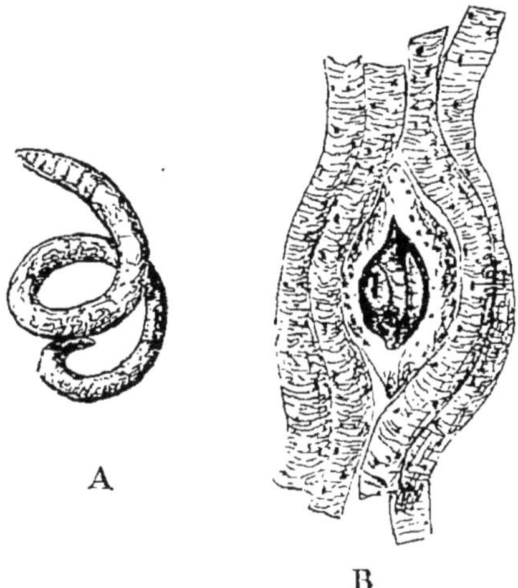

Fig. 21. — **Trichine** (*Trichina spiralis*). A, trichine libre. — B, trichine enkystée dans un muscle (on a représenté quatre fibres musculaires entourant le kyste ouvert).

L'homme trichiné éprouve, dans ses fonctions digestives, un malaise d'autant plus aigu que les parasites sont plus nombreux. L'altération des muscles est faible dans le cas où quelques trichines seulement s'y sont fixées, et la maladie cesse avec l'enkystement des larves ; quand les trichines sont nombreuses, les muscles respiratoires en particulier sont profondément modifiés et la maladie devient mortelle.

La trichinose est très rare en France ; la seule observation authentique qui en ait été faite chez l'homme date de 1878.

A Crépy-en-Valois (Oise), 21 personnes ayant consommé de la viande *mal cuite* d'un porc trichiné, 17 d'entre elles furent malades et l'une d'elles succomba.

Cette affection est plus fréquente en Allemagne et en Amérique, où l'on mange la chair salée ou seulement fumée.

On a prétendu que l'introduction en France des porcs salés d'Amérique nous exposait à un envahissement redoutable de la trichinose. Les instructions ci-jointes de l'Académie de médecine nous éclairent suffisamment à ce sujet[1].

Remarque. — La viande de porc est l'une de celles que mangent le plus souvent les paysans français. Sur 1,300 millions de kilogrammes de viande annuellement consommés dans notre pays, la viande de porc entre pour plus de 400 millions, c'est-à-dire un tiers. Les classes laborieuses se la procurent à bon marché ; les efforts des pouvoirs publics doivent tendre à en assurer largement l'usage, afin que les ouvriers trouvent dans la viande l'une des sources les plus précieuses de leur énergie.

Une statistique comparée des quantités de viande absorbées en Angleterre et en France a montré que, par personne et par jour, la consommation est :

---

1. *Instructions sur la trichinose :*

1° Malgré la consommation annuelle de quarante millions de kilogrammes de viandes de porc salé américaines importées en France chaque année, *pas un seul cas* de trichinose n'a été occasionné, en France, par la consommation de ces viandes. Elles n'offrent donc aucun danger.

2° Les viandes de porc qui contiennent des trichines sont rendues inoffensives par une salaison à fond.

3° Si, par exception, quelques trichines pouvaient échapper à l'action destructive de la salaison, il suffit de *faire cuire suffisamment la viande*, la chaleur les détruisant infailliblement, soit dans les viandes salées, soit dans les viandes fraîches.

4° Si la trichinose sévit quelquefois sur la population allemande, alors qu'elle a toujours épargné la France, bien que la population y consomme beaucoup de porcs allemands, c'est que nos voisins mangent presque toujours ou très souvent la

En Angleterre. . . . de 90 grammes.
En France. . . . . . de 35 —

Cette dernière proportion est absolument insuffisante et dénote une trop grande négligence de l'ouvrier français dans la manière dont il compose sa ration alimentaire. *Pour une même dépense journalière, l'ouvrier ne pourrait-il consommer un peu plus de viande et moins d'alcool frelaté?*

Tuberculose et charbon. — Les bœufs, les volailles sont parfois atteints de tuberculose, les moutons frappés du charbon (sang de rate); leur chair et le lait des vaches tuberculeuses présentent de très grands dangers, car ils facilitent la propagation de deux des plus redoutables maladies transmissibles.

Nous insisterons assez longuement sur ce sujet au chapitre prochain des maladies transmissibles pour nous dispenser d'entrer ici dans quelques détails.

Qu'il nous suffise de dire que les animaux tuberculeux ou charbonneux doivent être sacrifiés et que leur chair ne peut être consommée, non plus que *le lait des vaches tuberculeuses.*

---

viande de porc crue, tandis qu'en France on a généralement l'habitude de la faire suffisamment cuire.

5° Pour continuer à rester à l'abri de la trichinose, il suffit que la population française conserve cette saine habitude.

Instructions sur la cuisson de la viande de porc :

1° La cuisson de la viande de porc doit être prolongée, pour *la viande bouillie*, pendant un temps calculé à raison d'une heure par kilogramme. Ainsi un jambon de quatre kilogrammes devra être soumis à la cuisson pendant quatre heures; une pièce du poids de deux kilogrammes pendant deux heures, etc.

2° L'action du feu, *pour la viande rôtie*, doit être continuée jusqu'à ce que, de la partie la plus épaisse de la pièce découpée, *il ne s'écoule plus de jus rosé.*

3° Pour assurer et activer la coction des parties centrales de la viande, il faut pratiquer des incisions en plusieurs points de sa masse, ajouter au liquide de coction un peu de vinaigre qui, en ramollissant les fibres, permet à la chaleur d'agir efficacement.

Conclusions générales relatives aux aliments envahis par des parasites :

1° L'eau d'alimentation (des rivières, des lacs, des étangs...) doit être filtrée ;

2° Les viandes doivent subir une cuisson, au moins à 70°, suffisamment prolongée pour que tous les parasites soient tués ;

3° Le lait (principalement dans les villes) est toujours suspect ; il ne faut jamais le boire sans l'avoir fait bouillir pendant trois minutes au minimum ; la digestibilité du lait ne paraît pas diminuée par cette ébullition.

§ III. — ALIMENTS PUTRÉFIÉS.

Intoxication par la viande du porc, les saucisses, etc.

M. A. Gautier a montré que les animaux produisent des poisons dans toutes les cellules où la vie et la reproduction sont actives. Ces poisons sont des *leucomaïnes* (*leucoma*, blanc d'œuf) provenant de la décomposition des matières albuminoïdes et sont rejetés du corps par les urines.

Si les leucomaïnes ne s'oxydent pas ou ne s'éliminent pas, elles s'accumulent dans les tissus, deviennent des agents pathogènes directs, et font courir de grands dangers aux êtres qui les secrètent. On en trouve parfois dans la rate, le foie, le rein, le cœur, le cerveau, le sang, etc., d'un grand nombre d'animaux ; si l'homme consomme ces organes alors qu'ils sont riches en leucomaïnes, il peut éprouver des malaises, indices d'un léger empoisonnement.

Tandis que les leucomaïnes se forment dans les tissus des animaux vivants et en présence de l'oxygène, les *ptomaïnes* (*ptoma*, cadavre) sont des poisons produits par toute fermentation dans les tissus morts, en l'absence de l'oxygène.

Injectées dans le sang, les ptomaïnes, *isolées de tout microbe vivant*, produisent la fièvre, des frissons, des vomissements, de la diarrhée; la mort survient si la quantité de ptomaïne injectée est suffisante. 12 milligrammes de *septine* (ptomaïne produite dans la putréfaction des matières organiques) suffisent à tuer un chien et font apparaître chez l'homme seulement de la fièvre; mais, si l'homme soumis à l'expérience possède une large plaie suppurant à l'air, non protégée par un pansement, une infection purulente et rapidement mortelle se déclare. Les microbes introduits dans la plaie ont secrété une nouvelle quantité de septine qui, joignant son pouvoir toxique à celui de la septine déjà injectée, a suffi à provoquer la mort.

Les aliments putréfiés d'origine animale (viandes gâtées, gibier faisandé, poisson corrompu, fromages gâtés, œufs et légumes altérés), *riches en ptomaïnes, constituent un véritable danger pour la santé publique.* On doit les rejeter; la cuisson diminue seulement la proportion de ces poisons sans les faire disparaître totalement.

Ces observations s'appliquent aux produits de la charcuterie mal préparés (jambons incomplètement fumés; saucisses fumées, séchées et mangées crues). Le *botulisme* est une indisposition très fréquente en Allemagne, ayant pour cause l'alimentation avec des saucisses crues.

Veut-on avoir une idée de quelques faits relatifs à la préparation de certains produits comestibles d'un bon marché dérisoire? Les rapports suivants émanant d'inspecteurs sanitaires, l'un de Bruxelles, l'autre de Paris, sont intéressants à consulter :

1° Rapport de M. Van Hertsen, vétérinaire-directeur de l'abattoir de Bruxelles (1889) :

Les substitutions les plus éhontées d'une espèce à une autre, le débit de la viande de cheval pour celle de bœuf dans les boutiques de certains charcutiers, celle de chien au lieu et place de celle de mouton dans certaines *gargotes* à bon marché, la fabrication des *saucissons dits de Bologne* avec les matières immonde de chevaux réduits au dernier degré de la misère ou atteints de maladies les plus contagieuses prennent de jour en jour plu d'extension, malgré les faits précis dénoncés dans la presse, dan les publications médicales et jusque dans le sein des Parlements Comme aux époques des grandes famines, on déterre les cadavre d'animaux abattus pour cause de morve, de farcin, de typhus, d pneumonie contagieuse, et l'on met chaque année en consomma tion des centaines de porcs atteints d'érysipèle gangreneux. O soustrait à tout contrôle les vaches maigres ou chez lesquelles o craint l'existence de la phtisie tuberculeuse. La loi est outrageu sement éludée, les poursuites devant les tribunaux sont une raret et, quand les empoisonneurs sont condamnés, les peines ne son nullement en rapport avec la gravité des délits. Nulle, la surveil lance sur la fabrication de ces saucissons toujours suspects insuffisante l'inspection des débits, liberté complète laissée au trafics les plus scandaleux, voilà en peu de mots les causes de l multiplicité et de la progression constante des infractions. Si l'o en excepte quelques villes et communes où l'inspection est régu lièrement suivie, méthodiquement organisée, il est constant qu presque partout le zèle que devraient déployer les administra tions municipales fait totalement défaut.

2° Au commencement de 1891, à Paris, deux inspecteurs de l sûreté découvrirent qu'une partie des viandes saisies, conduite au Muséum, était soustraite aux animaux du Jardin des Plantes e livrée à la consommation. Deux garçons bouchers avaient ima giné cette opération frauduleuse. Ils s'étaient associé un employ de la ménagerie et un charretier d'une fabrique de stéarin d'Aubervilliers, chargé d'enlever dans une voiture les détritus d Muséum. C'est dans cette voiture que, chaque jour, l'employé e le charretier faisaient sortir deux à trois cents kilos de viand avariée que leurs complices se chargeaient de vendre à des marchandes au panier.

Il serait louable, comme conclusion pratique à tirer d'aussi tristes exemples, d'organiser sérieusement dans chaque ville, grande ou petite, un service sanitaire par fait, d'instituer dans chaque département un personnel d'inspecteurs sanitaires dont chacun encourrait une part de responsabilité pour les méfaits accomplis dans une région bien déterminée. On devrait enfin appliquer sans pitié les peines les plus sévères aux propriétaires qui livrent en cachette à l'abattoir des animaux malades, ainsi qu'aux bouchers coupables d'avoir débité la chair avariée de quelque nature qu'elle fût (six mois à trois ans de prison ; amende de 100 à 2,000 francs : *loi du* 27 *juillet* 1881).

Empoisonnement par les végétaux. — Les ptomaïnes peuvent se rencontrer aussi dans les tissus végétaux avariés et causer des empoisonnements.

On ne doit jamais consommer de champignons dont l'inocuité n'aura pas été formellement reconnue par un spécialiste.

III. — CONSERVATION DES MATIÈRES ALIMENTAIRES

Les procédés de conservation des matières alimentaires sont basés sur la mort ou l'inaction des microbes, soit à une haute température (cuisson), soit au-dessous de 0° (réfrigération). Les viandes de boucherie et le poisson sont surtout les substances alimentaires que nous avons en vue.

1° **Cuisson.** — Lorsqu'il s'agit de conserver de la chair pendant un ou deux jours, on la fait cuire ; les microbes qui l'ont envahie sont tués et l'altération de la viande sera retardée jusqu'au moment où d'autres microbes déposés par l'air, ou des larves provenant d'œufs de mouches ou autres insectes y pulluleront. On conçoit qu'une semblable faune de parasites n'apparaîtra dans toute sa laideur qu'après plusieurs jours.

S'agit-il de conserver de la chair pendant des mois, on doit alors faire en sorte que la viande, une fois cuite, soit complètement isolée des microbes ; c'est en cela que consiste le *procédé Appert* : on met la viande avec de l'eau dans des boîtes en fer-blanc dont le couvercle soudé porte une petite ouverture ; les boîtes sont soumises à une température de 100° suffisamment prolongée pour que tous les microbes soient tués. Alors on ferme l'ouverture de chaque boîte par une goutte de soudure qui isole complètement de l'air extérieur et des ferments les matières enfermées.

Toutefois les viandes ainsi conservées sont moins facilement digestibles et plus rapidement attaquables par les microbes que les viandes fraîches, lorsqu'elles sont abandonnées à l'air par l'ouverture des boîtes. Leur conservation n'est pas illimitée d'ailleurs.

La *salaison* et le *fumage* ont aussi pour objet de tuer les parasites de la viande; ces procédés sont généralement insuffisants.

L'isolement de l'air et des ferments obtenu en immergeant les viandes cuites (oie, dinde, etc.) dans la graisse, les sardines, anchois, thons, etc., dans l'huile, est d'un usage courant.

2° **Réfrigération**. — On sait que les microbes et leurs spores sont inactifs, bien que vivants, au-dessous de 0°. On peut donc transporter intactes jusqu'en Europe les viandes des animaux abattus dans l'Amérique du Sud et l'Australie, si l'on prend soin de les maintenir dans des compartiments à une température toujours inférieure à 0°. Mais, aussitôt ramenées à 10 ou 15°, les viandes sont attaquées par les microbes qu'elles renferment et par ceux de l'air extérieur.

Il nous suffira de rappeler que les microbes, ayant besoin d'humidité, ne peuvent attaquer la chair desséchée comme celle des harengs secs ; toute viande découpée en tranches minces et séchée rapidement au soleil dans les pays chauds est facile à conserver, mais sa saveur première est perdue.

CHAPITRE IV

MALADIES TRANSMISSIBLES
MALADIES CONTAGIEUSES

Toute maladie provoquée par le développement d'un microbe dans un animal est une *maladie transmissible*. il suffit que quelques-uns des parasites passent de l'animal malade dans le corps d'un être de la même espèce, quelquefois même d'une autre espèce, pour que l'*ensemencement* du microbe, l'*inoculation* ainsi réalisée, détermine la même maladie chez l'individu nouvellement atteint.

Un chien atteint de rage provoque la même affection chez d'autres chiens et même chez l'homme qu'il aura mordus : *la rage est une maladie transmissible.*

On appelle de préférence *maladie contagieuse* une maladie qui se propage d'un être atteint à des individus sains, sans qu'il soit besoin du contact immédiat entre eux : le *choléra*, la *variole*, la *tuberculose*, etc., *sont des maladies contagieuses.*

La transmission de ces dernières maladies est due à la diffusion de certains parasites dans une région plus ou moins étendue, par les eaux souillées, par l'air, etc.

Maladies endémiques. — Maladies épidémiques.

On dit qu'une maladie est *endémique*, lorsque les germes en peuvent exister dans une région déterminée et y provoquent, par intermittence ou d'une manière permanente, des affections isolées ou généralisées. Ainsi la fièvre typhoïde est endémique à Paris; le choléra et la dysenterie sont endémiques dans l'Inde, la fièvre paludéenne dans tous les pays marécageux (Bresse et Sologne en France, marais Pontins en Italie, bords des grands fleuves équatoriaux).

Une maladie, endémique dans un pays, peut se propager plus ou moins, sévir dans des contrées où elle n'existe pas d'ordinaire; elle devient alors *épidémique* : tels sont le choléra, le croup, l'influenza, la rougeole, la variole, etc.

La propagation des maladies épidémiques a lieu plus rapidement à mesure que se perfectionnent les moyens de communication entre les peuples. C'est ainsi que le choléra, endémique dans l'Inde, se propageant vers l'occident en 1817, a mis treize ans à nous parvenir par voie de terre et fit périr 18,000 personnes à Paris en 1832, tandis que l'épidémie de 1865 a mis 6 mois seulement. Depuis l'ouverture du canal de Suez, les navires peuvent en deux mois, s'ils ne sont pas soumis à une rigoureuse surveillance, apporter de Bombay jusqu'à l'ouest de l'Europe le redoutable fléau.

Une maladie, épidémique d'abord dans un pays, peut à la longue devenir endémique : telle est l'influenza, constatée en Europe en 1580, puis en 1831, 1833, 1837, 1847 et 1860 et qui depuis trois ans se manifeste avec une intensité variable, surtout pendant la saison froide (hivers de 1891 et de 1893 en particulier).

Une maladie transmissible ou contagieuse l'est seulement pour une ou quelques espèces animales. C'est le triste apanage de certaines espèces animales d'être réservées aux atteintes de telles ou telles maladies parasitaires. Ainsi, le charbon sévit sur le mouton, le bœuf, le cheval, l'homme, le cobaye et le lapin; il est rare chez le porc, qui le contracte difficilement. On dit que les autres espèces animales sont *réfractaires* au charbon. Lorsqu'une épidémie charbonneuse se manifeste dans une région, toutes les espèces réfractaires demeurent *indemnes*.

On appelle *étiologie* d'une maladie les modes de propagation de cette maladie et *prophylaxie* les moyens de se préserver de ses atteintes dans un milieu envahi, *contaminé*.

Les bactéries parasites, ayant fait choix d'un organisme capable de les nourrir, sécrètent certains produits. mal connus encore, les *virus*, dont l'action paralysante anéantit ou atténue, tout au moins, la résistance de leur hôte.

La *virulence* d'une bactérie connue ou non (charbon, rage) peut être atténuée dans des liquides nutritifs spéciaux appelés *cultures*; le virus ainsi transformé, *inoculé* à un organisme accessible à ces sortes de maladies (mouton, bœuf, dans le premier cas; homme, chien, dans le second cas), préservera cet organisme des atteintes sérieuses du mal et en diminuera l'effet : c'est là le principe de la *préparation des vaccins* et de la *vaccination*.

Nous avons pensé qu'il est nécessaire de définir au préalable ces termes divers dont l'application est courante aujourd'hui dans le langage de l'hygiène. La signification de chacun d'eux sera plus clairement établie encore, par l'étude d'une affection parasitaire type : la maladie du *charbon*, dont la connaissance parfaite est presque entièrement due à M. Pasteur et ses élèves, MM. Joubert, Chamberland et Roux.

I. — MALADIES CONTAGIEUSES DONT LE MICROBE PARASITAIRE EST CONNU

§ 1er. — CHARBON.

On a confondu longtemps sous ce nom plusieurs maladies des animaux. Le vrai charbon s'appela d'abord *fièvre charbonneuse;* il atteint le mouton, le bœuf, le cheval; rare chez le porc, il est assez facilement contracté par l'homme, chez qui on le connaissait sous le nom de *pustule maligne.*

Les lapins et les cobayes en sont aussi victimes.

Le charbon était surtout fréquent dans la Beauce, pays des nombreux troupeaux.

De 1819 à 1852, une Commission de l'association médicale d'Eure-et-Loir constata que, chez le bœuf, le mouton et le cheval, la maladie charbonneuse présente les mèmes symptômes (diminution d'appétit, manque de force), la mème marche aggravante et que, de plus, la maladie se transmet non seulement des animaux malades aux animaux sains de la même espèce (de mouton à mouton), mais d'une espèce à une autre (du mouton au bœuf ou au cheval). Elle prouva aussi que la pustule maligne de l'homme n'est autre que la maladie du charbon.

Le charbon est inoculable — Les membres de la Commission d'Eure-et-Loir reconnurent qu'on peut transmettre le charbon à un animal en lui injectant sous la peau un peu de sang d'un animal atteint ou mort de la même maladie. Ils ont ainsi pratiqué une *inoculation.*

Caractères de la maladie. — Injectons un lapin avec un peu de sang d'un animal mort du charbon spontané. Après douze heures, il apparaît au point d'inoculation un œdème mou sans rougeur de la peau; l'animal émet des urines sanglantes et meurt en trente ou quarante heures. L'autopsie révèle une vive rougeur de l'intestin; le foie et la rate sont noirs et volumineux; la rate molle est quatre ou cinq fois plus grosse qu'à l'état normal. (D'où le nom de sang de rate donné à la maladie.)

Examen du sang au microscope. Bactéridie charbonneuse. — Le sang du lapin inoculé, comme celui du mouton mort spontanément, est noir, huileux. Au microscope, une goutte de sang montre les globules rouges devenus poisseux, déformés (p. 15, fig. 2) et les leucocytes très abondants.

En même temps, on aperçoit d'innombrables bâtonnets plus longs que larges, immobiles, en baguette, découverts en 1850 à Chartres, par Davaine et Rayer qui les décrivirent sans accorder une signification à leur présence.

Cependant, de 1850 à 1863, M. Pasteur démontra que la fermentation butyrique est due à un être figuré microscopique, qu'il appela ferment butyrique Davaine, en 1863, considéra dès lors les bâtonnets du sang des animaux charbonneux comme des êtres parasites causant la maladie, et les appela *bactéridies charbonneuses*.

Etiologie du charbon. Elle est due à la multiplication de la bactéridie charbonneuse. — L'interprétation de Davaine n'était pas à l'abri de toute critique. Le rôle de la bactéridie du charbon ne devint indiscutable que le jour où M. Pasteur, avec la collaboration de M. Joubert, en entreprit des cultures spéciales avec toute la rigueur désirable.

MM. Pasteur et Joubert firent ces cultures dans des milieux artificiels. Dans de l'urine ou de l'eau de levure de bière, *stérilisées préalablement*, ils ensemencèrent une trace de sang d'un cobaye charbonneux ; des flocons de bactéridies s'y développèrent. Avec cette première culture, ils ensemencèrent un ballon contenant 200 grammes de liqueur nutritive et y puisèrent, au bout de peu de temps, la semence pour un troisième ballon, et ainsi de suite pour une trentaine de ballons. En dernier lieu, ils obtinrent des *cultures de bactéridies absolument pures, ne renfermant aucun élément vivant autre que ce microbe* qui avait conservé sa *virulence ;* injecté en effet, de temps à autre, à un cobaye, à un lapin, il leur communiquait le charbon.

MM. Pasteur et Joubert filtrèrent sur plâtre le sang charbonneux. *Alors que la culture non filtrée tuait un animal à très faible dose, la liqueur filtrée, injectée à la dose de plusieurs centimètres cubes ne pouvait tuer un animal identique.*

Nombre de médecins avaient prétendu qu'un poison, *un virus*, sécrété par la bactéridie était la cause de la maladie. S'il en eût été ainsi, le liquide eût dû contenir le virus et provoquer la maladie. Comme il n'en était pas ainsi, la *bactéridie charbonneuse était donc bien la cause du charbon.*

Nous avons vu (page 15) comment la bactéridie se développe, se multiplie et produit des spores bien plus résistantes que les bâtonnets aux variations de température.

Ces connaissances sont utiles pour comprendre certains faits touchant la propagation du bacille charbonneux.

L'étiologie du charbon préoccupa Davaine dès le jour où il eut découvert la bactéridie; il démontra que *les mouches jouent un rôle dans la propagation de la maladie.* En effet, ayant enfermé des mouches sous une cloche, avec du sang charbonneux, il les vit s'en nourrir et retrouva la bactéridie dans leur trompe. Il en déduisit que, dans les régions où se trouvent des animaux atteints ou morts du charbon, les mouches en suçant le sang ou les humeurs, en emportent des bactéridies qu'elles inoculent chez les animaux sains, soit en les piquant jusqu'au sang, soit en suçant quelque écorchure de leur peau.

La découverte, par Koch, des spores de la bactéridie et de leur résistance permit à M. Pasteur et à son collaborateur d'expliquer la propagation du charbon par les terrains dits *champs maudits* de la Beauce, de la Brie, etc., où il suffit qu'un berger fasse paître son troupeau pour que, en quelques heures, de nombreuses victimes y succombent.

La mortalité, considérable déjà quand on nourrit des moutons avec des herbages sur lesquels sont disséminées les spores de la bactérie charbonneuse, s'élève bien davantage quand sont joints à ces herbes des corps durs, des barbes d'épis, etc.; ces corps produisent dans la gorge et dans le trajet de l'intestin des égratignures par lesquelles les spores entrent dans le sang.

Les spores du charbon sont répandues en tous les points du sol qui ont reçu ces débris d'animaux charbonneux (sang, humeurs, chair en décomposition). — On appelle champs maudits les endroits de la Beauce, de la Sologne, de la Brie, où l'on enterre les cadavres des animaux charbonneux. En lavant un peu de terre recueillie dans ces champs et en cultivant dans du bouillon les êtres microscopiques qu'elle contient, M. Pasteur y trouva le bacille du charbon dont les spores pullulent dans ces terrains. La dissémination de la bactéridie sur une assez grande étendue, malgré le profond enfouissement des cadavres, est due à ce que le sang et les humeurs s'épanchent autour du cadavre; la bactéridie, ne se trouvant plus dans les conditions de sa végétation normale, a donné des spores que les vers de terre ont avalées et répandues partout, en particulier à la surface du sol où les vers abandonnent ces tortillons de terre bien connus qui ont séjourné dans leur intestin. Dans ces tortillons rejetés par les vers qui vivent dans les champs maudits, M. Pasteur a trouvé la bactéridie.

Modes de préservation contre le charbon. — On peut éviter aujourd'hui le charbon : par des mesures préservatrices ordinaires, ou par des mesures préventives (vaccination).

1° *Mesures préservatrices ordinaires.* — On isole l'animal malade et, après sa mort, on l'enfouit dans un champ clos de murs à fondations profondes et parfaitement maçonnées, de telle sorte que toute communication soit impossible entre ce lieu infesté de bactéridies et les espaces voisins. On détruit les objets souillés par l'animal et on désinfecte l'endroit où il a vécu, par l'acide phénique, un lait de chaux concentré, du sulfate de cuivre ou toute autre substance capable de tuer la bactéridie charbonneuse et ses spores [1].

2° *Mesures préventives. Vaccination.* — Un procédé bien autrement efficace est celui de la *vaccination* contre le charbon. Au laboratoire de M. Pasteur, on reconnut que les rares animaux atteints du charbon qui en guérissent ont acquis, pour un certain temps du moins, l'*immunité*, c'est-à-dire qu'ils peuvent impunément vivre au milieu d'un troupeau malade.

Une première atteinte du charbon pouvait-elle donc mettre à l'abri d'une récidive?

MM. Pasteur et Joubert pensèrent que, s'il était possible de diminuer l'action de la bactéridie sur les ani-

---

1. *Arrêté ministériel du* 28 *juillet* 1888 :

ARTICLE PREMIER. — Dans les cas de charbon (sang de rate, fièvre charbonneuse) ou charbon symptomatique, le préfet prend un arrêté, pour mettre sous la surveillance du vétérinaire sanitaire les animaux parmi lesquels la maladie a été constatée, ainsi que les locaux, cours, enclos, herbages et pâtures où ils se trouvent.

ART. 2. — La surveillance cesse quinze jours après la disparition du dernier cas de maladie.

ART. 3. — Aussitôt qu'un animal est reconnu malade, il est isolé et mis à l'attache.

ART. 4. — Le maire prescrit d'urgence les mesures suivantes dont il surveille l'exécution :

1° Destruction des cadavres en totalité ou enfouissement dans les conditions prescrites par l'article 4 du décret du 22 juin 1882, après que la peau a été tailladée.

2° Destruction, avec les cadavres, des parties de litières, de fourrages, etc., qui ont été souillées par les animaux malades.

3° Désinfection des locaux et tous emplacements où ont séjourné les animaux malades, ainsi que les objets qu'ils ont pu souiller.

ART. 5. — Il est interdit de hâter par effusion de sang la mort des animaux malades.

ART. 6. — Pendant toute la durée de la surveillance, les animaux sains qui ont été exposés à la contagion ne peuvent

maux enclins à contracter la maladie, *d'atténuer la virulence du microbe*, peut-être pourrait-on, par une maladie préventive peu intense, préserver les moutons, les bœufs, etc., d'une atteinte ultérieure.

C'est là le principe de la vaccination préventive.

Les savants observèrent *qu'à 42°, la bactéridie vit mal dans le bouillon; ses filaments sont grêles et* il ne **s'y forme pas de spores.**

Au bout de deux jours de culture à 42°, la bactéridie tue encore le mouton ; au bout de huit jours, elle le rend seulement malade; après vingt jours, elle ne tue même plus le lapin.

On cultive cette bactéridie dont la virulence est affaiblie, dans du bouillon à 33°. Plus longtemps la bactéridie a vécu à 42°, plus la culture fille qui en provient est inoffensive.

être vendus que pour la boucherie. — Dans ce cas, il est délivré un laissez-passer qui est rapporté au maire dans le délai de cinq jours avec un certificat attestant que les animaux ont été abattus. Ce certificat est délivré par l'agent préposé à la police de l'abattoir ou par l'autorité locale dans les communes où il n'existe pas d'abattoir.

Art. 7. — Il est interdit, pendant cette période de surveillance, d'introduire dans les troupeaux, bergeries, écuries, pâturages, etc..., infectés, de nouveaux animaux des espèces ovine et bovine, s'il s'agit de sang de rate ou fièvre charbonneuse ou de nouveaux animaux de l'espèce bovine s'il s'agit de charbon symptomatique.

Exception est faite pour les animaux qui ont été soumis à l'inoculation préventive.

Art. 8. — Les propriétaires qui voudront mettre en œuvre l'inoculation préventive devront en faire préalablement la déclaration au maire de leur commune. Un certificat du vétérinaire opérateur, indiquant la date à laquelle l'inoculation a été terminée et le nombre et l'espèce des animaux inoculés, est remis au maire immédiatement après l'opération. Le maire informe simultanément le préfet et le vétérinaire sanitaire de la circonscription ; celui-ci, pendant une durée de quinze jours, non compris celui de la dernière opération, aura les animaux inoculés sous sa surveillance. Pendant la durée de cette surveillance, il est interdit de se dessaisir des animaux inoculés pour aucune destination.

On peut établir *une échelle de virulence* parmi ces cultures; on inocule celle qui est capable de rendre malades les animaux, *sans les tuer.*

Mais les animaux d'un même troupeau n'ont pas la même réceptivité; les uns, plus vigoureux, résistent mieux à l'inoculation; les autres pourraient périr. Afin d'éviter cet inconvénient, on fait la vaccination en deux fois. Une première fois, inoculation d'un virus très faible; au bout de douze jours, inoculation d'un virus capable de donner la fièvre au mouton sans le tuer.

L'*immunité n'est acquise* que quelques jours après la seconde injection. Alors l'animal peut être injecté avec la bactéridie charbonneuse dans toute sa virulence et avaler impunément des spores; il n'en est même pas incommodé, il *demeure indemne.*

Ces faits ayant été rigoureusement établis par l'expérience, M. Pasteur procéda à des inoculations de plus en plus nombreuses de troupeaux de bœufs et de moutons. Il fit remarquer par les propriétaires intéressés que, si la moitié d'un troupeau était vaccinée, la mortalité des animaux opérés atteignait moins de 1 pour 100, alors que celle des animaux non vaccinés était de 10 pour 100 et souvent même supérieure.

C'est l'une des plus belles conquêtes scientifiques de notre siècle.

L'*immunité contre le charbon a une durée limitée*: quatre ans pour quelques animaux, deux ans ou moins pour d'autres. Aussi doit-on vacciner tous les ans les animaux capables de contracter la maladie (bœufs et moutons surtout).

De ce qui précède il résulte que :

1° *La maladie du charbon est due au développement d'un microbe, parasite dans le corps d'animaux doués de réceptivité pour cette affection;*

2° *Cette maladie ne saurait exister sans la présence de la bactéridie charbonneuse;* elle est transmissible par la diffusion des bâtonnets et des spores du microbe dans les herbages que pâturent les moutons et les bœufs ; elle pénètre ainsi dans le tube digestif des animaux sains : c'est par les voies digestives que s'opère le plus ordinairement la contagion, moins souvent par les piqûres des mouches charbonneuses.

3° *Tout animal, doué de réceptivité pour la bactéridie charbonneuse, qui a été vacciné préventivement, est, au moins pendant un an, à l'abri de toute atteinte de ce parasite dangereux.*

§ 2. — TUBERCULOSE

De toutes les maladies contagieuses, la tuberculose est la plus redoutable, puisqu'elle cause à elle seule plus de mal que toutes les autres maladies transmissibles et contagieuses ensemble. Sur 850,000 *décès* qui ont lieu chaque année en France, plus de 160,000 sont occasionnés par la tuberculose[1]

A Paris	En 1889	En 1890
la mortalité totale a été de :.........	51.083	56.660
— par tuberculose a été de :	11.554	12.586
Proportion pour 100 :	21.4	22.2

Aucune maladie n'étant comparable à la tuberculose par ses ravages, nous en ferons connaître plus particulièrement la nature et le mode de propagation ; nous préciserons les moyens de la combattre.

La tuberculose atteint l'homme et nombre d'espèces animales : bœuf, porc, volailles, etc. Elle s'établit en des points différents de l'organisme (poumon, foie, rein, rate, ganglions lymphatiques, etc.); elle a son siège le plus habituel dans l'appareil respiratoire : on l'appelle alors *phtisie pulmonaire* et les personnes atteintes sont dites *poitrinaires*.

1. Mortalité annuelle : par tuberculose, 160.000 ; par variole, 12.000 ; par rougeole, 15.000 ; par scarlatine, 6 000 ; par diphtérie, 18.000 ; par fièvre typhoïde, 15.000.

Caractères de la tuberculose. — Les malades deviennent pâles, très maigres, perdent leurs forces et s'éteignent en peu d'années, souvent en quelques mois. La tuberculose pulmonaire ou phtisie consiste dans le développement, au sein des poumons, de petits *tubercules* ayant la grosseur d'une tête d'épingle. Ces lésions peuvent se multiplier, et la maladie prend un caractère grave lorsqu'elles se résolvent en pus qui s'écoule et augmente l'étendue de la surface pulmonaire contaminée. Alors le malade rejette d'abondants crachats. La maladie disparaît s'il se forme autour de chaque tubercule une sorte de calcification (dépôt de phosphate de chaux), qui isole les éléments malades des parties saines du poumon.

La phtisie pulmonaire n'est donc pas une maladie incurable.

La tuberculose est une maladie infectieuse, parasitaire, causée par un microbe. — Le Dr Villemin, professeur au Val-de-Grâce, a démontré, en 1867, que la tuberculose est une maladie virulente, transmissible par inoculation. Koch a découvert en 1882 le bacille de la tuberculose (bacille de Koch), en forme de bâtonnets ayant en moyenne 4 à 5 millièmes de millimètre de long et 0,5 millièmes de millimètre de large (*fig.* 22).

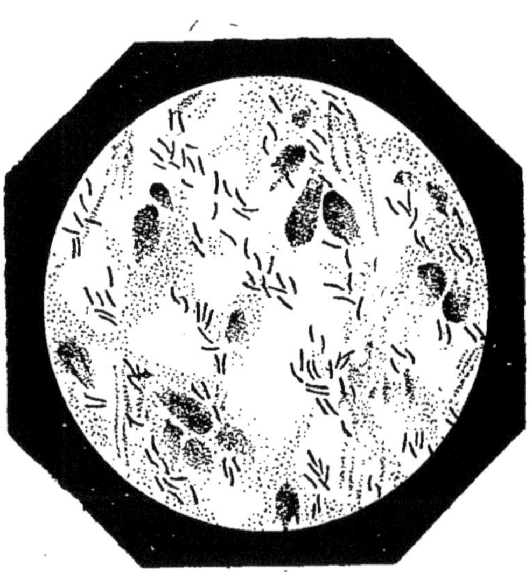

Fig. 22. — **Bacille de la tuberculose** mélangé à des crachats (gross. 700).

Suivant la méthode de Pasteur, le bacille de la

tuberculose a été cultivé dans du bouillon glycériné et ses cultures pures, inoculées à des vaches, des lapins, des volailles, ont suscité chez ces animaux la production de tubercules.

Transmissibilité de la tuberculose[1].

Le microbe de la tuberculose pénètre dans l'organisme par les voies aériennes avec l'air inspiré, par le canal digestif avec les aliments, par la peau et les muqueuses à la suite d'écorchures, de piqûres, de plaies et d'ulcérations diverses.

La source contagieuse la plus fréquente et la plus redoutable réside dans les crachats de phtisiques. A peu près inoffensifs tant qu'ils restent à l'état liquide, c'est surtout lorsqu'ils sont réduits en poussière qu'ils deviennent dangereux. Ils revêtent promptement cette forme lorsqu'ils sont projetés sur le sol, les planchers, les carreaux, les murs; lorsqu'ils souillent les vêtements, les couvertures, les objets de literie, les rideaux, etc., lorsqu'ils sont reçus dans des mouchoirs, des serviettes, etc.

C'est alors que, desséchés et pulvérulents, ils sont mis en mouvement par le balayage et l'époussetage, le battage et le brossage des étoffes, des meubles, des couvertures, des vêtements. Cette poussière suspendue dans l'air pénètre dans les voies respiratoires, se dépose sur les surfaces cutanées et muqueuses dépouillées de leur vernis épidermique, sur les objets usuels servant aux usages alimentaires, et devient ainsi un danger permanent pour les personnes qui séjournent dans l'atmosphère ainsi souillée.

« *Des faits analogues au suivant doivent se reproduire très souvent : A Paris, dans une grande administration et dans un bureau qui comptait* 22 *employés, il entra deux phtisiques en* 1878 ; *ils y vécurent plusieurs années, toussant et crachant sur le plancher, dans ce local exigu et mal aéré. Les employés arrivaient au bureau de bonne heure, au milieu d'un air chargé des poussières du balayage du matin.* 13 *d'entre eux plus les* 2 *phtisiques ont succombé à la phtisie de* 1884 *à* 1889. *Total,* 15 *morts sur* 22 *personnes vivant dans cette atmosphère confinée et chargée de microbes tuberculeux provenant des crachats desséchés des deux premiers phtisiques !* » (Cornil, Académie de médecine, 3 novembre 1889).

Le principe contagieux de la tuberculose se trouve aussi dans les déjections des phtisiques, soit qu'il provienne de lésions

1. Instructions au public, rédigées par le Congrès contre la tuberculose (1888).

intestinales, soit qu'il vienne des crachats avalés par les malades. Très fréquemment, ceux-ci sont atteints de diarrhée, souillent leurs draps de lit et leur linge, et créent ainsi une source d'infection contre laquelle il importe de se mettre en garde.

Toutefois, le phtisique n'est aucunement dangereux par son contact, ni par son voisinage; ni sa personne, ni son haleine ne sont nocifs; on peut causer avec lui de longues heures, vivre avec lui pendant des années, et lui donner les soins les plus constants sans courir de risque sérieux, à la condition de prendre certaines précautions exposées plus loin.

La tuberculose peut se propager encore par *la chair des animaux tuberculeux*, par *le lait des vaches phtisiques*. Une rigoureuse surveillance dans les abattoirs s'impose absolument à ce sujet.

Loin de se taire sur le danger de la contagion de la tuberculose, il faut le proclamer bien haut; on ne prendra jamais assez de précautions pour l'éviter; quoi que nous fassions, nous ne ferons jamais trop. M. Brouardel, sur 100 autopsies d'individus au-dessus de trente-cinq ans, a trouvé soixante-quinze fois des tubercules guéris ou en évolution. Sur les 100 individus, il y a eu 75 contagionés.

Dans un peu plus de la moitié des cas, la tuberculose s'attaque à des sujets originaires d'ascendants tuberculeux (*hérédité*). Mais la *transmission héréditaire directe* est heureusement un fait très rare. *Les dernières recherches ont démontré que l'enfant qui naît d'une mère ou d'un père tuberculeux n'apporte presque jamais en naissant le microbe de la tuberculose.*

Ce que les parents tuberculeux transmettent à leurs enfants, c'est une constitution débile, un milieu organique favorable au développement du bacille, si le bacille vient à être absorbé par eux; et comme les enfants vivent sous le même toit que leurs parents, ils sont dans les conditions les plus favorables pour recevoir le germe de la maladie. C'est là le danger; nous en devons chercher le remède.

Prophylaxie. — La tuberculose, étant due à l'invasion d'un microbe, est une maladie *évitable* comme le charbon ; c'est aussi une maladie *guérissable* quand elle est soignée à temps.

Les moyens propres à enrayer la contagion, adoptés à l'unanimité par le Congrès contre la tuberculose (1888) et par l'Académie de médecine (1898), sont les suivants :

1° Il importe surtout de recueillir les crachats des malades et de ne pas attendre, pour les détruire, qu'ils se soient desséchés et répandus en poussière dans l'atmosphère.

Les phtisiques doivent toujours expectorer dans un crachoir de poche ou d'appartement contenant une certaine quantité de liquide antiseptique (eau phéniquée à 5 °/₀) et non des matières pulvérulentes comme le sable, le son, les cendres, qui, sous l'influence d'un courant d'air, contribueraient à répandre le bacille dans l'appartement.

Les crachoirs doivent être chaque jour vidés dans le feu, nettoyés à l'eau bouillante additionnée de carbonate de soude. Jamais on ne doit en jeter le contenu sur les fumiers, ni dans les cours, où ils peuvent tuberculiser les volailles, être dilués par les eaux de pluie qui disperseraient ainsi le bacille, risquant d'infecter les eaux de boisson.

2° On ne doit pas laisser sécher le linge maculé par les déjections des tuberculeux, mais le tremper et le faire séjourner quelque temps dans l'eau bouillante avant de le livrer au blanchissage, ou bien le brûler.

Éviter de coucher dans le lit d'un tuberculeux et habiter sa chambre le moins possible, *si de minutieuses précautions n'ont été prises contre les crachats et contre les souillures de son linge par ses déjections.*

Obtenir que les chambres d'hôtel, les maisons garnies, les chalets, les villas, etc., occupés par les phtisiques dans les villes d'eaux et les stations hivernales, soient meublés et tapissés de telle manière que la désinfection y soit facilement et complètement réalisée après le départ de chaque malade ;

3° Ne se servir des objets contaminés par les tuberculeux (linge, literie, vêtements, objets de toilette, tentures, meubles, jouets) qu'après désinfection préalable (étuve sous pression, ébullition, vapeurs soufrées, peinture à la chaux).

4° Si les crachats des phtisiques, ainsi que leurs excrétions, sont l'origine la plus commune des tuberculoses acquises, ils n'en sont pas la seule.

Le parasite de la maladie peut se rencontrer dans le lait, la viande et le sang des animaux malades, qui servent à l'alimentation de l'homme (bœuf, vache surtout, lapin, volailles).

(*a*) Le lait, dont la provenance est le plus généralement inconnue, doit attirer spécialement l'attention des mères et des nourrices, en raison de l'aptitude des jeunes enfants à contracter la tuberculose. (Il meurt annuellement à Paris plus de 2,000 tuberculeux âgés de moins de deux ans.)

La mère tuberculeuse ne doit pas nourrir son enfant, elle doit le confier à une autre nourrice bien portante, *vivant à la campagne*, dans une maison non habitée par des phtisiques où, avec les meilleures conditions hygiéniques, les risques de contagion tuberculeuse sont beaucoup moindres que dans les villes.

L'allaitement au sein étant impossible, *si on le remplace par l'allaitement avec le lait de vache, celui-ci doit toujours être bouilli.*

(*b*) *La viande des animaux tuberculeux doit être prohibée.* Le public a tout intérêt à s'assurer si l'inspection des viandes exigée par la loi est régulièrement et rigoureusement exercée.

(*c*) *L'usage d'aller boire du sang dans les abattoirs est dangereux. Il est du reste sans efficacité.*

5° Sont particulièrement aptes à contracter la tuberculose :

(*a*) Les personnes nées de parents tuberculeux ou appartenant à des familles qui comptent plusieurs membres frappés par la tuberculose.

(*b*) Celles qui sont débilitées par les privations et les excès. L'abus des boissons alcooliques est particulièrement néfaste.

(*c*) Sont aussi prédisposés à la tuberculose les individus atteints ou en convalescence de rougeole, de coqueluche, de variole, et surtout les diabétiques.

Lutte contre la tuberculose déclarée. — Toutes les prescriptions qui précèdent ont seulement pour but d'empêcher la propagation de la tuberculose. Est-il possible de combattre efficacement la tuberculose déclarée ?

On ne connaît jusqu'ici, pour combattre la tuberculose déclarée, que des mesures d'hygiène qui, dans un certain nombre de cas et dans des conditions climatériques particulières, ont une efficacité incontestable. Le séjour prolongé sur le bord de la mer, à l'abri des vents froids, dans un climat doux comme celui de France, de l'air pur à profusion, de l'espace, du mouvement, de la lumière, de la chaleur et une bonne alimentation : telles sont les conditions propres à assurer la guérison de la phtisie pulmonaire chez les personnes sérieusement atteintes, ou à en assurer la préservation chez les sujets prédisposés.

Les sanatoriums maritimes installés à Berck-sur-Mer, à Arcachon, à Banyuls, au Croisic, à Saint-Pol-sur-Mer, à Hyères, etc., ont rendu jusqu'ici de réels services : les résultats qui suivent en fournissent la preuve; nous les devons à l'obligeance de M. le docteur Armaingaud, fondateur des sanatoriums d'Arcachon et de Banyuls :

RÉSULTATS OBTENUS AU SANATORIUM D'ARCACHON
pendant les 10 *années* 1887-1896.

	Nombre des cas.	Guéris.	Améliorés.	Décédés.	Proportion des Guérisons %.
Lymphatisme et anémie.....	80	80	»	»	100
Tuberculose vertébrale......	8	3	4	1	37
Tuberculoses osseuses diverses	25	15	8	2	60
Engorgements ganglionnaires	150	138	12	»	92
Rachitisme..................	90	88	»	»	97
Lésions scrofuleuses de la peau	67	59	8	»	87
Ophtalmies..................	19	18	1	»	90
Lésions du nez et des oreilles.	7	6	1	»	86
	446	407	34	3	80 %

La moyenne générale des guérisons a été de 80 %.

La guérison de la tuberculose a été entreprise aussi dans des hôpitaux installés non loin de Paris.

Dans Paris même et quelques autres villes, des *dispensaires* sont ouverts aux tuberculeux *commençants* de la classe ouvrière : on y donne des conseils, des soins, des secours ; on y fait l'*éducation antituberculeuse* du malade et de son entourage.

§ 3. — DIPHTÉRIE

La diphtérie, affection microbienne des plus redoutables, siège dans la gorge (*angine couenneuse*), dans le larynx (*croup*), ou dans la trachée-artère et les bronches (*bronchite diphtérique*).

Elle exerce ses ravages surtout dans les grandes villes [18000 décès en France, par an, avant 1894].

Cette maladie frappe aussi les lapins, cobayes, chats, poules, pigeons, perruches, etc.

Caractères de la diphtérie. — De fausses membranes apparaissent principalement à la surface des muqueuses voisines des orifices respiratoires. Ces membranes blanchâtres, déposées autour du pharynx et du larynx, tendent à obstruer l'orifice de la trachée-artère ; si elles ne sont pas enlevées au plus vite, par une opération médicale ou par des efforts pénibles de toux, le malade meurt asphyxié.

Le nombre des victimes est grand surtout chez les enfants de cinq à six ans. — Outre une respiration extrêmement pénible, le malade a une voix rauque, les ganglions du cou tuméfiés, une toux constante; la face est plus violacée à mesure que l'asphyxie est plus complète. — L'opération de la trachéotomie est indispensable, si les badigeonnages de la gorge, effectués par le médecin, demeurent sans effet.

La diphtérie est causée par une bactérie. — Klebs et Loeffler ont découvert le bacille de la diphtérie, en montrant que ce microbe inoculé aux lapins, pigeons, etc., y détermine l'apparition de fausses membranes.

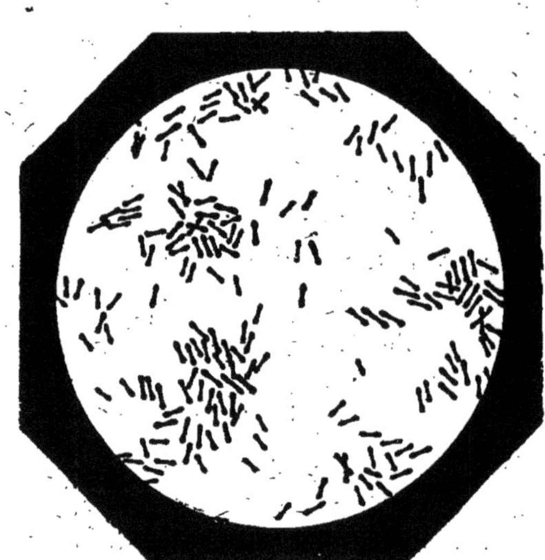

Fig. 22 *bis*. — **Bacille de la diphtérie** (gr. 600).

MM. Roux et Yersin ont établi que le *bacille de Klebs* reste presque toujours localisé aux points qu'il a envahis.

Il peut former des colonies nombreuses dans la gorge, le larynx; partout où il se fixe, apparaissent de *fausses membranes*.

Un caractère qui différencie ce microbe de la bactéridie charbonneuse, c'est qu'une culture de cette dernière, filtrée à travers le plâtre, est inoffensive (le microbe seul est l'agent actif); tandis qu'une culture du bacille de la diphtérie, *isolée du bacille* par filtration, renferme une plus ou moins grande quantité de *poison* ou *toxine*. MM. Roux et Yersin ont montré que cette toxine, sécrétée par le bacille diphtérique, et diffusée dans le bouillon de culture, provoque une paralysie caractéristique de la diphtérie chez un animal [doué de réceptivité] auquel on l'inocule.

Le bacille diphtérique est localisé; mais en raison de l'intoxication produite par sa sécrétion, la maladie qu'il engendre est générale.

En résumé, le bacille diphtérique agit de deux manières sur l'homme ou l'animal atteint :

1° par la production de fausses membranes, provoquée par la présence du bacille de Klebs, sur la muqueuse des voies respiratoires (le plus souvent);

2° par la diffusion, dans tout l'organisme, d'une substance toxique sécrétée par le même bacille, toxine qui, agissant lentement ou rapidement, provoque la paralysie des muscles (en particulier des muscles respiratoires) du malade qui succombe asphyxié.

Étiologie de la diphtérie. — Les fausses membranes renferment le bacille diphtérique qui, très virulent, aérobie, toxique, possède encore le désastreux avantage de résister assez longtemps aux antiseptiques, à la chaleur et au temps.

Il faut à tout prix éviter la propagation des fausses membranes dont les fragments desséchés peuvent être transportés par l'air, se fixer dans les tapis, couvertures, objets de lingerie, etc.

Le danger couru est extrême pour les personnes appelées à soigner les malades, pour celles qui succèdent dans un appartement à une personne atteinte de la diphtérie, pour celle qui habite une maison dont l'installation est mauvaise.

Prophylaxie. — Pour éviter la contagion, il faut traiter préalablement par une solution phéniquée les objets touchés par le malade (ou mieux les passer à l'étuve à 120°), enlever de la chambre du malade, dès les premiers symptômes, tous les objets capables d'emmagasiner des poussières et des fragments de fausses membranes desséchées.

La garde-malade devra : éviter d'être souillée par les fausses membranes que projette le malade dans ses accès de toux; se laver toujours à l'eau phéniquée; prendre une alimentation saine et abondante.

Vaccination contre la diphtérie. — Il n'existe pas encore de vaccination préventive contre la diphtérie; la découverte en est toute récente pour les animaux. Elle est due au savant allemand Behring qui a montré que *le sérum d'animaux immunisés, s'il ne tue pas le bacille diphtérique, détruit sa toxine.* Ce sérum permet en outre à l'organisme envahi, de lutter plus vigoureusement contre le microbe (*phagocytisme*, p. 171).

Le docteur français Roux a institué en 1894 un traitement antidiphtérique chez l'homme, à l'aide du sérum de chevaux vaccinés contre la diphtérie (sérumthérapie).

Mode de vaccination du cheval. — La toxine à inoculer est préparée en cultivant le microbe dans un bouillon au contact de l'air à 37° (température du corps); elle est séparée du microbe par filtration à travers la porcelaine. On en contrôle la virulence en se basant sur ce qu'un dixième de centimètre cube de bonne toxine tue un cobaye de 500 grammes en 48 heures; elle peut alors servir à vacciner le cheval. Les injections se font progressivement pour éviter de tuer l'animal : on commence par une toxine atténuée par addition d'iode, on augmente peu à peu la dose jusqu'à 5 centimètres cubes tous les 2 jours; au bout de 6 semaines d'un pareil traitement, le cheval est immunisé. On saigne l'animal; le sang extrait se coagule; on en sépare le sérum qui constitue le précieux remède.

Le docteur Roux, dès ses premières inoculations, *a obtenu chez les enfants atteints de diphtérie un abaissement de la mortalité moyenne de* 51,71 *pour* 100 *à* 24,5.

MORTALITÉ ANNUELLE PAR DIPHTÉRIE

Années.	à Paris.	à Marseille.
1892	1.403	573
1893	1.192	365
1894 (Traitement Roux en nov. et déc.).	982	336
1895	440	120
1896	423	135

De 1895 à 1899 il s'est produit à Paris 16449 cas de diphtérie avec 1769 décès, soit une mortalité moyenne de 10,7 p. 100 au lieu des 40 ou 50 d'autrefois.

La méthode permet plus que la guérison des cas déclarés : elle peut enrayer toute épidémie naissante.

La diphtérie revêt parfois une forme bénigne, fréquente chez les enfants : légère indisposition suivie, vers le 8e jour, de l'apparition de points blancs dans la gorge; la guérison en a lieu d'ordinaire. Si l'isolement n'a pas été immédiat, ce peut être l'origine d'une grave épidémie. Pour éviter celle-ci et augmenter les chances de guérison du malade, *les mères doivent regarder souvent la gorge de leurs enfants :* si elles y aperçoivent des points blancs, elles doivent appeler le médecin.

§ 4. — FIÈVRE TYPHOÏDE

La fièvre typhoïde fait, par an, de 15 à 16 000 victimes en France, surtout parmi les personnes âgées de 20 à 25 ans. Si le malade guérit, durant sa longue convalescence, il peut contracter facilement d'autres maladies contagieuses.

La fièvre typhoïde est causée par le bacille d'Éberth. — Le bacille de la fièvre typhoïde (fig. 23) consiste en bâtonnets courts, à extrémité arrondie ; il se rencontre dans la rate, les ganglions lymphatiques et dans l'intestin surtout.

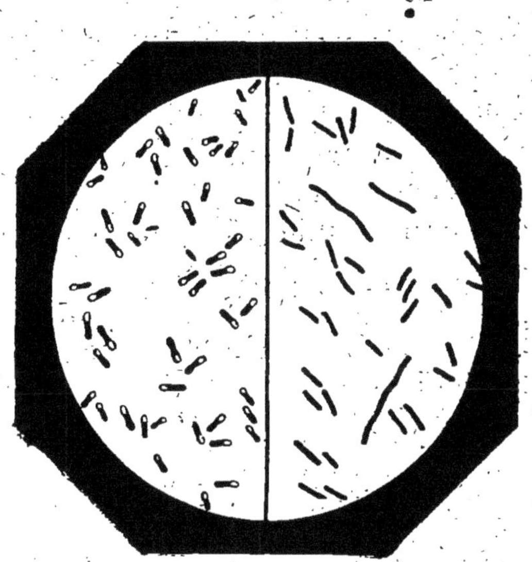

Fig. 23. — **Bacille de la fièvre typhoïde** (à gauche) ; cultivé sur pomme de terre (à droite).

Au début de l'ulcération intestinale, les bâtonnets sont nombreux ; plus tard, ils deviennent rares et d'autres microbes envahissent les lésions produites.

Le bacille d'Éberth pénètre jusque dans le sang ; on l'y rencontre entre les globules rouges. Il abonde dans les déjections de l'intestin où il peut vivre encore plus de 15 jours.

Cultivable sur la gélatine, le bacille typhique s'y développe activement et donne des spores à 38°.

N'ayant pas encore réussi à inoculer la maladie aux animaux, on ne peut tenter des expériences en vue de la vaccination contre la fièvre typhoïde.

Étiologie de la fièvre typhoïde. — Endémique dans les grands centres, la fièvre typhoïde prend par intervalles le caractère épidémique sous l'influence de causes diverses; elle sévit alors dans les petites villes et les campagnes.

Elle se propage le plus ordinairement par l'eau de boisson, moins souvent par l'air que nous respirons.

Les déjections d'un malade sont-elles jetées sur le fumier ou dans des fosses d'aisances dont le contenu est incomplètement isolé du sol, le linge de corps du malade est-il lavé sans précautions préalables, alors le microbe de la fièvre typhoïde, entraîné par les eaux de pluie, d'infiltration ou de lavage, envahit la nappe d'eau souterraine qui alimente les puits, ainsi que les cours d'eau où le linge a été nettoyé.

Le bacille de la fièvre typhoïde ainsi diffusé s'introduit dans le tube digestif de toutes les personnes qui puiseront de l'eau à la source contaminée et la maladie, préalablement localisée dans une chambre, s'étendra à toute une localité. 90 pour 100 des cas de fièvre typhoïde sont dus à l'absorption d'eau qu'on croyait potable, mais qui était infestée de bacilles typhiques.

A Auxerre, en 1879, la fièvre typhoïde sévit avec violence. M. Dionis des Carrières remarque que les seules personnes atteintes sont celles qui reçoivent leur eau de la source du Vallan. Or, dans une maison située au-dessus de cette source était venue mourir une personne qui avait pris la fièvre typhoïde à Paris. Pour vérifier si, de cette maison, les infiltrations pouvaient aller jusqu'à la source du Vallan, M. Dionis verse de la fuschsine dans la cour de la maison ; vingt minutes après, la source contenait la matière colorante.

A Paris, le service des eaux substitue en été, chaque année, pendant une vingtaine de jours, de l'eau de Seine à l'eau de source pour l'alimentation de quelques arrondissements ; or, il est toujours constaté une recrudescence de la mortalité par fièvre typhoïde dans ces circonscriptions, quelques jours après la substitution[1].

La contamination de l'*air* par le bacille typhique, entraîné dans les poussières par la dessiccation des déjections humaines, fait plus rarement des victimes.

Influences prédisposantes. — Une fois introduit dans l'organisme, le bacille d'Eberth s'y développe seulement quand les conditions sont favorables à son développement. Les causes qui prédisposent les individus à la fièvre typhoïde sont : la viciation de l'air, la malpropreté sous toutes ses formes, l'alimentation insuffisante et malsaine, les chagrins, etc.

Prophylaxie. — Elle consiste uniquement jusqu'ici en des mesures préventives[2], consistant *à éviter le contact*

---

1. Décès pour 100,000 habitants, dus à la fièvre typhoïde, en différentes villes d'Europe qui vidangent à l'égout, comparativement à Paris qui hésite à généraliser ce système :

	DANZIG	LONDRES	BRUXELLES	PARIS
En 1875	3,2	2,5	1,9	5,3
En 1879	1,7	2,5	1,9	5,3
En 1880	0,74	2,3	1,5	5,9
En 1882	»	»	1,5	14,3
En 1883	»	»	»	8,8
En 1885	3,3	1,7	1,9	6,2
En 1886	2,1	1,7	2,9	4,6

2. Mesures à prendre en cas de maladie. (Instructions du Conseil d'hygiène de la Seine.)

1° **Le malade doit être isolé**, autant que possible, **des autres habitants de la maison.**

Les personnes appelées à lui donner des soins doivent seules pénétrer dans la chambre, dont l'entrée est sévèrement interdite aux enfants et aux jeunes gens. Les personnes soignant le malade feront bien de se laver à l'eau phéniquée (10 grammes par litre d'eau).

2° **Aération de la chambre.** — La chambre doit être facile à aérer; les tentures, rideaux et tapis doivent en être retirés; le lit doit être, autant que possible, placé au milieu de la chambre.

des déjections humaines et la souillure des objets de literie ou des vêtements, à veiller à la pureté de l'air et de l'eau d'alimentation.

En ce qui regarde la pureté de l'air, l'atmosphère de la maison ne doit pas communiquer directement avec l'air de la fosse ou de l'égout où se rendent les matières excrémentitielles.

Pour purifier l'eau, il faut la faire bouillir longtemps et l'aérer, ou mieux, la filtrer à travers un filtre Chamberland ou Garros (page 28).

L'emploi d'eaux pures pour l'alimentation à Rennes date de 1882 ; la mortalité par fièvre typhoïde a baissé, depuis lors, de 43,4 à 2,67 pour 10,000 habitants.

3° **Désinfection des déjections.** — Toutes les déjections du malade, avant d'être portées de la chambre aux latrines, doivent être désinfectées au fur et à mesure par une solution de chlorure de zinc (50 grammes par litre d'eau). Cette solution sera également employée à laver largement les latrines, chaque fois que des déjections y auront été jetées.

4° **Désinfection des vêtements.** — Tous les vêtements de corps, tous les linges de literie ayant servi au malade, avant d'être portés hors de la chambre, doivent être plongés dans une solution d'acide phénique (20 grammes par litre d'eau), et donnés immédiatement au blanchissage.

5° **Assainissement de la chambre.** — Lors du départ ou de la guérison du malade, on place dans la chambre, sur un lit de sable, une terrine contenant quelques charbons allumés sur lesquels on met une quantité de soufre concassé, proportionnelle à la capacité de la pièce (20 grammes par mètre cube). Mais il faudra toujours faire précéder cette inflammation du soufre par un dégagement de vapeur d'eau dans la pièce, en faisant bouillir de l'eau pendant une heure au moins, dans un vase découvert et à large surface, afin de fixer les vapeurs sulfureuses et de les empêcher de s'échapper par les fissures de la pièce. La chambre restera fermée pendant vingt-quatre heures. Passé ce délai, les objets de literie et les vêtements contenus dans cette chambre doivent être nettoyés avec le plus grand soin.

La chambre doit être largement lavée ou lessivée à l'eau phéniquée (20 grammes par litre d'eau).

Cette chambre ne sera réhabitée qu'après avoir été largement aérée au moins pendant une semaine.

§ 5. — CHOLÉRA ASIATIQUE

Cette terrifiante maladie, endémique dans le delta du Gange, se répand presque chaque année dans l'Inde. Longtemps inconnue en Europe, elle s'y est propagée 6 fois au siècle dernier, dont 4 fois par voie de mer.

Le microbe du choléra asiatique. — La marche essentiellement épidémique et contagieuse du choléra indique que la cause en est due à la dissémination d'un microbe découvert par Koch : le *bacille virgule* (fig. 24).

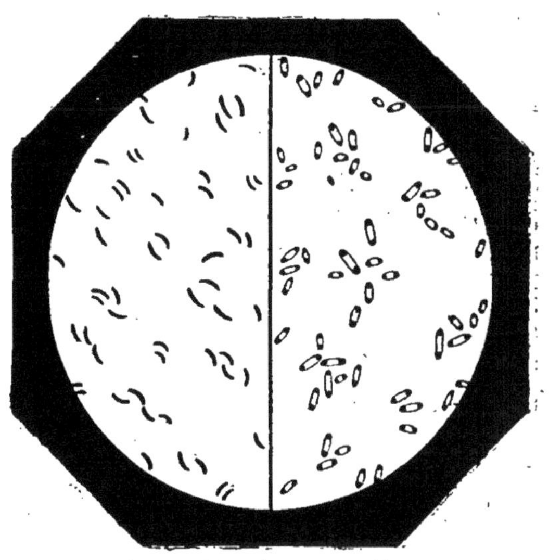

Fig. 24. — **Bacilles : du choléra** à gauche ; — **de la peste**, à droite (gross. 900).

Ce parasite, extrêmement petit, est arqué, long de $\frac{2}{1000}$ de millimètre.

Disposé en chaînes ou en chapelets contournés, il se trouve en abondance dans les déjections des cholériques. Il met à vif la paroi congestionnée de l'intestin et pénètre dans les glandes intestinales.

Cultivé sur la gélatine, il s'y développe le mieux entre 30 et 40° ; au-dessous de 16°, il végète lentement ; à 10°, il est encore vivant.

Il est *aérobie* : la privation d'air le tue en quelques jours. Dans l'eau distillée, il meurt en 10 heures ; dans l'eau de boisson, il peut vivre pendant sept jours ; il pullule dans les flaques d'eau riches en matières organiques. Ces conditions de température élevée et de milieu se trouvent trop bien réalisées pour le microbe du choléra dans les eaux stagnantes de l'Inde (ce qui explique qu'il y soit endémique).

Les animaux paraissent réfractaires au choléra; cependant on a provoqué des accès cholériformes en injectant directement le microbe dans le duodénum de cobayes, de chiens, etc.

Etiologie du choléra. — Lors de l'épidémie de 1832, on avait déjà remarqué que le vent n'avait pas d'influence sur la marche du choléra qui envahissait l'Europe par petites étapes.

L'air et le soleil atténuent et tuent bientôt les microbes.

Les bacilles virgules conservent toute leur virulence lorsqu'ils sont emprisonnés dans des vêtements empaquetés, des ballots de marchandises, dans la cale sombre et humide d'un navire.

L'agent propagateur par excellence du choléra est l'eau des rivières qui a servi à laver le linge des cholériques chargé de déjections, ou l'eau de pluie qui a délayé les excréments des cholériques abandonnés sur la terre, le fumier, etc.

En 1884, le choléra atteignit le Nord de la France, à l'automne; l'hiver arrêta ses ravages; seul un point du territoire continuait à fournir des cas de choléra. Il était à craindre qu'au retour des chaleurs l'épidémie prît un nouveau développement. Le docteur Charrin fit une enquête et reconnut que le village de Guilvinec, siège de l'épidémie, est bâti sur du sable de dune; le roc est à 1 m. 50 du niveau du sol. Dans le lavoir, on avait lavé du linge ayant appartenu à des cholériques; l'eau du lavoir s'était infiltrée dans le sable et avait infesté tous les puits : sur 1,500 habitants, 73 étaient morts du choléra.

M. Charrin fait boucher les puits; l'épidémie s'arrête. Il rentre à Paris fier de son succès. Au bout de quinze jours, le choléra reparaît à Guilvinec. Le docteur y retourne et constate qu'un des puits a été déblayé; il le fait combler à nouveau; cette fois, l'épidémie est définitivement supprimée.

Prophylaxie. — Elle consiste uniquement en des mesures préventives (quarantaine rigoureuse pour les navires sur lesquels se produit un cas de choléra douteux ou réel).

Les précautions à prendre sont identiques à celles qui sont prescrites pour la fièvre typhoïde (page 149). L'eau d'alimentation doit être longuement bouillie ou filtrée au filtre Garros.

Mode d'action du bacille virgule. Vaccination anticholérique (?). — Le bacille de Koch, comme celui de la diphtérie, sécrète aussi une toxine, une *ptomaïne* très active, dont l'effet est la mort foudroyante constatée chez certains cholériques.

Avant même que le bacille ait eu le temps d'attaquer sérieusement l'intestin, la ptomaïne qu'il sécrète a pénétré dans le sang et cause les crampes qui caractérisent cette maladie.

Le microbe, cultivé dans une série de ballons, s'atténue de lui-même. Le docteur Gamaleïa, opérant sur des cobayes et des pigeons, a remarqué que le virus atténué préserve l'animal contre le virus fort. La vaccination anticholérique parait devoir être applicable à brève échéance.

§ 6. — MORVE

La morve est une maladie contagieuse, fréquente surtout chez les animaux solipèdes (cheval, âne, mulet), mais transmissible à l'homme et aux mammifères domestiques vivant en communauté avec les malades.

L'homme atteint est toujours frappé mortellement; mais, comme la maladie revêt des caractères qui la font difficilement reconnaître, elle est rarement signalée.

Cette affection est caractérisée soit par des ulcères sur la muqueuse du nez, dont la sécrétion abondante s'écoule au dehors (jetage), soit par des tumeurs, et des ulcères de la peau : la maladie, dans ce cas, est appelée *farcin*.

La morve est une maladie microbienne. — Sous l'une ou l'autre de ces formes, la maladie a pour cause une bactérie en forme de bâtonnet. Ces bâtonnets se trouvent dans le poumon, le foie, la rate, les fosses nasales de l'homme et des animaux morveux ; ils ont été cultivés dans des solutions neutres d'extrait de viande à 37° ; et l'inoculation des bactéries, ainsi obtenues à l'état de pureté, a suscité la morve chez tous les ânes et chevaux opérés.

Étiologie et Prophylaxie. — La morve est d'autant plus dangereuse qu'à l'état chronique, chez le cheval par exemple, les symptômes peuvent en rester plus ou moins cachés ; *l'absence des signes extérieurs de la maladie n'empêche pas cependant que les animaux sains puissent la contracter.* La propagation de la maladie a lieu, comme celle de toute maladie microbienne, par l'arrivée de la bactérie, diluée dans la morve et les ulcères, au contact de la muqueuse du nez ou de toute écorchure présentée par un animal sain.

Quant aux moyens de préservation à employer, le plus simple est l'abatage de tout animal morveux ou suspect et la désinfection de tous les objets qu'il a touchés.

Mais alors, puisque pendant la période d'éclosion de la maladie aucun signe extérieur ne permet de la déceler, comment éviter un semblable fléau? Des découvertes récentes ont fait faire à l'hygiène un grand pas à ce point de vue. Nous voulons parler de la *malléine en ce qui concerne la morve* et, à ce propos, de la *tuberculine qui se rapporte à la tuberculose.*

MOYENS DE RECONNAITRE ET DE COMBATTRE LA TUBERCULOSE ET LA MORVE

En 1890, Koch, ayant découvert la *tuberculine* ou lymphe de Koch, remarqua que l'injection de cette substance sous la peau de l'homme ou d'un animal atteint de la tuberculose déterminait, chez le malade, une élévation de température de 1 à 2° que ne présente pas un individu sain. Il vit dans cette augmentation de température le moyen de reconnaître si un individu est atteint ou non de la tuberculose. De nombreuses vaches, préalablement inoculées avec la tuberculine, et qui avaient subi cette élévation de température, ont été abattues, et toujours on a reconnu chez elles les signes plus ou moins accentués de la maladie.

Le danger que présentent les animaux tuberculeux au point de vue de la contagion par leur nombre, leur chair, leur lait et ses dérivés (beurre et fromage), justifie l'importance de cette épreuve.

D'après M. Nocard (Congrès de Budapesth, 1894), le nombre des vaches tuberculeuses atteint parfois 25 p. 100. En France, si certaines régions sont à peu près épargnées (Auvergne, Limousin, Normandie), il en est d'autres où la maladie sévit avec intensité (Champagne, Bretagne, Nivernais, Béarn). La Beauce et la Brie sont si gravement infestées que, d'après l'avis de vétérinaires expérimentés, 25 à 30 p. 100 des vaches y sont tuberculeuses.

Même à l'école de Grignon, M. Nocard, par l'épreuve à la tuberculine, trouva que sur 23 bêtes magnifiques occupant une étable, 12 étaient tuberculeuses. Toutes étaient en bonne graisse ; un examen clinique attentif ne les pouvait faire suspecter ; le vacher n'en signalait qu'une toussant fréquemment. A l'autopsie, les lésions étaient si graves et si étendues pour 2 vaches, qu'en dépit de l'aspect de leur belle viande, on dut la livrer à l'équarrisseur ; pour 3 autres, les lésions n'eussent pas échappé à l'inspection réglementaire; pour les 7 autres, les lésions eussent passé inaperçues si la tuberculine ne les avait révélées.

Quelque temps après d'ailleurs, M. Nocard eut l'occasion d'éprouver 8 vaches de la plus belle apparence destinées à repeupler l'étable : l'une d'elles ne résista pas à l'épreuve; sans cela, cette bête, qui paraissait superbe, eût été introduite dans l'étable de Grignon et l'eût infectée à nouveau.

En 1891, un vétérinaire russe, Kalning, appliquant les procédés de Koch aux cultures du bacille morveux, a préparé la *malléine*, substance qui, injectée chez un animal, révèle également, par une augmentation ou non de température, que l'animal est atteint ou non de la morve.

M. Nocard, essayant la malléine sur 247 chevaux, reconnut que 126 d'entre eux étaient morveux (ce que l'autopsie confirma).

En résumé, la tuberculine et la malléine sont des réactifs précieux, *mais utilisables pour les animaux seulement ;* leur emploi doit être rendu familier aux vétérinaires, qui peuvent, par une active surveillance dans les agglomérations de bestiaux, obtenir la suppression de tous les animaux tuberculeux ou morveux.

L'arrêt ainsi apporté à la propagation de la tuberculose et de la morve chez les animaux aura pour conséquence une diminution notable de ces affections chez l'homme.

II. — MALADIES CONTAGIEUSES ET TRANSMISSIBLES

dont les microbes sont insuffisamment déterminés.

Ces maladies ont, quant à leurs effets, de grandes analogies avec les maladies parasitaires précédentes ; aussi les *fièvres éruptives* (contagieuses), la *variole*, la *rougeole* et la *scarlatine*, de même que la *rage* (transmissible), sont-elles considérées par tous comme des maladies microbiennes, bien que leurs microbes générateurs n'aient pas été suffisamment spécifiés.

§ 7. — VARIOLE

Ordinairement appelée *petite vérole*, la variole est l'une des maladies contagieuses les plus répandues et les plus meurtrières ; elle fait annuellement plus de 12,000 victimes en France, alors qu'avec des précautions élémentaires le nombre des cas de mort par variole pourrait être rendu nul ou presque nul.

Commune à l'homme et au bœuf, la variole est connue depuis longtemps en Chine et en Arabie, puisqu'au XIe siècle les peuples de l'Asie prenaient déjà contre elle des mesures préventives.

Caractères de la variole. — Après une période d'incubation de quinze jours environ, pendant laquelle le malade affaissé, somnolent, éprouve des douleurs générales accompagnées de vomissements, apparaissent, d'abord sur le visage, puis sur tout le corps et dans la gorge, de petits points rouges (pustules) qui grossissent et forment des boutons remplis de liquide. Parmi ces pustules, les unes s'ouvrent pour laisser suinter leur contenu qui se dessèche et forme des croûtes jaunâtres ; les autres se dessèchent sans s'ouvrir.

La chute de ces croûtes a lieu du quinzième au vingt-cinquième jour. A ce moment, la maladie prenant un caractère contagieux, l'isolement doit être aussi complet que possible autour du malade et les précautions hygiéniques appliquées rigoureusement.

Examen du contenu des pustules. — Dans les boutons de la variole, on trouve des *microcoques* isolés ou réunis, ainsi que dans le foie, le rein et le sang de la veine porte. Ces microcoques ressemblent à ceux du *cow-pox* ou vaccine de la vache, qui constitue, comme on sait, la source première de la vaccine humaine; on ne sait toutefois s'ils sont physiologiquement identiques.

Les microcoques paraissent bien les agents actifs, car M. Pasteur a montré que le virus vaccinal dépourvu de microbes est inerte.

Étiologie de la variole. — La variole se propage par le liquide et les croûtes des pustules. Le contact direct d'un varioleux est toujours dangereux dans cette période.

Ces plaques desséchées, disséminées dans le linge et les vêtements du malade, répandent la variole parmi les personnes appelées à manier ces effets.

L'air renferme, à l'état de fines poussières, les croûtes qu'il disperse, mais heureusement à une faible distance, car les microcoques paraissent peu résistants.

Prophylaxie. Variolisation. Vaccination et revaccination obligatoires. — Les moyens de préservation indiqués à propos de la diphtérie, en ce qui concerne les vêtements du malade, les rideaux et les tentures de la chambre, la désinfection de cette chambre après la maladie, trouveront ici leur application.

Ils seraient tout à fait insuffisants, si nous n'étions en possession d'un moyen préventif radical, la vaccination.

Dès le xe siècle, les Arabes et les Chinois inoculaient le virus variolique lorsque l'épidémie de variole était bénigne (varioloïde;) ils avaient remarqué qu'une personne, une première fois atteinte de la petite vérole, en était préservée pour quelques années du moins.

Cette inoculation du pus des varioliques aux personnes saines est la *variolisation*.

On constata dans le midi de la France, au siècle dernier, que les filles de ferme qui attrapaient la *picote* des vaches étaient à l'abri de la petite vérole.

Les boutons de cette picote résident principalement sur les pis : c'est en trayant les vaches que les fermières s'inoculaient la vaccine par les écorchures des doigts, par exemple.

Un Français, Rabault, fit connaître le fait indirectement au médecin anglais Jenner, qui en tira parti en inoculant le liquide des pustules aux personnes saines.

Il vit que, lors des épidémies de variole, toutes ces personnes étaient indemnes.

La *vaccination* était ainsi découverte ; mais que d'hésitations pour l'appliquer en grand ! Une observation plus récente a fait connaître que l'immunité, acquise par une première vaccination, ne se conserve que pendant dix ans environ, et cela jusqu'à quarante ans. En sorte que *tous les dix ans la revaccination s'impose*.

Depuis que cette mesure a été rendue obligatoire en Bavière (1806), en Prusse (1834), en Angleterre (1867), en Danemark (1871), en Allemagne, en Suède, en Norvège et en Roumanie (1874), en Autriche (1876), la mortalité par variole a beaucoup diminué dans ces pays ; elle serait devenue nulle si les règlemenls avaient été rigoureusement appliqués (ce qui a lieu en Allemagne seulement).

A partir du moment où la vaccination fut opérée sur les jeunes soldats arrivant au corps en Prusse, la mortalité par variole dans l'armée prussienne fut :

De 1835 à 1845........	30	décès	en moyenne	par an.
De 1845 à 1852........	0	—	—	—
De 1852 à 1863........	1	—	—	—
De 1863 à 1870........	2 à 3	—	—	—

La population civile de la Prusse, qui n'était pas soumise à l'obligation de la vaccine, perdait par variole, pendant cette même période, 3 000 *personnes en moyenne par an*

Pendant la guerre de 1870, une épidémie effroyable de variole fit périr en France plus de 50 000 personnes, dont 23 469 appartenaient à notre armée, tandis que du côté des Allemands les pertes dues à cette maladie étaient de 314 hommes.

Désireux d'éviter l'encombrement, par les blessés ennemis, des salles d'un hôpital d'Orléans où il soignait nos soldats, un médecin-major français représenta à l'un des principaux médecins de l'armée de Frédéric-Charles que ces salles étaient peuplées de varioleux. A quoi le docteur allemand répondit avec une placidité goguenarde : « Merci, confrère ; mais les soldats allemands n'ont rien à craindre de la variole française ! » Et c'était vrai. Le fléau continua à s'acharner sur nos hommes, laissant à côté d'eux les Allemands indemnes.

C'est que tous ceux-ci avaient été vaccinés d'abord, puis revaccinés à leur entrée au service, — et revaccinés à l'allemande, c'est-à-dire largement, au bistouri et à l'éponge.

La mortalité par variole est inconnue maintenant dans l'armée allemande; *de* 1874 *à* 1887, *cette armée a perdu un soldat.*

Les nombres suivants nous édifient sur les effets bienfaisants de la vaccination et la revaccination obligatoires :

Mortalité par variole pour 100,000 habitants.

	A PARIS Vaccination non obligatoire.	A BERLIN Vaccination obligatoire.
	—	—
1880	108,91 décès	0,81 décès
1881	49,48 —	4,74 —
1882	29,65 —	0,43 —
1883	20, 4 —	0,33 —

D'après M. Brouardel, la variole fait autant de victimes dans les petites villes et les campagnes que dans les grandes villes, quelquefois plus, à cause des préjugés locaux.

	Population.	Décès par variole (1880-1889).	Mortalité annuelle par variole p. 100 000 hab.
	—	—	—
Bordeaux......	237,073	50	5
Paris..........	2,260,945	983	11
Le Havre......	111,267	275	61
Béziers........	42,844	259	151
Marseille......	376,143	2,423	161
Douarnenez...	10,923	844	**1931**

Au mois de février 1893, une épidémie de variole éclata dans l'un de nos départements du centre; il fallut le danger imminent pour faire sortir de leur coupable indifférence les habitants de cette région. L'épidémie y atteignit, en quelques jours, 935 personnes et causa 128 décès : *c'est alors que* 17 100 *personnes se firent vacciner pour la première fois;* 5 530 *se firent revacciner.*

Enfin la France vient de sortir de l'état humiliant dans lequel elle se trouvait à l'égard de presque toutes les nations de l'Europe. La loi sanitaire, applicable depuis le 15 février 1903 [1], rend enfin obligatoires la vaccination et la revaccination.

Le décret prévu par la loi et relatif à cet objet n'est pas encore paru, mais on trouvera plus loin (page 230) les articles principaux du projet de décret adopté par l'Académie de médecine dans sa séance du 10 février 1903.

En ces dernières années, des ligues antivaccinatrices se sont créées en Angleterre sous prétexte que l'obligation de la vaccination est une atteinte à la liberté. La ville de Leicester est encore le plus actif des foyers antivaccinateurs. Les ligueurs y ont créé un hôpital de varioleux, régi par un système sanitaire spécial (méthode de Leicester). Mais une épidémie de variole éclate au début de l'année 1893 dans cette ville : les varioleux y

(1) Voir page 230.

meurent en foule; nul besoin de dire que l'hôpital est plein et que la « méthode de Leicester » n'y fait pas merveille. Le personnel de l'hôpital se composait, au mois de mars, de 28 employés: 22 d'entre eux, convaincus de l'insuffisance de la fameuse méthode, se sont fait revacciner, en dépit des exhortations et des objurgations des ligueurs. Pas un de ces employés n'a été atteint de variole; sur les 6 autres, un seul était encore indemne au 15 mars; les 5 autres avaient contracté la maladie et l'un d'eux déjà en est mort. (*British medical Journal*, 18 mars 1893.)

§ 8. — ROUGEOLE

La rougeole n'est pas toujours la maladie bénigne que chacun croit, puisqu'elle cause, année moyenne, 15,000 décès. Elle atteint le plus souvent les enfants de cinq à six ans. Cette affection doit être d'autant mieux évitée que, si elle ne récidive pas, son passage prédispose du moins l'enfant faible aux autres maladies (tuberculose, fièvre typhoïde...).

Caractère de la maladie. — La rougeole consiste en une éruption de petites taches rouges et irrégulières, boutons peu saillants, qui apparaissent au bout de cinq à dix jours, se développent en quatre ou six jours et se dessèchent ensuite. Les plaques qui résultent de cette éruption contribuent à la propagation de la maladie, ainsi que les écoulements desséchés du nez et des yeux : toutes substances contenant de petits parasites ronds, isolés ou en chapelets courts. Mais le microbe spécifique de la rougeole n'est pas encore déterminé.

Etiologie et prophylaxie. — Les instructions ci-jointes du Conseil d'hygiène de la Seine nous renseignent à la fois sur l'étiologie et la prophylaxie de la rougeole :

La rougeole est une maladie essentiellement contagieuse. Elle l'est surtout dans les quelques jours qui précèdent l'éruption, alors que l'enfant a les yeux rouges et larmoyants, qu'il tousse et est enchifrené. Ce fait explique la facilité avec laquelle cette maladie se propage dans toutes les agglomérations d'enfants : asiles, écoles, pensions, églises, jardins publics, etc.

On ne connaît, jusqu'à ce jour, aucun moyen de prévenir sûrement la rougeole.

Mesures de préservation. — 1° Le seul mode de préservation efficace est l'isolement complet des enfants malades, ou, ce qui est encore préférable, l'éloignement des enfants bien portants.

Cet éloignement est indispensable pour les enfants âgés de moins de cinq ans, parce que chez eux la maladie est ordinairement plus grave. Il devra durer au moins trois semaines à partir du moment où l'éruption a été constatée ;

2° Avant de laisser rentrer les enfants bien portants, on devra procéder à la désinfection de la chambre du malade (voir les instructions pour la fièvre typhoïde, page 149) ;

3° Avant d'envoyer de nouveau à l'école les enfants qui ont eu la rougeole, il faudra laisser écouler un intervalle d'au moins trois semaines à partir du début de l'éruption ; mais il sera prudent de leur faire prendre auparavant un bain savonneux, ce qui ne peut avoir lieu que si le catarrhe bronchique a tout à fait disparu.

§ 9. — FIÈVRE SCARLATINE

Elle cause annuellement 6,000 décès en France. En général plus grave et plus meurtrière que la rougeole pour les individus qu'elle atteint, elle s'adresse à tous les âges ; mais le nombre des décès est plus grand parmi les enfants.

La contagion de la scarlatine a lieu de la même manière que la contagion de la rougeole. Mais elle est à craindre dès le début de la maladie, et le convalescent peut la communiquer encore au bout de six semaines ou deux mois ; aussi doit-il s'abstenir pendant ce laps de temps d'écrire des lettres où risqueraient de se déposer quelques plaques contagieuses.

Les précautions à prendre relativement à la désinfection des effets de la chambre du malade, pendant et après la maladie, la surveillance à laquelle doivent s'astreindre les garde-malades pour eux-mêmes et pour leur entourage sont les mêmes que pour la rougeole.

L'application de pareilles mesures à New-York a

diminué de 75 0/0 la mortalité due à la scarlatine depuis quatre ans.

En résumé, les fièvres éruptives sont dues à une éruption de boutons d'où proviennent du pus et des croûtes desséchées; ces matières rejetées dans l'air se répandent autour des malades et contribuent à la propagation des fièvres. « Il semble, dit le Dr Cornil, qu'il n'existe pas, dans ces maladies, de microbe réellement spécifique, mais que des microbes pathogènes connus, ayant puisé dans des conditions particulières de milieu une virulence spéciale, auraient la faculté de produire les maladies éruptives. »

§ 10. — RAGE

La rage[1] est une maladie transmissible qui ne naît jamais spontanément chez l'homme, mais qui lui est communiquée par la morsure ou les lèchements du chien enragé, du chat plus rarement et quelquefois du loup. Le bœuf, le cheval, le mouton, le porc et le renard peuvent aussi contracter la rage.

Caractères de la rage. — Il faut bien connaître les symptômes de la rage pour prendre sans retard les mesures de préservation indispensables.

---

1. **Instruction sur les soins à donner aux personnes mordues par les animaux atteints ou suspects de rage.**

Lorsqu'une personne aura été mordue par un animal enragé ou suspect de rage, on devra *faire saigner la plaie, la laver et la cautériser.*

I. — Il faut *immédiatement*, par des pressions suffisantes, *faire saigner* les morsures les plus profondes comme les plus légères, et les *laver* à grande eau, avec un jet d'eau, si cela est possible, ou tout autre liquide (de l'urine même), jusqu'au moment de la cautérisation. On placera immédiatement, toutes les fois que la situation de la morsure le permet, une ligature *au-dessus* de la plaie, au moyen du premier objet venu, un mouchoir bien serré, afin d'entraver l'absorption du virus.

La rage, chez le chien, présente trois périodes successives :

Première période, ou phase tranquille ;

Deuxième période, ou phase furieuse ;

Troisième période, ou phase paralytique, qui précède la mort.

Première phase ou *phase tranquille. — La bave du chien enragé est virulente et contient le germe contagieux dès le début de la maladie*, c'est-à-dire pendant les quelques jours qui précèdent le moment où il est atteint de fureur et d'envies de mordre, et pendant lesquels on se défie d'autant moins de lui qu'il est aussi doux et souvent plus affectueux que de coutume. Pendant cette première période, *les caresses et les léchements du chien sont aussi dangereux que ses morsures le seront plus tard*, car, si la peau léchée offre la plus légère écorchure, le virus est absorbé.

Il faut donc se méfier du chien qui commence à être malade, le séquestrer et le mettre hors d'état de nuire, quelle que soit sa douceur apparente.

Le chien atteint de rage devient triste et cherche la solitude ; il ne sait où reposer, va et vient, rôde, flaire, fouille sans cesse la terre, déchire les tapis et couvertures, ronge le bois, découpe la litière de sa niche, mange

---

II. — La *cautérisation* peut être faite avec du caustique de Vienne, du beurre d'antimoine, du chlorure de zinc, et surtout avec le *fer rouge* qui est le meilleur des caustiques. Tout morceau de fer (bout de tringle, fer à plisser, clef, clou, etc.), *chauffé au rouge*, peut servir à pratiquer ces cautérisations qui devront *atteindre toutes les parties de la plaie*.

III. — Le succès de la cautérisation dépendant de la rapidité avec laquelle elle est faite, chacun est apte à la pratiquer avant l'arrivée du médecin.

IV. — Les cautérisations avec l'ammoniaque (alcali volatil) et avec les différents alcools *sont complètement* insuffisantes.

Il n'existe actuellement, en dehors de la cautérisation profonde et immédiate des plaies, aucun moyen préservatif contre la rage autre que les inoculations de M. Pasteur, et toute personne mor-

avidement les aliments et ses propres excréments. Il mord dans l'air, s'élance et hurle sans motifs.

Le regard du chien malade, dans cette première phase, est sombre et farouche.

Jamais le chien enragé n'a horreur de l'eau ; il en est avide au contraire et satisfait sa soif ardente, jusqu'au moment où, ne pouvant plus avaler l'eau, il y plonge le museau tout entier.

Le besoin de mordre est d'ailleurs, chez l'animal malade, l'un des caractères essentiels de la rage à toutes les périodes de son développement. L'abondance ou la rareté de la bave, chez le chien suspect, n'a aucune importance ; elle est toujours extrêmement dangereuse. La voix change de timbre.

Dans le cas de *rage muette*, le chien malade est paralysé de la mâchoire inférieure ; il ne peut alors ni mordre, ni hurler ; sa gueule demeure béante et sèche avec une teinte rouge brun.

Au moment où la phase de rage tranquille va faire place à la phase furieuse, au bout de quelques jours, le chien fuit d'ordinaire la maison de ses maîtres, erre dans les rues et les chemins, commence à satisfaire sa rage sur tous les animaux qu'il rencontre.

Un seul de ces signes doit suffire pour que le chien soit

---

due par un animal enragé ou inoculée par les lèchements de l'animal sur la peau excoriée, doit être conduite sans retard à Paris, dans le laboratoire de M. Pasteur, que les plaies aient été cautérisées ou non.

Mesures légales et de police administrative contre les chiens enragés ou suspects, et responsabilité de leurs propriétaires.

1° En cas d'accident grave ou de mort d'homme, le propriétaire du chien enragé pourra être poursuivi d'office, sans préjudice des dommages et intérêts qui peuvent être réclamés par les familles (art. 319, 320, 459 du Code pénal, et art. 1385 du Code civil).

2° *Loi du 21 juillet* 1881. — L'article 10 porte que : « La rage, lorsqu'elle est constatée chez les animaux de quelque espèce que ce soit, entraîne l'abattage. Les chiens et les chats suspects de

séquestré ; un vétérinaire doit être immédiatement prévenu et procédera à l'abattage sans retard ou à une surveillance scrupuleuse de l'animal malade.

Deuxième phase ou période de fureur. — Si le chien n'a pas été séquestré, il fuit la maison et propage la rage autour de lui par les morsures qu'il fait aux autres chiens, aux enfants et à l'homme.

Alors il parcourt la campagne, tantôt furieux, tantôt abattu et épuisé, vacillant, la tête inclinée vers le sol, les yeux égarés, la gueule béante, la langue bleuâtre et souillée par la poussière.

Enfin, après un laps de temps de quatre à **six** jours, le chien enragé succombe à la paralysie et à l'asphyxie, qui constituent la troisième *période* et précèdent la mort.

Cause de la rage. — Le microbe spécifique de la rage semble avoir été découvert en 1884 par Gibier, cultivé par Fol et Babes (1887). Mais on n'est pas suffisamment éclairé à son sujet. On sait toutefois qu'il siège de préférence dans les centres nerveux, surtout dans le bulbe rachidien et la moelle épinière au niveau de la nuque.

M. Pasteur avait remarqué dès 1883 que le cerveau, la moelle épinière (particulièrement le bulbe rachidien) des personnes et des animaux morts de la rage sont très

---

rage devront être immédiatement abattus. Le propriétaire de l'animal suspect est tenu, même en l'absence d'un ordre administratif, de pourvoir à l'accomplissement de cette prescription.

Règlement d'administration publique.

1° Il est défendu de laisser circuler sur la voie publique un chien non muni d'un collier portant les noms et demeure de son propriétaire,

2° Tout chien qui ne portera pas le collier réglementaire sera ramassé par la police municipale, mis en fourrière et abattu. Ceux qui en seront pourvus ne seront abattus qu'au bout de trois jours pour laisser au propriétaire le temps de les réclamer;

3° Les autorités locales auront le droit d'imposer aux propriétaires de tenir les chiens en laisse, et même **le musellement obligatoire** quand elles le jugeront utile.

virulents, jusqu'à ce que la putréfaction les ait envahis.

L'inoculation de la salive ou du sang rabique à la surface du cerveau détermine l'apparition de la rage en beaucoup moins de temps que l'inoculation dans le sang d'un point quelconque du corps.

Les morsures faites au visage et au cou sont donc les plus dangereuses, puisque le virus rabique atteint en très peu de temps les centres nerveux.

Vaccination antirabique. — Elle est basée sur ce que des fragments de moelle de lapin mort de rage, abandonnés dans de l'air sec, perdent peu à peu leur virulence avec le temps. Ces fragments, dilués dans du bouillon privé de germes et injectés sous la peau d'un homme ou d'un animal mordus par un chien enragé, deviennent pour eux un véritable vaccin préservateur.

On commence par injecter à l'invidu mordu des fragments de moelle de lapin conservés depuis quinze jours, puis le lendemain de la moelle conservée depuis treize jours seulement, et ainsi de suite, de telle sorte que la dernière de ces inoculations graduées peut être faite sans danger avec de la moelle d'un lapin qui vient de mourir. La virulence de cette moelle est portée au plus haut degré et annule l'effet des morsures reçues par l'individu opéré.

Conditions dans lesquelles doit être faite la vaccination antirabique. — Il faut bien se pénétrer de cette idée que la *vaccination antirabique*, due à M. Pasteur, *est essentiellement préventive et non curative*, c'est-à-dire que, si une personne a attendu d'être prise des accès de rage pour se faire inoculer, la vaccination lui sera absolument inutile.

Les personnes mordues doivent se faire inoculer dans le plus bref délai possible, accourir par les moyens de communication les plus rapides à l'Institut Pasteur, à Paris, parce que plus tôt les injections antirabiques sont faites, plus le vaccin *a chance* de se développer avant la substance virulente introduite par morsure, et d'en annuler les effets.

En juin 1892, MM. Tizzoni et Centanni, élèves de Pasteur, ont annoncé la découverte faite par eux d'une méthode propre non seulement à prévenir la rage, mais *à guérir la rage déclarée.*

Résultats de la vaccination antirabique. — La mortalité des personnes mordues par des animaux enragés a subi une diminution considérable depuis l'inauguration de la vaccination antirabique.

Du plus loin que nous renseignent les statistiques sur les décès dus aux morsures d'animaux enragés, la mortalité a atteint en moyenne 15 pour 100. Or, la vaccination antirabique, pratiquée à Paris, a donné de 1886 à 1905 une mortalité moyenne de 0,42 pour 100.

	Personnes traitées.	Morts.	Mortalité pour 100.
	—	—	—
1886	2671	25	0,94
1888	1622	9	0,55
1891	1559	4	0,25
1896	1308	4	0,30
1901	1321	6	0,38
1905	727	3	0,41

La vaccination antirabique semble ainsi subir quelques insuccès; en réalité les décès survenus après vaccination sont dus à ce que :

1° un certain nombre d'individus mordus, ignorant que l'animal qui les avait mordus fût enragé, se sont trop tard soumis au traitement;

2° d'autres personnes mordues sont venues de fort loin (Amérique, Asie), pour subir la vaccination à Paris; la maladie, pendant ce temps, passait à la phase furieuse;

[Des Instituts de vaccination antirabique existent aujourd'hui à Lyon, Marseille, Lille, etc., et à l'étranger.]

3° des personnes négligentes n'ont pas suivi régulièrement le traitement.

Les morsures à la tête sont plus graves que celles des mains ou des membres :

	Traités.	Morts.	Mortalité p. 100.
	—	—	—
Morsures à la tête......	1,078	16	1,48
— aux mains....	7,175	41	0,55
— aux membres.	4,529	11	0,24

La presque totalité des personnes chez lesquelles la rage éclate au cours des inoculations à l'Institut Pasteur, ont été mordues à la tête.

Malgré l'efficacité de ce remède, on doit poursuivre la suppression de la rage elle-même, en abattant tout animal atteint ou suspect et en muselant les chiens d'ordinaire.

La Peste.

Endémique dans l'Inde, la **peste bubonique** a parfois envahi l'Europe, surtout par les navires provenant de ces pays infestés.

Rats et puces en sont les agents principaux de contamination, ainsi que les marchandises importées des foyers pestilentiels.

Ses caractères. — Le *Bacille de Yersin* (fig. 24), auquel est due la maladie, provoque l'apparition de tumeurs [*bubons*] au cou, aux aines, aux aisselles, des hémorrhagies diverses. La mort s'ensuit à brève échéance.

Propagation et prophylaxie. — Les cadavres de rats pestiférés, en décomposition dans les pays d'origine ou dans les cales des navires, propagent le microbe redoutable ; une simple piqûre de puce vivant en milieu contaminé suffit à communiquer le bacille à l'homme.

Il faut donc désinfecter largement navires et chargements au sublimé.

Un **sérum antipesteux**, fourni par le Cheval vacciné, permet de combattre la peste chez l'Homme.

III. — LA LUTTE CONTRE LES MICROBES

Nous nous sommes efforcés précédemment de montrer le rô fondamental que jouent les microbes dans l'éclosion et la prop gation des maladies contagieuses. Nous avons défini ce *rô double* des microbes parasites élisant domicile en un point d l'organisme dont *ils détruisent les cellules* pour vivre à leu dépens, tout *en sécrétant le plus souvent une toxine* (ptomaïn qui, répandue dans le sang de l'être malade, l'empoisonne et tue (bacilles de la diphtérie, du choléra asiatique).

1° Lutte de l'homme contre les microbes qui n'ont pa encore envahi son corps.

La meilleure manière de lutter contre ces infiniment petit si puissants par leur grand nombre, c'est de les éviter. Pou atteindre ce but, il faut appliquer les mesures prophylactique que nous avons énumérées plus haut, et en particulier détrui les microbes par la chaleur à 120° ou 130° (étuve).

Dans quelques cas, la *vaccination préventive* permet, pou une raison que nous envisageons plus loin, de mettre sûremen l'être menacé en garde contre le microbe envahisseur : telles so la vaccination et la revaccination antivarioliques.

2° Lutte de l'homme contre les microbes envahisseur

Si, malgré une active surveillance, les microbes ont pénétr dans l'organisme, celui-ci ne demeure pas sans défense ; il lutt soit par des *moyens naturels* qui dépendent de l'activité propr de ses tissus, soit par des *moyens artificiels* tels que les antisep tiques et la vaccination consécutive, comme la vaccination ant rabique qu'on opère chez l'homme déjà mordu par un anima enragé.

Ces modes de vaccination ont été suffisamment détaillés ; no n'y reviendrons pas. En revanche, nous donnerons quelque explications au sujet de la lutte, soit naturelle, soit par les antiseptiques, qui s'engage entre l'homme atteint d'une maladie microbienne et le microbe envahisseur.

Lutte par des moyens naturels. — L'homme, comme tout être vivant, est composé de cellules puisant, dans un milieu nutritif, le sang, les matières nécessaires à leur entretien. Tant que la colonie cellulaire vit tranquille, chaque cellule remplit le rôle qui lui est attribué; mais un être extérieur vient-il troubler l'harmonie des fonctions, l'organisme envahi peut réagir contre l'intrus de diverses manières.

Supposons que l'envahisseur soit un microbe pathogène; *ce microbe se trouve au contact des humeurs du corps, contraires* ou *favorables* à son développement. Dans le premier cas, l'homme est *réfractaire* et la bactérie meurt immédiatement; on dit que *les humeurs sont bactéricides.*

Dans le deuxième cas, la bactérie croît, se multiplie rapidement et sécrète un poison mortel pour l'homme, si celui-ci ne l'élimine pas assez vite, par les reins, le foie, etc.

Dans cet état de grave maladie, *l'homme lutte parfois avec succès,* en employant deux moyens de défense : l'**état bactéricide** et le **phagocytisme.**

L'*état bactéricide* est celui par lequel la réaction des humeurs du malade change sous l'influence d'une sécrétion particulière de la bactérie : à partir de ce moment, la maladie diminue d'intensité.

Le *phagocytisme* est le phénomène par lequel les globules blancs du sang ou leucocytes sortent des vaisseaux sanguins, se portent à la rencontre des bactéries, les enveloppent, les tuent et les digèrent; ils achèvent ainsi la destruction des microbes que l'état bactéricide avait commencée.

La réaction bactéricide des humeurs et le phagocytisme des leucocytes ont simultanément concouru à la guérison de la maladie.

A partir de cet instant, *l'homme possède pour longtemps encore l'état bactéricide vis-à-vis de l'espèce de microbe qui l'a attaqué.* C'est sur ce principe qu'est basée la vaccination.

Soit la vaccination variolique : on inocule à un homme sain un microbe dont la violence est atténuée; cela veut dire que les matières sécrétées par la bactérie du vaccin modifient lentement et d'une façon durable la nutrition des cellules de l'homme qui acquiert l'état bactéricide sans avoir couru de danger. Si une bactérie virulente pénètre désormais dans le corps de l'homme vacciné, elle est tuée par les humeurs bactéricides.

LUTTE PAR LES ANTISEPTIQUES

On appelle *antiseptique* toute substance capable de tuer les microbes. Si des bactéries pullulent dans une culture telle que du jus de viande cuite, en y ajoutant l'antiseptique, les bactéries sont détruites : l'antiseptique a *stérilisé* la culture.

L'emploi de ces substances doit être préconisé, soit pour désinfecter, soit pour traiter une plaie externe ou profonde déjà envahie par les microbes.

Les principaux antiseptiques, classés par Jalan de la Croix d'une manière un peu empirique, par ordre d'énergie, sont :

Sublimé corrosif, chlore, chlorure de chaux, acide sulfureux, essence de moutarde, thymol, acide salicylique acide phénique, borax, alcool, essence d'eucalyptus.

Cette classification n'a rien d'absolu, puisque, pour le bacille de la tuberculose, l'acide phénique est bien supérieur au sublimé comme antiseptique.

Le *sublimé corrosif* est l'antiseptique préconisé partout, pour laver les plaies, les blessures ; la solution à 2 pour 1000 en est répandue à l'aide de pulvérisateurs sur les murs et le parquet des salles infectées ; elle présente cependant quelques inconvénients : c'est un poison violent qui ne peut pas être confié à tout le monde ; l'eau, en s'évaporant, laisse ce poison sur les murs et les parquets ; avec les matières albuminoïdes, le sublimé corrosif forme des précipités insolubles, de telle sorte qu'on ne peut atteindre les germes qui se trouvent dans ces matières (dans les crachats, par exemple).

MM. Chamberland et Fernbach ont remarqué, à la suite de patientes recherches, que *l'eau de Javelle du commerce*, la *solution de chlorure de chaux* (10 *grammes dans* 1200 *grammes d'eau*), *l'eau oxygénée du commerce, sont plus actifs que la solution de sublimé à* $\frac{1}{1000}$. Employés à la température ordinaire, ces désinfectants n'agissent qu'après plusieurs heures sur les microbes humides ; mais à 40 ou 50°, ils ont une action rapide.

Quel que soit d'ailleurs le désinfectant employé, il faut le faire arriver au contact des germes à la température la plus élevée possible. Les germes desséchés sont beaucoup plus résistants que les germes humides.

La solution de chlorure de chaux a l'avantage de coûter très bon marché (10 litres pour 0 fr. 05), de pouvoir être employée par tout le monde ; elle ne laisse aucune trace de poison dans les appartements désinfectés ; son odeur ne fait courir aucun danger.

L'*acide sulfureux*, obtenu par la combustion du soufre, est excellent pour tuer les microbes à la surface des objets et des murs seulement ; il ne pénètre pas dans un organe malade et ne détruit pas les spores des microbes.

La *teinture alcoolique d'iode* peut être employée pour cautériser les piqûres des mouches charbonneuses, les boutons d'anthrax.

L'acide phénique ou phénol est l'antiseptique qu'on préférera pour la désinfection des milieux riches en albumine pour lesquels le sublimé ne convient pas, on l'emploie en solution à 1 ou 1,5 p. 100.

Le crésyl ou créoline, crésols en émulsion, conviennent surtout pour les crachats tuberculeux ; le lysol, qui est également une solution alcaline de divers crésols rendra des services à la dose de 2 p. 100.

Le formol ou aldéhyde formique est un excellent désinfectant de surface qui remplace avantageusement le sublimé pour la désinfection des locaux contaminés.

IV. PROPRETÉ DU CORPS. - EXERCICES PHYSIQUES

La malpropreté générale (de la maison, du village, de la ville) détruit plus d'existences que les guerres les plus meurtrières ; la malpropreté du corps, en particulier, est la source d'un grand nombre de maladies résultant du défaut de fonctionnement normal de la peau.

La peau est, en effet, l'enveloppe protectrice de nos organes. Par sa continuité, elle nous met à l'abri des parasites ; s'il s'y produit des plaies qui interrompent cette continuité, qui entament la peau, les plaies produites donneront accès à des microbes pathogènes tels que ceux qui s'introduisent dans le tube digestif et les voies respiratoires par la bouche et le nez.

La peau doit donc être l'objet de soins assidus destinés à empêcher la production de plaies, ou à les cicatriser rapidement quand il s'en forme.

La peau joue d'autres rôles précieux : 1° Par ses pores, elle laisse s'exhaler par jour environ 1,200 grammes d'eau à l'état de vapeur; la *transpiration* est l'une de nos fonctions essentielles, puisqu'elle assure à notre corps la température à peu près constante sans laquelle nous ne pourrions vivre.

2° La peau est perméable aux gaz. Aussi concourt-elle, comme les poumons, à notre respiration (*respiration cutanée*).

La transpiration et la respiration s'effectuent normalement tant que la surface de la peau est dans un état convenable de propreté; mais si des *lavages répétés*, des *bains fréquents* sont négligés, la matière grasse, rejetée par les glandes de la peau, fixe à sa surface les poussières atmosphériques, les microbes, il se forme une couche de crasse qui devient un foyer latent d'infection, foyer qui se manifestera dès que la peau malpropre présentera une écorchure, une interruption quelconque. Les plaies, bénignes d'abord, deviendront purulentes si elles ne sont pas soignées ; des tumeurs, parfois gangreneuses, pourront s'y manifester.

Et non seulement la malpropreté de la peau est la source de ces plaies externes, elle peut encore susciter de graves maladies internes : telle la *fluxion de poitrine*, si fréquente et si souvent mortelle chez les travailleurs des villes et des campagnes. Leurs pénibles travaux exposent les ouvriers à des transpirations abondantes suivies de refroidissement : d'où inflammation du poumon. Si la peau est crasseuse, ses pores sont obturés par ce malpropre dépôt, la transpiration y est difficile, les poumons doivent fonctionner d'une manière excessive, se surmener pour exhaler l'excès de sueur qui ne peut s'écouler par la peau, les refroidissements qui suivent sont très dangereux.

Les lotions doivent s'étendre aux moindres anfractuosités du corps. On cite certains cas de *surdité* dus à l'accumulation, dans les oreilles, du cérumen qui recouvre à la longue la membrane du tympan et l'altère.

Nombre de *conjonctivites*, d'*ophtalmies purulentes*, de *cas de cécité* (perte de la vue) sont le résultat de l'absence de lotions tièdes sur les yeux. La *destruction des dents* par la *carie* due à l'absence des soins de la bouche entraîne une mastication insuffisante des aliments ; l'estomac, recevant la nourriture mal broyée, doit travailler davantage et s'altère à la longue.

Lavages des oreilles avec un linge fin, lotions tièdes sur les yeux avec de l'eau extrêmement propre, brossage des dents et lavages quotidiens de la bouche surtout le soir, telles sont les précautions minutieuses à prendre outre les lotions générales sur le visage, la tête, les mains et les pieds. Ces dernières parties de la peau sont les plus exposées aux souillures et aux poussières atmosphériques.

Bains. — Des *bains* généraux à l'eau chaude (28 à 32°) pendant une demi-heure, avec de fortes frictions et un vigoureux massage propres à activer la circulation à la surface de la peau, sont indispensables une fois par mois.

Les administrations publiques, les directeurs d'usines devraient songer à établir au moins des *bains-douches à bon marché*. Par des aspersions chaudes et froides à volonté, ils permettent un lavage complet du corps et, grâce à la simplicité de leur installation, chaque bain-douche ne revient pas à plus de 25 centimes. Toute ville, tout village devrait être doté d'un tel établissement, *dépendant d'un service public*, si le manque d'initiative privée rendait nécessaire une pareille mesure.

Maladies contagieuses de la peau. — Deux maladies dues le plus souvent à la malpropreté sévissent parfois chez l'homme, surtout chez les enfants agglomérés dans les écoles : la *teigne*, qui a principalement pour siège le cuir chevelu, et la *gale*, qui se manifeste sur toute l'étendue de la peau.

Teigne. — Le cuir chevelu, c'est-à-dire la peau de la tête couverte par les cheveux, est un abri trop commode pour les poussières, les spores de l'air et les poux. Le lavage de la tête, à l'aide d'une solution faible de bois de Panama (100 gr. par litre d'eau) effectué au moins tous les mois, le brossage et le peignage répétés des cheveux sont indispensables pour enlever de la tête les poussières, les pellicules de la peau et les parasites qui s'y peuvent glisser. Il faut éviter l'emploi trop prolongé des coiffures qui, presque toujours malpropres dans les campagnes, favorisent l'éclosion des maladies appelées *teignes* et leur propagation, si une personne saine met parfois la coiffure d'une personne atteinte d'une telle affection.

La teigne est due au développement des divers champignons qui envahissent les poils à leur base, se nourrissent à leurs dépens, les affaiblissent et les font tomber. Elle se présente sous deux formes : la *teigne tonsurante* et la *teigne faveuse*.

Dans la teigne tonsurante, les cheveux se cassent au ras de la tête sur une étendue plus ou moins grande et figurant une sorte de tonsure.

Dans la teigne faveuse, la chute des cheveux est accompagnée de croûtes plus ou moins épaisses, plus ou moins étendues, répandant un odeur fade; elle est plus grave que la précédente parce que la perte des cheveux peut être définitive.

Comme ces maladies se propagent très facilement, il est nécessaire que, dans chaque établissement scolaire ayant des élèves internes, ceux-ci soient pourvus d'une brosse et d'un peigne soigneusement entretenus leur appartenant en propre. Brosses, peignes et coiffures sont, en effet, les véhicules ordinaires de semblables affections; les coiffeurs ne sauraient être trop méticuleux au sujet de la propreté de leurs instruments.

La pelade, qui a beaucoup d'analogie avec la teigne tonsurante, paraît ne pas devoir être contagieuse. Les médecins semblent aujourd'hui d'accord pour laisser à l'école les enfants atteints de cette affection.

Gale. — La gale est due à un petit animal microscopique voisin des araignées; la femelle pond ses œufs sous la peau où elle se creuse des galeries. L'éclosion des œufs amène une rapide extension de la maladie, contagieuse au plus haut point par le simple contact.

La présence de ces parasites détermine des éruptions sur la peau avec d'intolérables démangeaisons.

L'isolement des personnes atteintes de la gale, leur traitement par un médecin sont de toute nécessité.

EXERCICES PHYSIQUES

La propreté n'est pas toute l'hygiène du corps. Le corps a besoin d'être soumis à des exercices qui contribuent non seulement à développer ses muscles, mais encore à accroître l'énergie vitale de ses fonctions. En effet, le muscle qui travaille devient le siège d'échanges actifs; sous l'influence de l'effort, le poumon se dilate et, par de larges inspirations, introduit 6 ou 7 fois plus d'air qu'à l'état de repos; la circulation s'active et favorise les échanges entre les matières nutritives qui s'assimilent et les déchets, poisons de l'organisme, qui sont rejetés au dehors.

Les exercices les meilleurs seront ceux qui mettent en jeu le plus grand nombre de muscles, agissant successivement, de sorte que leurs temps d'action soient séparés par des temps de repos. Ils seront encore plus fructueux s'ils sont exécutés au grand air.

Certains exercices auxquels nous nous livrons comme naturellement : la marche, la course, les jeux procurent tous ces avantages; nous y ajouterons sans y insister la natation, la bicyclette, qui ne paraît devoir être défendue qu'à ceux atteints d'une affection organique du cœur.

A l'école, les programmes d'enseignement ont sagement prévu quelques heures consacrées aux exercices physiques. Alors, sous la direction d'un professeur expérimenté, les élèves en groupes sont soumis à des exercices méthodiques sagement variés, comprenant des attitudes, des mouvements rythmés, des exercices de force et d'adresse qui concourent en même temps au développement de la souplesse, de la force et aussi de la volonté. Nous ne dirons rien ici des précautions qu'il convient d'apporter à ces exercices; progression, choix selon les âges, efforts exagérés, etc.; c'est affaire du professeur.

Mais nous voulons insister sur ce fait que la gymnastique intelligente *peut* et *doit être* continuée au-delà de l'école. Un certain nombre de méthodes sont, en effet, applicables à tous les âges et nécessitent peu ou pas d'appareils : telle par exemple la méthode suédoise.

Ces exercices, appliqués régulièrement, provoquent un entraînement qui, pendant toute la durée de l'âge mûr au moins, recule les limites de la fatigue, en augmentant la résistance de l'individu.

Le repos est corrélatif de l'exercice. Le *repos nocturne* est le plus nécessaire. Sa dose peut être variable selon les individus.

L'école de Salerne accordait 7 heures aux adultes. 8 heures dans la plupart des cas ne sont pas exagérées. Les femmes paraissent avoir besoin de plus de sommeil que les hommes, les adolescents encore plus, 10 heures paraissent nécessaires à un adolescent de 13 à 16 ans, en voie de formation.

Le *repos hebdomadaire* n'est pas moins utile.

CHAPITRE V

CONDITIONS DE SALUBRITÉ D'UNE MAISON

LA MAISON SALUBRE, LA MAISON INSALUBRE, FOSSES D'AISANCES

§ 1. — CONSTRUCTION DE L'HABITATION

Nous avons déjà vu l'homme se garantir contre les rigueurs de l'atmosphère en faisant usage de vêtements ; il ajoute encore à cette protection en se construisant des abris dans lesquels souvent il passe une grande partie de son existence (*habitations*). Les conditions de la vie dans l'habitation, c'est-à-dire dans un espace restreint et plus ou moins clos, modifient nécessairement beaucoup les propriétés de l'air qu'on y respire ; en effet, les résidus de la vie organique, en l'absence des causes de destruction qu'ils rencontrent à l'air libre, ont dans ce cas la plus grande tendance à s'accumuler et à modifier la composition et les propriétés de l'air dans un sens des plus défavorables.

D'après M. Arnould, « l'idéal de l'habitation serait une création qui soutrairait l'individu, la famille, à l'action des propriétés physiques de l'atmosphère, dans la mesure convenable et rien que dans cette mesure ; en même temps qu'elle permettrait aux intéressés de jouir l'intégrité parfaite des propriétés chimiques et biologiques de l'air. Toute l'hygiène de l'habitation est là. »

Par suite, l'habitation sera réputée salubre si elle réunit ces deux conditions :

1° Y faire arriver de l'air aussi pur que possible; 2° éloigner immédiatement toute cause de souillure qui tendrait à modifier cet air.

Tout ce qui va suivre est subordonné à ces deux conditions.

Choix d'un emplacement. — Toutes choses égales d'ailleurs, l'habitation sera d'autant plus salubre que le milieu dans lequel on l'établira sera lui-même plus sain. Si on le peut (car souvent la nécessité oblige à des concessions), dans le cas d'une habitation à la campagne, par exemple, *on choisira une colline plutôt que la plaine,* surtout si celle-ci forme une cuvette dans laquelle l'air se renouvelle avec difficulté; cependant un lieu trop élevé est plus exposé au vent et pendant l'hiver le séjour y est peu agréable.

Le voisinage des marais, comme nous l'avons vu, ne doit être accepté que comme une nécessité ; dans ce cas, l'habitation sera le plus élevée possible.

Le sol a une grande importance; l'air qui en émane peut être souillé par les produits de décomposition des matières organiques qu'il renferme ; enfin il est plus ou moins humide. L'humidité de la maison doit être absolument évitée, à cause des dangers que sa présence entraîne (rhumatisme en particulier) ; les sols très perméables seront préférés : tels les terrains sableux et calcaires. Les terrains argileux sont en général malsains, parce que l'eau y circule difficilement. Autant que possible on recherchera le voisinage des arbres, des jardins et des bois, puisque les plantes purifient l'air.

Orientation. — L'emplacement étant choisi, se pose la question d'orientation. Souvent elle est résolue par la disposition même du terrain. Il est évident que dans une ville, par exemple, la maison doit avoir sa façade sur la rue, mais quelle est l'orientation la plus favorable? Elle dépend beaucoup du climat. Dans les pays chauds, l'exposition au nord sera préférée, car elle garantira des rayons directs du soleil; dans les climats froids, on devra rechercher l'exposition au midi; en France, on choisira de préférence l'exposition à l'est, parce que les vents d'est sont beaucoup plus secs que ceux de l'ouest qui nous amènent la pluie.

En été, d'ailleurs, c'est sur cette même exposition à l'ouest que frappent les rayons solaires, au moment de la journée où la chaleur devient particulièrement pénible.

Des arbres ingénieusement placés pourront former un rideau protecteur contre les vents froids; mais, à tout prix, il faut éviter les arbres trop rapprochés de l'habitation, car ils entretiendraient une humidité constante et intercepteraient la lumière. Or, avec *l'air le plus pur* doivent pénétrer aussi dans l'habitation des *flots de lumière*.

L'influence de la lumière est précieuse : non seulement elle agit directement sur notre organisme dans un sens très favorable, en excitant la vie de nos tissus, mais encore c'est le purificateur par excellence. D'après M. Duclaux, « la lumière solaire est l'agent d'assainissement à la fois le plus universel, le plus économique et le plus actif auquel puisse avoir recours l'hygiène publique ou privée ».

Elle exerce une action défavorable au moins sur le développement des microorganismes, en y déterminant des oxydations suffisant parfois à les tuer : ainsi le bacille de la diphtérie est tué à la lumière en quelques jours, le bacille typhique est tué après six ou sept heures d'insolation.

Qualités des matériaux de construction. — D'une façon générale, il est bon de les choisir solides et légers; en outre et conformément aux conditions précédentes :

1° Ils doivent être *mauvais conducteurs de la chaleur*

si l'on veut que les appartements soient soustraits aux influences atmosphériques extérieures.

2° Ils doivent être *perméables à l'air dans une certaine mesure:* ainsi ils concourent à la ventilation. Les données se rapportant à la perméabilité des murs de nos habitations sont assez incertaines; cependant les échanges gazeux qui s'effectuent par leur intermédiaire ne semblent pas négligeables [1]. De tous les matériaux de construction, le calcaire tuffeau paraît le plus perméable; la brique, selon sa cuisson, donne des nombres assez différents; le plâtre est très peu perméable.

3° Ils doivent *absorber peu l'humidité,* sinon celle-ci règne d'une façon permanente dans les appartements. La formation du salpêtre, l'apparition de champignons ou moisissures, de bactéries qui contribuent à donner à l'air l'odeur spéciale de renfermé sont les signes certains d'une grande humidité.

Pour éviter ces inconvénients, ne vaut-il pas mieux employer des matériaux très compacts et imperméables? « Il faut, dit M. Arnould, *que les parois de la maison respirent,* comme la peau des humains. »

4° Ils doivent être *incombustibles* et *mauvais propagateurs du son.* Cette dernière qualité est surtout importante pour les planchers des maisons à plusieurs étages, maisons très répandues dans les villes et dont les étages différents sont le plus généralement habités par des familles distinctes. Si les heures de repos des habitants de deux étages superposés ne coïncident pas, les bruits provenant d'un étage peuvent troubler les habitants de l'autre.

Nature des matériaux. — On emploie le plus

1. Les expériences de Marker nous apprennent que, par mètre carré de surface en une heure, et avec 1° de différence de température, il passe 3^{mc},640 d'air par un mur de 72 centimètres d'épaisseur en tuf calcaire. Nous avons cru bon de signaler ces données, mais sous toutes réserves.

fréquemment les calcaires, les meulières, rarement les granits ; les schistes beaucoup trop compacts conviennent moins. La terre de toute nature, seule ou mélangée avec de la paille (pisé), est quelquefois employée, mais seulement dans les cas d'absolue nécessité et pour des constructions de peu de durée. On utilise aussi des briques d'argile simplement séchées au soleil ; cimentées par du mortier de chaux qui protège leur surface contre la pluie, elles donnent des constructions assez solides ; le plus généralement dans nos contrées, on cuit la brique, qui est suffisamment poreuse sans retenir trop l'humidité. D'ailleurs, l'emploi des briques creuses, plus mauvaises conductrices que les briques pleines, plus légères à volume égal, plus perméables aussi, est particulièrement à recommander. Le bois doit être tenu en suspicion ; il se fendille sous l'influence des agents atmosphériques, s'altère à la longue et abrite un grand nombre de parasites.

Fondations. — Elles ont pour but de donner à la construction une assise solide qui assurera contre les éboulements ; au point de vue de l'hygiène, elles doivent surtout isoler l'habitation du contact du sol qui dégage de l'air impur et donne de l'humidité.

Dans les villes où existe un bon système d'égouts, ceux-ci font office de drains qui suppriment l'humidité jusqu'à une profondeur en général plus grande que celle du sol des caves. Si l'on n'a pas ce recours, il est bon d'isoler complètement l'habitation à l'aide d'asphalte comprimé, de bitume ordinaire, de ciment ou même de plaques de plomb. Ces mêmes isolants, disposés en couches continues horizontales dans les murs, même de *simples plaques d'ardoise* réunies par du ciment et répétées à plusieurs niveaux jusqu'au-dessus du sol, empêchent l'humidité de monter par capillarité dans les murs. On propose aussi d'employer des briques en argile vitrifiée, percées de trous longitudinaux permettant à l'air extérieur de pénétrer dans toute l'épaisseur du mur ; on en introduit une couche continue à 15 ou 20 centimètres au-dessus du sol (fig. 25). Il est même très facile d'introduire une pareille couche dans les murs de vieilles

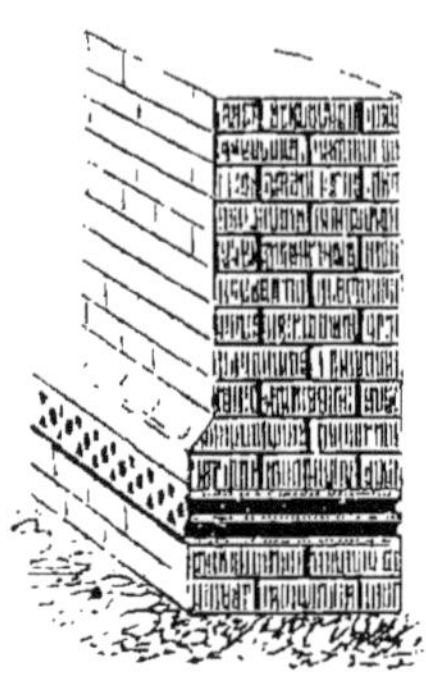

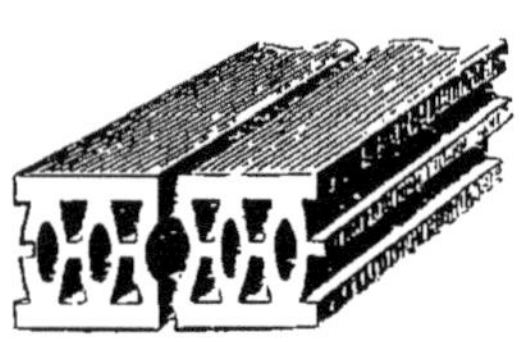

Fig. 25. — A gauche, mur en briques avec couche de briques creuses vitrifiées. — A droite, portions de briques en argile vitrifiée, percées de trous.

maisons qu'on assainit notablement de cette manière.

Dans le cas où l'habitation est adossée à une terrasse (ce qu'il faut éviter autant que possible), on assainit la muraille située de ce côté, en construisant un contre-mur M′ (fig. 26) rendu imperméable par du ciment, et en contact immédiat avec la terre T : ainsi le mur M de l'habitation est isolé par une couche d'air C, qui devra se renouveler facilement à l'aide de larges ouvertures pratiquées aux deux extrémités de ce couloir.

Fig. 26. — M, mur d'une habitation; M′, contre-mur adossé à la terrasse T; C, couloir dans lequel l'air circule librement.

Murs. Revêtements. — On donne aux murs extérieurs des épaisseurs en rapport avec la conductibilité des matériaux qui les constituent. 50 centimètres sont un minimum avec les pierres tendres, 35 centimètres avec les briques.

Les revêtements dont on les couvre n'ont souvent

d'autre but que l'ornementation; on utilise d'ordinaire le plâtre, parfois le mortier de chaux, mais alors la peinture n'a plus prise dessus. Les briques vernissées posées de champ sont d'un usage excellent, par suite de leur imperméabilité, dans les endroits exposés aux souillures (cuisines, cabinets d'aisances). Elles permettent des lavages faciles qui maintiennent ces endroits toujours propres.

A l'extérieur comme à l'intérieur, les murs crépis sont souvent recouverts d'une couche de peinture à l'huile qui n'est pas imperméable au point de s'opposer aux échanges gazeux. Toutefois, il est préférable de remplacer la céruse (hydrocarbonate de plomb), généralement employée pour cet usage, par le blanc de zinc (oxyde de zinc) qui ne noircit pas sous l'influence de l'acide sulfhydrique, et dont les poussières sont infiniment moins dangereuses. On peut se contenter d'une couche de peinture à la chaux qui a l'avantage de tuer les microbes. L'emploi des papiers à l'intérieur des appartements n'est pas toujours sans inconvénient; les couleurs à base de plomb ou d'arsenic (papiers verts) qui les décorent ont causé parfois des empoisonnements : il est bon d'en faire un choix éclairé.

Les fenêtres percées dans les parois des murs doivent être distribuées sans parcimonie : elles permettent d'inonder les pièces de lumière; malheureusement elles ne protègent pas les appartements contre le froid de l'hiver; il serait facile d'y remédier pourtant par l'usage de doubles fenêtres. La couche d'air ainsi immobilisée entre les deux fenêtres forme un matelas protecteur et n'empêche pas l'accès de la lumière (ces doubles fenêtres sont très employées en Russie).

Planchers. — Dans les sous-sols et au rez-de-chaussée, on emploie des carreaux en briques, très recommandables dans les cuisines où leur lavage est facile; dans les autres pièces du rez-de-chaussée et des étages, on peut aussi faire usage de parquets qui ont l'avantage d'être mauvais conducteurs et moins froids aux pieds. On obtient un parquet excellent au rez-de-chaussée, en l'appliquant sur une couche de bitume encore chaude dans laquelle il se trouve comme scellé. Le bitume étant imperméable, le parquet n'est pas exposé à pourrir et dure longtemps; il n'engendre aucune altération de l'air. Mais les parquets se disjoignent et accumulent des poussières dans leurs fentes : on prévient en partie ces inconvénients en étendant à leur surface de la peinture, de la cire, différents vernis.

De la hauteur des maisons. — En principe, la même famille devrait seule habiter une maison entière n'ayant qu'un ou deux étages. Mais, dans les villes, le prix élevé du sol engage les propriétaires à en tirer le plus grand profit possible en élevant les maisons de cinq, six étages et plus. Les étages inférieurs sont privés de lumière, surtout les pièces donnant sur la cour presque toujours étroite et sombre.

Une habitude déplorable à signaler, en particulier à Paris, consiste à réserver les pièces les plus éclairées comme appartements de réception (par conséquent inhabités le plus souvent), tandis que les chambres à coucher s'ouvrent sur d'affreux boyaux généralement sans air ni lumière.

Cette accumulation d'êtres sur une même surface contribue beaucoup aux diverses souillures du sol et de l'air : les statistiques montrent que l'état sanitaire d'une ville est d'autant meilleur que la surface occupée par chaque habitant est plus considérable.

Nous avons dit que l'habitation des sous-sols doit être proscrite absolument; il en est de même pour les combles. L'hiver, le froid y est terrible; l'été, la chaleur y est insupportable. L'hiver oblige les pauvres gens habitant les combles à tout fermer hermétiquement et à employer des systèmes de chauffage toujours primitifs et malsains; l'aération y est donc nulle. L'été les oblige à tout ouvrir et les malheureux sont exposés à des courants d'air des plus dangereux.

Pour les autres étages, les supérieurs doivent être préférés; l'air y arrive plus abondant et moins souillé, la lumière plus vive.

Nous n'avons pas à revenir ici sur ce que nous avons dit à propos du chauffage, de l'éclairage et de la ventilation (voyez page 36 et suivantes).

§ 2. — ÉLOIGNEMENT DES RÉSIDUS DE LA VIE

Les conditions exposées précédemment ne sont pas les seules qui assurent la salubrité de la maison; il en est une autre qui semble encore plus importante : c'est *l'évacuation la plus rapide, la plus complète de tous les déchets organiques produits par la vie journalière.*

Ces déchets sont constitués par les déjections humaines, par les débris de cuisine et les eaux ménagères (eaux de vaisselle, de toilette); on peut y ajouter les poussières apportées par l'air ou les vêtements.

Maladies dues à la malpropreté. — Ces résidus agissent sur l'économie par l'intermédiaire de l'air, de l'eau de boisson qu'ils peuvent souiller, ou bien par leur contact direct. Est-il besoin de faire remarquer que les matières fécales sont les plus dangereuses? Ne serait-ce qu'à titre de corps étrangers, ces résidus de la vie ou leurs produits de fermentation exercent leur action sur le tube digestif ou les voies respiratoires par où ils s'introduisent dans l'organisme, produisant ici les affections de poitrine, la dégénérescence scrofuleuse, là des diarrhées. Ils affaiblissent ainsi des organes dont la résistance à l'infection diminue d'autant; ces organes sont dès lors sujets à la tuberculose, la fièvre typhoïde, le choléra, etc. Les épidémies atteignent avec plus d'intensité les agglomérations, les quartiers pauvres des villes où les soins de propreté sont généralement négligés. Le typhus exanthématique frappe de préférence les vagabonds pour qui les soins de propreté semblent choses très secondaires, les armées en campagne que les préoccupations de l'heure présente forcent à négliger ces mêmes soins.

D'autre part, ces déchets peuvent recéler des germes pathogènes (fièvre typhoïde, choléra), contaminer l'eau et la rendre éminemment dangereuse.

Tout ceci justifie l'attention que nous devons apporter à nous débarrasser des résidus de la vie le plus rapidement et le mieux possible.

1° Éloignement des ordures ménagères. — Dans les campagnes surtout, et même dans beaucoup de villes, le procédé consiste simplement à déposer les ordures sur la voie publique où elles séjournent plus ou moins longtemps avant d'être enlevées; parfois même la pluie est seule chargée de les entraîner.

A Paris, les ordures sont déposées dans des caisses en fer galvanisé étanches, qu'on place le matin sur le trottoir; le contenu de ces boîtes est versé directement dans le tombereau qui l'emporte hors de la ville. Ainsi est évitée la dissémination des résidus de l'habitation.

Les *ordures de chaque ménage* doivent être soigneusement vidées, *au moins chaque soir*, dans un récipient commun à tous les locataires. L'emplacement choisi pour cette caisse doit être tel que les émanations n'en puissent parvenir dans les appartements.

2° Eaux ménagères. — Elles ne doivent jamais être jetées au ruisseau. Il faut proscrire absolument les *trous perdus, puisards, citernes* destinés parfois à recevoir les eaux ménagères; car le sol est saturé bientôt de matière organique qui ne s'y oxyde pas et tôt ou tard contamine les puits voisins.

Dans les villes qui possèdent des égouts, les tuyaux des éviers aboutissent trop souvent dans ces égouts par un tuyau de descente largement ouvert à la partie supérieure (fig. 27); dans certaines maisons même, les eaux des éviers sont reçues dans des seaux disposés au-dessous et versées avec les urines et les eaux de toilette dans les *plombs*. On appelle ainsi des sortes d'entonnoirs placés à la hauteur d'une

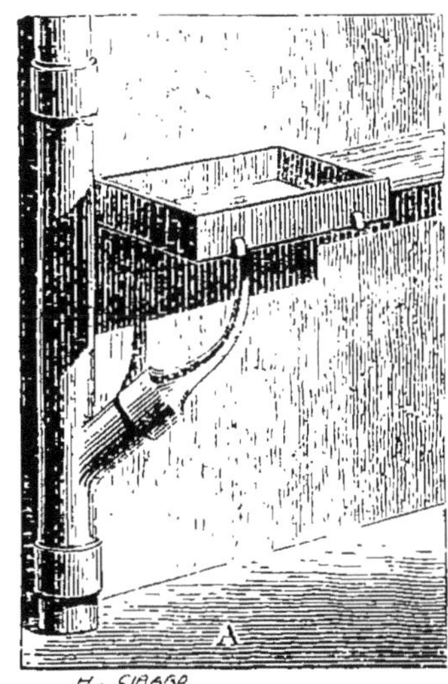

Fig. 27. — **Évier insalubre**. Le tuyau d'écoulement de l'évier se rend directement au tuyau de descente. L'air malsain de l'égout peut donc facilement pénétrer dans la pièce où se trouve l'évier.

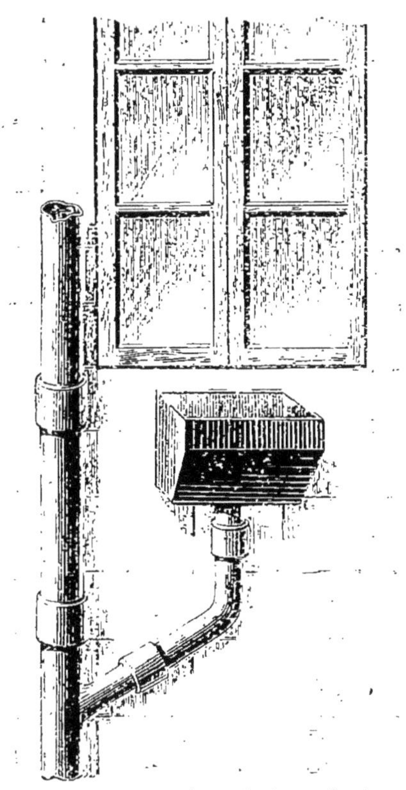

Fig. 28. — **Plomb insalubre**. L'air impur de l'égout et du tuyau de décharge pénètre dans la chambre chaque fois qu'on ouvre la fenêtre.

fenêtre (fig. 28) et communiquant avec l'égout.

Il est facile de concevoir l'insalubrité de tels dispositifs qui établissent une communication directe de la maison avec l'égout, et qui ramènent vers l'habitation des gaz pestilentiels.

Si on conserve les éviers et les plombs, il faut les munir d'appareils interceptant toute communication entre l'air de l'appartement et l'atmosphère de l'égout; les plus employés sont l'obturateur à cloche et le siphon (fig. 29). Ce dernier est muni de tampons permettant son nettoyage, lorsque des détritus s'y sont accumulés; souvent il est ventilé à sa partie supérieure par un tube

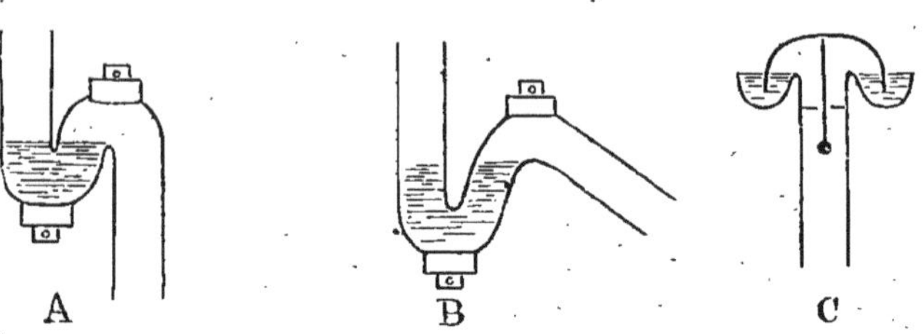

Fig. 29. — A, B, siphons d'écoulement.
C, obturateur à cloche, bonde syphoïde.

s'ouvrant au dehors : ainsi il ne risque pas de se siphonner lui-même (fig. 30).

3° Déjections humaines. — En tout temps, ce sont les matières les plus dangereuses; lorsqu'une épidémie se déclare (fièvre typhoïde, choléra), ces déjections sont particulièrement redoutables.

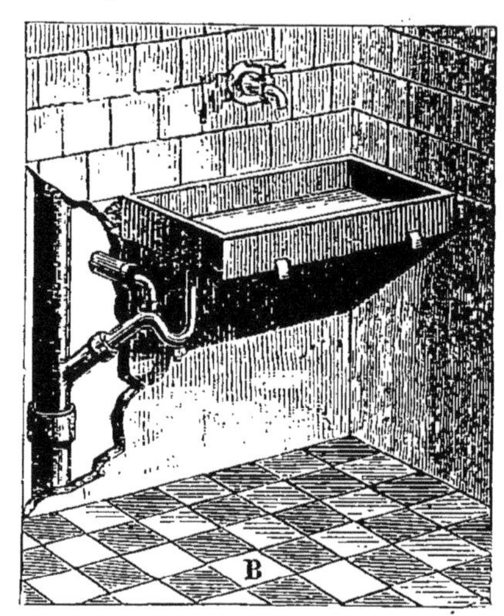

Fig. 30. — **Évier salubre** pourvu d'un siphon obturateur ventilé au sommet par un tube coudé qui s'ouvre au dehors. Le siphon ne peut ainsi se vider complètement.

Les cabinets d'aisances sont parfois établis en dehors de l'habitation; dans ce cas, ils offrent peu de danger. Mais il est commode, surtout pour la nuit, d'en avoir dans l'appartement même : ce qui a lieu presque toujours dans les villes. On doit *rigoureusement appliquer* à leur installation et à leur entretien les règles que l'hygiène a formulées.

Cabinets d'aisances insalubres. — A la campagne, les cabinets d'aisances sont trop souvent réduits à la plus grande simplicité : un trou creusé dans le sol et une planche percée au-dessus ; nous verrons plus loin comment on peut néanmoins les rendre salubres. Dans certaines villes et pour les cabinets fréquentés par beaucoup de personnes, on trouve les latrines dites à la turque : le sol est formé par une dalle percée d'un trou généralement étroit et presque toujours, à cause de cela, souillé d'une façon horrible ; des gaz infects et malsains s'exhalent de ces latrines.

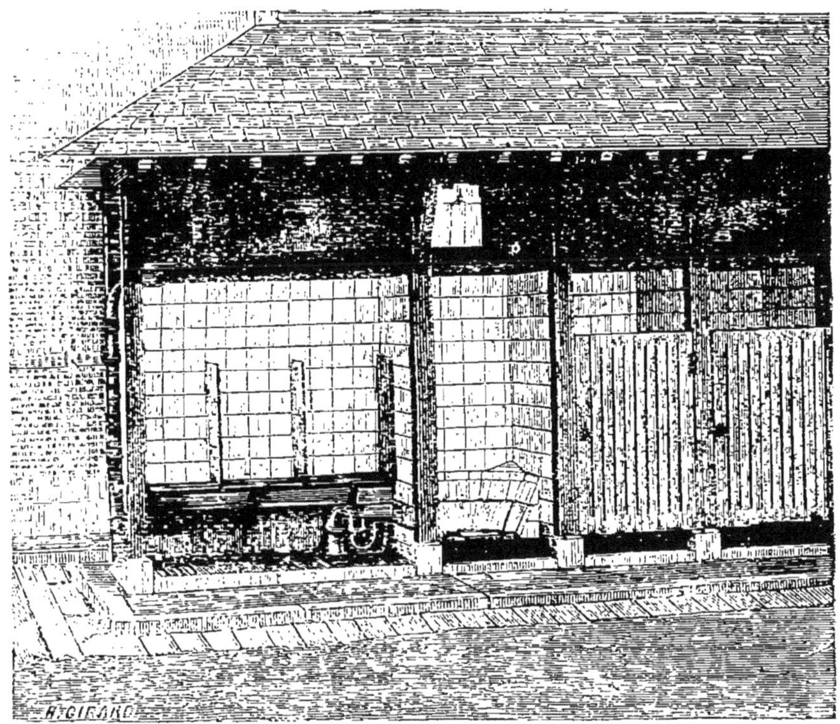

Fig. 31. — **Cabinets publics salubres (à la turque) avec urinoirs.** Les parois en sont revêtues de faïence. Un appareil de chasse placé sous le toit, débite par intermittence une grande masse d'eau dont une partie balaye l'auge ; l'autre partie, passant sous une grille, entraîne à la fois les souillures du sol de l'urinoir et des cabinets ; elle délaye, en outre, les matières fécales qu'elle conduit des cabinets à l'égout par l'intermédiaire d'un siphon disposé sous chaque orifice. (Voir aussi la fig. 32.)

Les cabinets d'aisances des appartements sont constitués le plus souvent par une simple cuvette munie d'une soupape, obturant toujours très incomplètement, soupape qu'on peut faire mouvoir à l'aide d'une tige. La cuvette communique avec un tuyau allant rejoindre le tuyau de chute commun à tous les étages. On n'y fait couler d'eau que le strict nécessaire.

Le siège est souvent mal entretenu; on finit par s'y accroupir au lieu de s'y asseoir; il est affreusement sali au bout de peu de temps.

Cabinets d'aisances salubres. — Le seul moyen d'intercepter complètement l'air du tuyau de descente consiste dans l'emploi d'un siphon (fig. 33) adapté à

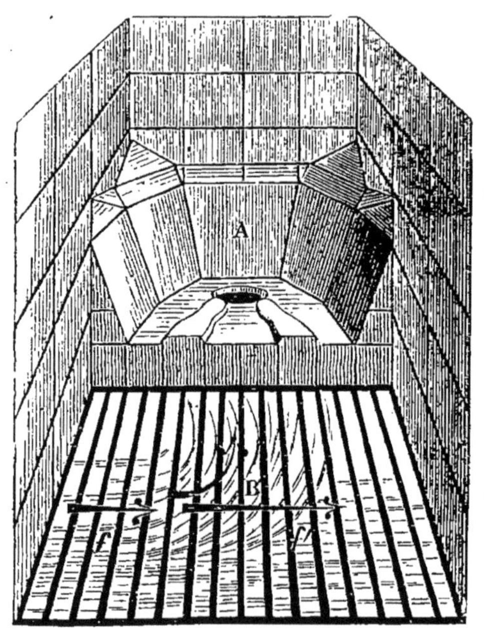

Fig. 32. — Agrandissement d'un cabinet salubre de la figure 31. A, siège et orifice d'un cabinet au-dessous duquel se trouve un siphon. B, grille sous laquelle se trouve un courant d'eau *f*, *f'*, se rendant d'une part au cabinet suivant à droite, d'autre part au siphon placé au-dessous de l'orifice A.

l'orifice et ventilé comme pour les éviers (fig. 30). Si on conserve la disposition à la turque (fig. 31 et 32), les parois et le sol doivent être recouverts d'une substance aussi imperméable que possible, ciment, verre, faïence.

Des lavages fréquents, automatiques dans le cas de latrines publiques, les maintiendront dans un état constant de propreté. Ces lavages abondants ne sont guère possibles dans le cas de fosses fixes qui seraient bientôt remplies et nécessiteraient une vidange trop fréquente. Pour les cabinets particuliers il est préférable d'employer une cuvette en porcelaine, de lavage facile, sur laquelle on s'assied directement. On peut appliquer sur cette cuvette un siège en bois mobile, verni ou ciré, peu absorbant et d'un entretien commode (fig. 33).

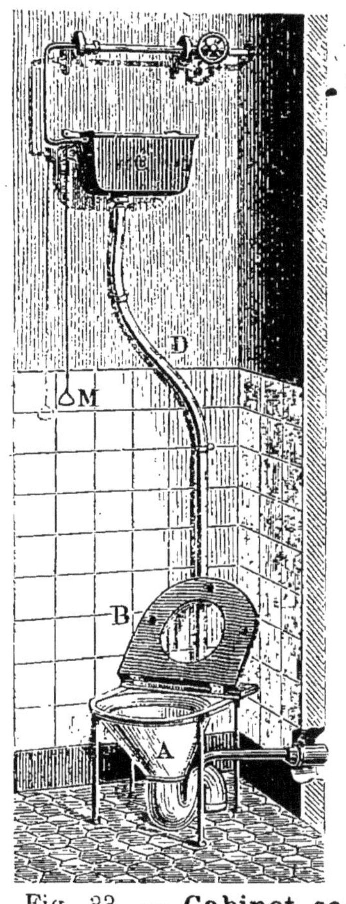

Fig. 33. — **Cabinet salubre.** A, cuvette en porcelaine avec siphon ventilé. B, siège en bois (relevé dans la figure). C, réservoir d'une contenance de 10 litres, se remplissant d'eau automatiquement. A l'aide d'une manette M, on fait écouler en une fois les dix litres d'eau par le tube D, pour laver la cuvette A.

Les matières fécales sont tantôt collectionnées pendant un temps plus ou moins long (fosses fixes, fosses mobiles), tantôt évacuées immédiatement (tout à l'égout); parfois on utilise un moyen terme (tinettes filtrantes).

Fosses fixes. — C'est le système le plus usité. Les fosses sont des récipients en maçonnerie placés au-dessous du niveau du sol.

La prudence exige qu'on les creuse, non sous l'habitation elle-même, mais à une certaine distance et à l'extérieur des fondations. Afin d'éviter toute infiltration en général et tout dégagement de gaz putrides dans les appartements, on doit pourvoir la fosse fixe de *parois absolument imperméables*, en *clore la partie supérieure à l'aide d'une plaque également imperméable* (dalle ou plaque de fonte) et y disposer un *tuyau de ventilation* qui, partant de la partie supérieure de la fosse, s'élève au-dessus du toit. Il est même prudent, pour activer le tirage, que ce tuyau soit accolé aux cheminées des cuisines. Ainsi les gaz putrides s'échapperont à un niveau où ils ne pourront guère altérer l'atmosphère de l'habitation. Toutefois les habitants des étages supérieurs ne sont qu'insuffisamment protégés contre ces émanations.

Inconvénients des fosses fixes. — Le tuyau d'aération dans certains cas peut fonctionner en sens inverse et produire un appel d'air; si les appareils d'obturation dans les cabinets fonctionnent mal ou ferment incomplètement (fermetures à soupape), ils permettront l'accès, dans l'habitation, d'une partie des gaz malsains produits dans la fosse (acide sulfhydrique, plomb des vidangeurs). Enfin, si l'étanchéité parfaite des parois d'une fosse fixe est réalisée lors de sa construction, des fissures ne tardent pas cependant à s'y produire et la contamination des eaux d'alimentation est à redouter.

Il faut vider aussi souvent que possible les fosses fixes ; mais malgré les moyens assez perfectionnés dont on dispose dans les villes (aspiration dans des récipients clos par exemple), cette vidange ne s'opère pas sans le dégagement, dans l'atmosphère, de gaz nauséabonds et de particules dangereuses, même après désinfection de la fosse par le sulfate de fer (vitriol vert). Combien ces inconvénients sont-ils exagérés lorsque la vidange est faite avec des seaux ! (moyen primitif qu'on applique trop souvent dans certaines villes).

En temps d'épidémie, il est bon de désinfecter les fosses fixes par les sels de fer, de cuivre, de zinc, bien que ces moyens ne soient pas complètement efficaces.

Les sels de mercure sont plus actifs ; malheureusement ils sont coûteux et dangereux (voyez page 172).

Le sulfate de fer détruit l'acide sulfhydrique en l'oxydant.

A la campagne, on peut assainir les cabinets primitifs dont nous avons parlé plus haut, en utilisant le pouvoir oxydant considérable du sol. Après chaque visite, il suffit de recouvrir les matières fécales avec trois ou quatre fois leur poids de terre sèche. Les cabinets sont rendus presque inodores et les produits secs de vidange, qui en sont extraits au moins deux fois par an, constituent un excellent engrais. A la ville, un tel procédé n'est pas applicable.

Fosses mobiles. — Ce sont des récipients en tôle, d'une capacité de 1 à 2 hectolitres environ, placés sous le tuyau de chute ; on les enlève quand ils sont pleins, ou mieux tous les jours. Les fosses mobiles présentent sur les fosses fixes l'avantage que les déjections humaines séjournent peu dans l'habitation ; mais leur enlèvement est coûteux.

Système du tout à l'égout.— Il assure l'évacuation immédiate des matières fécales et eaux ménagères avant toute fermentation, permet un lavage abondant des cabinets d'aisances et réalise pour l'habitation l'idéal que se propose l'hygiéniste. Ce système nécessite la dépense d'une grande quantité d'eau : il faut, en effet, dans les cabinets et sur le trajet de la canalisation, installer des réservoirs de chasse pour délayer et entraîner les matières solides, par les égouts, en dehors des villes et sans stagnation possible. A ces matières se joignent les eaux de pluie et de lavage des chaussées. Le tout à l'égout se relie donc d'une manière intime à l'hygiène de l'agglomération urbaine dont la réalisation dépend de deux facteurs principaux : 1° établissement d'un bon réseau d'égouts sillonnant la ville de toutes parts ; 2° adduction d'une grande quantité d'eau, aussi pure que possible.

En France, le tout à l'égout est encore beaucoup discuté, parce qu'on n'a pas suffisamment compris que le délayage des matières fécales nécessite l'emploi d'une énorme quantité d'eau; aussi l'application de ce système est-elle peu répandue.

Le plus généralement (système des égouts unitaires), les tuyaux des cabinets d'aisances et des éviers, munis de siphons en plusieurs endroits de leur trajet, sont en relation directe avec l'égout qui traverse la rue ; parfois il existe une canalisation spéciale *à petite section* ne recevant que les matières fécales et les eaux ménagères; alors, de nombreux réservoirs de chasse sont disposés le long de la canalisation et empêchent toute stagnation. Ce système, un peu plus compliqué que le premier, est moins fréquemment employé.

Tinettes filtrantes. — En principe, l'emploi des tinettes a pour objet la séparation des matières sèches et des matières liquides; ces dernières sont seules conduites à l'égout, tandis que les matières solides, retenues dans les tinettes, sont enlevées par les méthodes de vidange ordinaire. Une *tinette filtrante* consiste en une fosse mobile divisée en deux parties inégales par une cloison verticale percée de trous. Les matières fécales tombent dans le plus grand compartiment, les liquides traversent la cloison perforée et se rendent à l'égout : telle est, du moins en théorie, la marche de l'appareil ; en pratique, ou bien les trous de la plaque sont petits pour ne laisser passer guère que le liquide, alors ils sont bientôt bouchés et l'on a la fosse mobile ordinaire ; ou bien ils ont un grand diamètre, les matières, délayées par l'eau de lavage, passent toutes et la tinette ne retient que le papier. Malgré sa complication plus grande, le système des tinettes filtrantes n'est plus alors que l'« hypocrisie du tout à l'égout ».

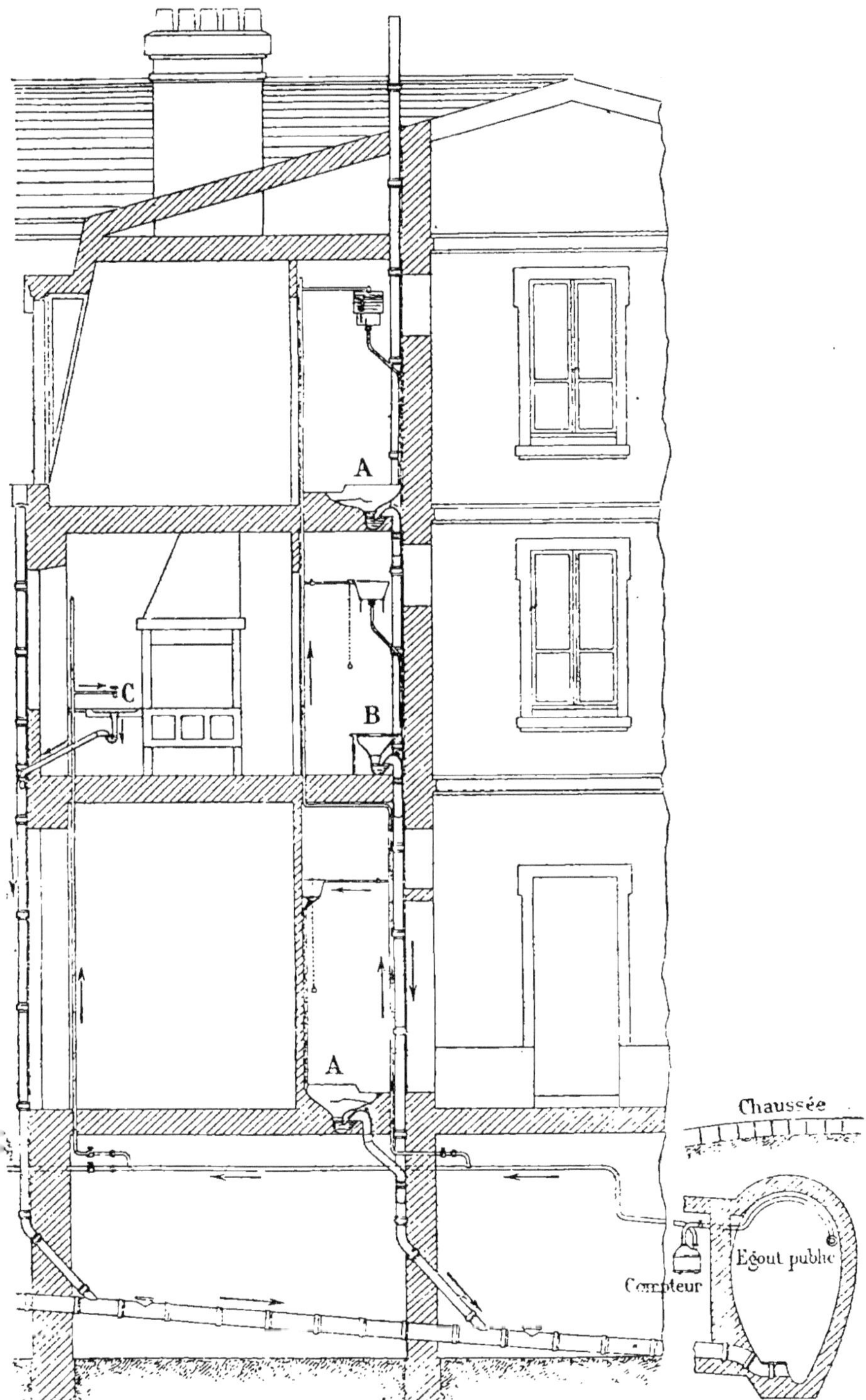

Fig. 34. — Circulation de l'eau potable, des eaux ménagères, des eaux d'égout dans la maison hygiénique.

§ 3. — DESTINATION DES EAUX D'ÉGOUT

Si l'application du tout à l'égout présente les avantages considérables que nous avons signalés au point de vue de la salubrité de l'habitation, encore faut-il que ces avantages ne s'acquièrent pas en infectant les localités où sont déversées les eaux impures.

Divers procédés sont employés pour éloigner ces eaux : — 1° projection à la mer ; — 2° déversement aux cours d'eau ; — 3° traitement chimique ; — 4° épuration par le sol.

1° **Projection à la mer.** — Le procédé qui paraît le plus rationnel au premier abord consiste à conduire ces résidus à la mer, où il semble qu'ils disparaîtront inaperçus. Mais, outre que ce procédé est très coûteux pour les villes un peu éloignées du littoral, il détermine une perte considérable, celle de l'engrais que représentent ces résidus, et qu'on estime annuellement à 40 millions de francs pour Londres seulement. De plus, ces immondices, ne pouvant être conduits en pleine mer, sont étalés par la marée sur le rivage qui devient inhabitable, tant pour les baigneurs que pour les pêcheurs dont les captures sont réduites dans de fortes proportions.

2° **Déversement aux cours d'eau.** — C'est là un moyen plus économique, mais les conséquences en sont fâcheuses sur une longueur assez considérable du parcours des fleuves ainsi souillés.

A ce point de vue, 2 facteurs sont à envisager : — 1° la quantité de débris organiques dont il faut se défaire ; — 2° le débit du cours d'eau.

Le déversement des immondices aux cours d'eau est assez inoffensif, si une faible quantité d'eau d'égout est diluée dans un fleuve à débit considérable : ainsi la souillure du Rhin à Cologne est très faible relativement à celle que subissait autrefois la Tamise, avant que les eaux d'égout de Londres fussent envoyées directement à la mer : Cologne n'a que 150 000 habitants ; Londres, 3 à 4 millions ; le Rhin débite à Cologne 82 millions de mètres cubes par jour ; la Tamise, à peine 2 millions : c'est-à-dire que la Tamise, dont le débit est quarante fois plus faible à Londres que celui du Rhin à Cologne, recevait vingt fois plus de matières organiques.

La Seine a reçu longtemps la majeure partie des eaux d'égout de Paris et de sa banlieue : 350 000 mètres cubes environ par jour, comprenant la vidange de 30 000 tinettes filtrantes et chutes directes à l'égout ; or, elle ne débite souvent en été que 45 mètres cubes à la seconde, soit 4 millions de mètres cubes environ par jour : ainsi, d'après le calcul de Gérardin, l'eau d'égout pouvait n'être diluée dans l'eau de Seine que dans le rapport de 1 à 13. La Seine constituait donc, en été surtout et pour les populations riveraines en aval, une véritable source d'infection et un sérieux danger, ses eaux étant souvent employées pour l'alimentation [1].

3° **Épuration chimique.** — On a tenté, avant de rejeter les eaux d'égout aux fleuves, de les soumettre à une épuration chimique. Cette épuration nécessite des bassins de repos d'étendue considérable, n'enlève guère que les matières en suspension dans l'eau et laisse les matières organiques dissoutes : elle est donc inefficace ; de plus, elle est dispendieuse.

4° **Épandage des eaux d'égout.** — Le procédé incontestablement le plus avantageux consiste à utiliser le sol lui-même pour la purification des eaux.

Si le terrain choisi est assez perméable pour que l'air

1. Dilution de l'eau d'égout dans diverses rivières.

			1 litre d'eau d'égout est dilué	
A Londres (Tamise)	3 à 4 000 000 hab.	dans	4 litres 40	d'eau de rivière
— Paris (Seine)	2 500 000 —	—	13 —	—
— Munich (Isar)	200 000 —	—	85 à 144	—
— Francfort (Mein)	137 000 —	—	1 000 —	—
— Cologne (Rhin)	150 000 —	—	3 600 —	—

le pénètre abondamment, le ferment nitrique (aérobie) et la végétation, détruisent rapidement la matière organique. Le sable, le calcaire, même les argiles sablonneuses conviennent bien. Le terrain d'épandage est nivelé en pente douce; il est drainé, divisé par des rigoles nombreuses et méthodiquement tracées, entouré de canaux d'évacuation pour les eaux épurées. On estime qu'un hectare peut épurer de 8 à 10000 mètres cubes d'eau par an (100000 d'après quelques auteurs); cette quantité est variable d'ailleurs avec la composition du sol et l'état d'impureté de l'eau. L'irrigation doit se faire par intermittences; il faut ameublir souvent le sol pour lui rendre toute sa porosité.

Le sol ainsi traité permet des cultures très variées. A Gennevilliers, on y cultive surtout les plantes (légumes) qui se prêtent à une culture intensive, puisque l'engrais est abondant. Partout les résultats que fournissent ces cultures sont remarquables; non moins remarquable est l'épuration de l'eau.

État de l'eau épurée. — Marié-Davy a reconnu que l'épuration ne laisse que 6 grammes d'azote à l'état organique sur 2262 grammes existant dans l'eau à épurer (soit 0,265 pour 100); 11 gr. d'azote à l'état ammoniacal sur 10597 gr. (soit 0,103 pour 100).

Au point de vue bactériologique, on trouve, d'après M. Miquel :

	Bactéries par c. c.
Eau d'égout de Paris..............	13800000
Eau des drains de Gennevilliers.....	7000

Parmi les bactéries qui persistent ainsi dans les eaux épurées, se trouve-t-il des bactéries pathogènes? Telle est la plus grave objection qui ait été opposée à la pratique du tout à l'égout avec épuration par le sol Il est acquis que la bactéridie charbonneuse et le vibrion septique peuvent être conservés; quant aux autres microbes, on n'a pas de données à leur sujet.

État sanitaire des terrains d'épandage. — Les statistiques nous apprennent que, dans les régions irriguées par les eaux d'égout, la mortalité n'est pas supérieure à celle des pays voisins; peut-être même est-elle atténuée.

A Heubude (irrigation de Danzig), la mortalité est tombée de 4,89 à 3.52 pour 100, depuis l'inauguration des cultures.

« Régulièrement, dit M. Arnould, l'irrigation transforme en oasis des terrains désolés. Tous les visiteurs sont frappés de l'aspect frais et riant du domaine d'Osdorf, au milieu de cette zone inculte et infertile qui environne Berlin. Aussi les maisons de campagne se pressent-elles autour de ce bouquet de verdure. L'école des Cadets de Lichterfeld borde le domaine d'Osdorf, comme les terrains de Craigentinny (irrigation d'Edimbourg) entourent un asile d'enfants et avoisinent des casernes où l'on se porte aussi bien que dans d'autres établissements congénères. »

La population de Gennevilliers est montée de 2186 habitants en 1869 à 4443 en 1886. La mortalité, qui était de 32 pour 1000 en 1865, est descendue à 25 pour 1000 en 1876, à 22 pour 1000 en 1882. « La commune n'a pas eu de fièvre typhoïde depuis longtemps, elle a échappé au choléra de 1884; la fièvre intermittente y est tout aussi rare que dans les communes plus éloignées où l'on n'irrigue pas; spécialement on n'y voit ni charbon ni septicémie. »

Conclusion. — De tous les modes d'évacuation de déchets organiques, le système du tout à l'égout installé d'une manière normale, c'est-à-dire avec une dilution abondante et une canalisation parfaite des égouts, est le système auquel il faut accorder la préférence. Les critiques dont il a été l'objet portent à faux, si les eaux souillées sont épurées par un épandage intelligemment fait, lequel est une source de richesses pour les contrées où il est appliqué.

CHAPITRE VI

LA MAISON D'ÉCOLE

A l'hygiène de l'habitation se rattache celle de la maison d'école que nous allons envisager au double point de vue de son *installation matérielle* et des *précautions à prendre pour éviter les maladies contagieuses.*

L'enfant, appelé à vivre dans ce milieu, à une période de son existence où toutes les causes extérieures ont sur lui une répercussion si marquée, doit y rencontrer les circonstances les plus favorables à son développement normal. Il doit y respirer un air pur, conserver au moins les qualités naturelles de ses organes des sens, n'éprouver aucune malformation et sauvegarder sa santé; nous ajouterons que la classe doit être propice au travail.

Sur l'avis d'une commission spéciale fut élaboré en 1880, pour la construction et l'ameublement des maisons d'école, un règlement auquel sont conformes les indications suivantes.

Emplacement et dimensions. — L'emplacement de l'école sera choisi d'après les règles posées p. 152.

Les murs n'auront jamais une épaisseur moindre de 0m40 s'ils sont en moellons, 0m35 s'ils sont en briques; ainsi les variations de la température ne s'y feront pas trop sentir.

Le sol du rez-de-chaussée sera exhaussé de 0m60 à 0m70 au-dessus du niveau extérieur, établi sur cave ou isolé du sol par des espaces vides.

Le nombre maximum de places par classe sera de 50, les dimensions de la salle calculées de façon à assurer à chaque élève une surface minimum de 1m25 à 1m50 et une capacité de 5mc.

Disposition des salles. — La hauteur sous plafond sera de 4 mètres au moins; et, en cas d'éclairage unilatéral, afin que toutes les parties de la salle reçoivent une lumière suffisante, la hauteur devra être au moins égale aux deux tiers de la largeur de la classe, augmentés de l'épaisseur du mur dans lequel les fenêtres sont percées : les plafonds seront plans et unis, enduits de plâtre, sans saillies qui retiennent la poussière; il n'existera pas de corniches autour des murs; les angles seront remplacés par des surfaces arrondies. On recouvrira les murs d'un enduit qui en rendra la surface unie; ainsi les poussières ne s'y déposeront pas et les nettoyages en seront plus faciles.

Le sol des classes sera revêtu d'un parquet en bois dur, scellé sur bitume, lorsque la chose sera possible, disposition des plus favorables également pour le nettoyage et l'imperméabilité.

Éclairage. — Avant de parler des modes d'éclairage, nous devons dire un mot d'une affection très grave, la *myopie*, qui tend à devenir très fréquente dans les écoles.

Myopie. — La myopie consiste en une déformation du globe de l'œil qui ne permet de voir que les objets à faible distance. Elle est contractée facilement par les jeunes enfants, grâce à leur tendance à regarder, toujours de trop près, leurs livres ou la page qu'ils écrivent. Un certain nombre d'enfants naissent myopes, mais la plupart des myopes adultes ont contracté cette infirmité à l'école. On constate, en effet, qu'elle est de plus en plus fréquente dans les classes supérieures, où elle atteint parfois une proportion énorme : on cite une promotion de l'École polytechnique qui comptait 35 myopes sur 100 élèves.

Dans les écoles des villes, la proportion des élèves

myopes est plus forte que dans les écoles de campagne (11,5 au lieu de 1,4 p. 100). Le fait trouve son explication dans le genre de vie des élèves : en dehors des heures de classe, les enfants des campagnes jouissent d'horizons plus étendus, leurs yeux subissent moins la fatigue qui résulte des lectures fréquentes auxquelles s'adonnent les jeunes citadins et de la contemplation peu récréative des maisons voisines.

Pour éviter la myopie, il faut habituer les enfants à ne fixer leurs livres ou leurs cahiers qu'à une distance de 30cm au moins, sauf dans le cas de myopie commençante où l'œil peut s'approcher à 25cm ; si le travail est impossible dans ces conditions, on fera usage de verres correcteurs (lunettes ou lorgnons). *L'attention doit aussi se porter sur la composition typographique des livres et sur le mode d'écriture*, tout particulièrement pour les enfants de 5 à 7 ans. Il faudra choisir pour ces derniers de *gros caractères*, capables d'être facilement distingués par une vue normale à la distance d'au moins 80cm.

L'écriture en fin devrait être bannie dans les petites classes

L'écriture droite, qui nécessite une attitude plus naturelle que l'écriture penchée anglaise, *devrait être seule pratiquée.*

Éclairage naturel. — Les classes devront être bien éclairées : une lumière insuffisante nous contraint à rapprocher davantage le livre; il en résulte des efforts d'accommodation qui déterminent la myopie.

L'éclairage unilatéral sera adopté de préférence, de telle sorte que les enfants reçoivent la lumière à leur gauche. Mais il faudra disposer d'un jour suffisant dans ces conditions, établir une proportion convenable entre la hauteur des fenêtres et la largeur de la classe, pratiquer des baies sur la face opposée aux fenêtres, afin d'aérer et d'introduire le soleil pendant l'absence des élèves.

Sinon, on aura recours à l'éclairage bilatéral en faisant arriver plus de lumière par la gauche que par la droite. On ne percera jamais de baies dans le mur qui fait face à la table du maître, ni à plus forte raison dans celui qui fait face aux élèves.

L'éclairage par un plafond vitré est interdit; il porte à placer le livre horizontalement : ce qui entraîne une attitude funeste pour la vue et déplorable pour le développement du corps.

Les fenêtres seront rectangulaires et non de forme ronde ou ogivale, afin de ne pas restreindre la lumière qui vient d'en haut; pour la même raison, le dessous du linteau des fenêtres devra atteindre le niveau du plafond. La largeur totale des baies à gauche sera au moins égale à l'espace occupé par les tables.

Éclairage artificiel. — L'élève doit disposer, quand il en est besoin, d'une lumière artificielle à peu près aussi intense que la lumière du jour.

Il faut rejeter les becs à feu nu dont la lumière est vacillante; on les entoure d'une cheminée de verre qui rend la flamme fixe et plus brillante; un réflecteur ou abat-jour renverra vers le sol les rayons dirigés vers le plafond, qui eussent été perdus.

Mais *combien préférable serait ici l'usage des lampes à incandescence qui n'élèvent pas la température et ne vicient pas l'atmosphère?* (page 47.)

L'éclairage par l'huile et le pétrole n'est que rarement employé. Au point de vue de l'hygiène de la vue, ce moyen présente peut-être le moins d'inconvénients, si on a soin de multiplier les foyers lumineux. La source lumineuse étant rapprochée le plus possible de l'élève (50^{cm} environ), l'éclairage devient suffisant ; en disposant de façon convenable le réflecteur, on peut alors soustraire l'œil aux rayons directs de la lampe.

Chauffage. — Dans les grands établissements, on pratique généralement le chauffage au moyen de calorifères dont nous avons parlé, p. 45.

Le règlement de 1880 prévoit seulement le chauffage par poêles qui est le plus fréquemment employé : il prescrit un appareil de dimensions telles que la température oscille entre 14 et 16°, température indiquée par un thermomètre placé à une assez grande distance de l'appareil de chauffage.

Le poêle prendra à l'extérieur l'air pur nécessaire à la combustion et à la ventilation. Il sera pourvu d'un réservoir contenant de l'eau qui, en s'évaporant, entretiendra dans l'air le degré d'humidité nécessaire (page 40). Il comprendra une double enveloppe métallique ou en terre cuite, plus une grille protectrice extérieure, et sera placé à une distance d'au moins $1^{m}25$ des élèves.

On interdit de faire passer le tuyau obliquement au-dessus de la tête des enfants.

Le poêle en fonte à feu direct est interdit. (Nous en avons déjà exposé les raisons, page 42.)

Mobilier scolaire. — Les tables horizontales ou peu inclinées, déterminent une congestion de la tête et de l'œil, en forçant l'élève à se pencher en avant. L'absence de dossiers, le défaut d'harmonie entre les dimensions et les positions relatives de la table et du banc d'une part, la taille de l'enfant d'autre part, provoquent chez celui-ci une gêne qui a pour effet sa mauvaise tenue. Développement de la myopie, attitude vicieuse : tels sont les graves inconvénients d'un mobilier scolaire défectueux.

Le règlement de 1880 prescrit, avec juste raison, 5 types différents pour les tailles de 1^{m} à $1^{m}50$. L'instituteur mesurera ses élèves à la rentrée et pourra ainsi donner à chacun une table proportionnée à sa taille.

Les tables-bancs seront à 1 ou 2 places, de préférence à 1 place.

L'inclinaison de la tablette à écrire, peinte en noir et cirée, variera de 15 à 18°. Le banc sera fixe, légèrement incliné et muni d'un dossier. Quant à la position relative de la table et du banc, on recommande que la verticale du bord inférieur de la tablette rencontre le bord antérieur du banc.

Soins de propreté. — Ils s'appliquent à l'enfant et à la salle d'école.

1° ***Élèves.*** — Le règlement prescrit des lavabos dans les préaux, outre une fontaine avec vasque dans la cour; *toute l'eau mise à la disposition des élèves doit être de l'eau de source de bonne qualité.*

Avant chaque entrée en classe, les enfants seront soumis à une inspection de propreté; après chaque récréation, ils se laveront les mains.

2° ***École.*** — La salle doit être balayée au moins une fois par jour, mais jamais pendant une classe, parce qu'il faut que la poussière ait eu le temps de retomber et d'*être essuyée* (et non époussetée au plumeau), avant la rentrée des élèves.

Tout étant disposé pour une bonne ventilation, il ne faut pas la négliger. Pendant toute récréation, la salle sera ouverte largement pour donner accès à l'air et au soleil s'il se peut (page 181).

Chaque année, au moment des grandes vacances et à Pâques au moins, il convient de procéder à un nettoyage général des planchers et des murs, et même à une désinfection. L'un des moyens les plus simples et les plus efficaces consiste en un lavage au savon noir, puis avec une solution désinfectante [eau de Javel ou solution de chlorure de chaux; sublimé à 1 p. 100 additionné de 1 gramme d'acide chlorhydrique ou de 10 grammes de sel de cuisine par litre; acide phénique ou phénol à 5 p. 100].

Maladies contagieuses. — Nous ne pouvons mieux faire que de reproduire ici le règlement modèle annexé à l'arrêté ministériel en date du 18 août 1893, *relatif aux prescriptions hygiéniques à observer dans les écoles primaires pour prévenir et combattre les épidémies.*

Arrêté :

ARTICLE PREMIER. — Les prescriptions hygiéniques à prendre dans les écoles primaires publiques pour prévenir et combattre les épidémies sont fixées dans tous les départements par arrêté du préfet.

ART. 2. — Elles sont rédigées d'après les indications contenues dans le règlement modèle ci-annexé.

[Le Préfet de la Seine vient de publier, à la date du 27 octobre 1894, le règlement applicable aux écoles de Paris; nous compléterons le premier à l'aide de celui-ci, et nous substituerons au chapitre III du règlement modèle le chapitre correspondant du règlement de la Ville de Paris, dont la rédaction nous a paru préférable.]

RÈGLEMENT MODÈLE

RELATIF AUX PRESCRIPTIONS HYGIÉNIQUES A PRENDRE DANS LES ÉCOLES PRIMAIRES POUR PRÉVENIR ET COMBATTRE LES ÉPIDÉMIES

annexé à l'Arrêté ministériel du 18 *août* 1893[1].

CHAPITRE PREMIER

Mesures générales à prendre pour éviter l'éclosion des maladies contagieuses.

ARTICLE PREMIER. — Les écoles doivent être pourvues d'eau pure (eau de source, eau filtrée ou bouillie). L'eau pure sera seule mise à la disposition des élèves.

ART. 2. — Les cabinets d'aisances des écoles ne doivent pas communiquer directement avec les classes.

Les fosses doivent être étanches et le plus possible éloignées des puits.

ART. 3. — Pendant la durée des récréations et le soir après le départ des élèves, les classes doivent être aérées par l'ouverture de toutes les fenêtres (des portes et des impostes des cloisons latérales).

1. Le texte entre parenthèses se rapporte au Règlement de la Ville de Paris, publié le 27 octobre 1894.

ART. 4. — Le nettoyage du sol ne doit pas être fait à sec par le balayage, mais au moyen d'un linge ou d'une éponge mouillée promenée sur le sol. (Emploi exclusif de sciure imprégnée d'un liquide antiseptique.)

ART. 5. — Hebdomadairement, il est fait un lavage du sol à grande eau et avec un liquide antiseptique. — Un lavage analogue des parois doit être fait au moins deux fois par an, notamment aux vacances de Pâques et aux grandes vacances (et chaque fois qu'une épidémie est déclarée).

ART. 6. — La propreté de l'enfant est surveillée à son arrivée. Chaque enfant doit se laver les mains au lavabo avant la rentrée en classe, après chaque récréation. (Un bain de propreté est, autant que possible, pris hebdomadairement par chaque enfant, sauf avis contraire du médecin-inspecteur.)

CHAPITRE II

Mesures générales à prendre en présence d'une maladie contagieuse.

ART. 7. — Le licenciement de l'école ne doit être prononcé que dans les cas spécifiés à l'article 14. Auparavant l'on doit recourir aux évictions successives et employer les mesures de désinfection prescrites ci-après :

ART. 8. — Tout enfant atteint de fièvre (indisposé) doit être immédiatement éloigné de l'école ou envoyé à l'infirmerie dans le cas d'un internat.

ART. 9 — Tout enfant atteint d'une maladie contagieuse confirmée doit être éloigné de l'école et sur l'avis du médecin chargé de l'inspection, cette éviction peut s'étendre aux frères et sœurs dudit enfant ou même à tous les enfants habitant la même maison.

ART. 10. — La désinfection de la classe est faite, soit dans l'entre-classe, soit le soir après le départ des élèves.

Elle comprend :

Le lavage de la classe (sol et parois) avec une solution antiseptique.

La désinfection par pulvérisation des cartes et objets scolaires appendus au mur.

La désinfection par lavage des tables, bancs, meubles, etc.

La désinfection complète du pupitre de l'élève malade. La destruction par le feu des livres, cahiers, etc., de l'élève malade, et des jouets ou objets qui auraient pu être contaminés dans les écoles maternelles.

Art. 11. — Il est adressé à la famille de chaque enfant atteint d'une affection contagieuse une instruction sur les précautions à prendre contre les contagions possibles et sur la nécessité de ne renvoyer l'enfant qu'après qu'il aura été baigné ou lavé plusieurs fois au savon et que tous ses habits (ses livres, cahiers, jouets et autres objets à son usage) auront subi, soit la désinfection, soit un lavage complet à l'eau bouillante.

ART. 12. — Les enfants qui ont été malades ne rentreront à l'école qu'avec un certificat médical et après qu'il se sera écoulé, depuis le début de la maladie, une période de temps égale à celle prescrite par les instructions de l'Académie de médecine.

ART. 13. — Dans le cas où le licenciement est reconnu nécessaire, il est envoyé à chaque famille, au moment du licenciement, un exemplaire de l'instruction relative à la maladie épidémique qui l'aura nécessité.

CHAPITRE III[1]

Mesures particulières à prendre pour chaque maladie contagieuse.

ART. 14. — Les mesures particulières à prendre pour chaque maladie contagieuse seront spécifiées par le médecin-inspecteur suivant les bases ci-après :

L'éviction des enfants malades jusqu'à ce qu'il se soit écoulé au moins huit jours après la cessation de tous les symptômes.

La désinfection de tout ou partie de l'école sera faite si plusieurs cas se produisent en quelques jours, malgré toute précaution.

La destruction par le feu des livres, cahiers, jouets et objets similaires restant à l'école et qui ont pu être contaminés jusqu'au jour où le malade a été renvoyé chez lui, sera toujours opérée en cas de diphtérie et exceptionnellement en cas de rougeole, d'oreillons, de coqueluche, de variole.

Pour la teigne, les enfants seront éloignés de l'école et n'y reviendront qu'après traitement et avec pansement méthodique.

Le licenciement de l'école n'aura jamais lieu qu'à titre exceptionnel.

ART. 15. — Lorsqu'un des habitants de l'école (directeur, directrice, concierges, personnes de leur famille, etc.) ou l'un de leurs enfants, sera atteint de l'une des maladies ci-dessus désignées, le malade ne pourra y rester qu'autant que le médecin-inspecteur l'aura autorisé et que l'isolement du malade et les autres mesures de prophylaxie seront rigoureusement assurés.

En aucun cas, les concierges ne pourront conserver un malade dans leur loge.

---

1. Extrait du Règlement de la Ville de Paris.

CHAPITRE VII

HYGIÈNE DE LA PROFESSION

Au sortir de l'école, l'enfant embrasse une profession à laquelle sera consacrée la plus grande partie de son existence. Il convient donc de le suivre à la ville ou à la campagne, comme ouvrier dans l'atelier industriel ou comme ouvrier rural. Entre temps, vers la vingtième année, il paiera sa dette à la patrie nous devons aussi le considérer comme militaire ou marin.

Le militaire et le marin. — Nous entrerons ici dans peu de détails. L'État, qui a tout intérêt à ménager sa défense, a édicté un certain nombre de règlements que le soldat n'a qu'à suivre, et qui relèvent des principes généraux que nous avons donnés plus haut. En les comprenant mieux, le soldat s'y soumettra d'autant plus volontiers, et s'appliquera à les mettre en pratique avec plus d'intelligence et d'à-propos.

« La jeunesse, dit le docteur Arnould, est imprévoyante et téméraire; c'est presque une tradition chez les soldats, de dépenser inutilement ses forces, d'affronter puérilement des risques sérieux, de dédaigner les conseils de l'hygiène. Il faudrait enseigner de bonne heure aux jeunes gens la vraie manière d'être brave. Les soldats doivent *mépriser les balles*, mais *redouter la fièvre.* »

Le soldat et le marin n'ont qu'à méditer cette dernière phrase, la meilleure règle de leur conduite.

L'ouvrier à la campagne et à la ville. — Le paysan respire un air vif et pur, peu riche en microbes. S'il est beaucoup plus exposé aux brusques variations de la température, au chaud et au froid, à la sécheresse et à l'humidité, il jouit de la meilleure de toutes les protections : l'endurcissement. Les maladies dues à la température entraînent une mortalité bien plus faible à la campagne qu'à la ville.

L'absence d'agglomération explique la salubrité relative dont jouit le villageois, mais celui-ci pourrait encore améliorer son hygiène.

Dans son habitation, qu'il n'utilise guère que pour manger et dormir, il ne devrait pas économiser les fenêtres; le rez-de-chaussée pourrait être élevé de quelques marches; les écuries, pour lesquelles il convient d'appliquer les mêmes règles d'hygiène qu'à l'habitation humaine, devraient être éloignées de celle-ci.

Le sol des cours reçoit souvent le fumier sur toute son étendue, le purin souille trop souvent la rue. Il conviendrait, dans l'intérêt de la santé aussi bien que de la bourse, de relever souvent le fumier, le rassembler sur une aire spéciale et recueillir le purin dans une fosse. Les latrines à la terre (v. p. 195) sont tout particulièrement indiquées ici.

Il convient de répandre à la campagne les premiers principes de l'hygiène généralement ignorés et de réagir contre cette sorte de résignation fataliste vis-à-vis des fléaux régnants ou à prévoir, dont le paysan est coutumier. Il conviendrait aussi d'y mieux organiser les secours médicaux.

A la ville, les causes d'insalubrité sont bien plus nombreuses : l'air y est plus affadi, moins tonique, presque complètement privé d'ozone. L'alimentation des ouvriers y laisse beaucoup à désirer. Les repas, souvent achetés au dehors tout préparés, coûtent cher et sont médiocres. Les bruits et les cris des rues agissent plus ou moins sur la nervosité, les accidents des rues y sont plus fréquents. Les habitudes d'intempérance s'y contractent facilement. En général la mortalité est notablement plus élevée à la ville qu'à la campagne.

En France, elle est de 26,1 pour 1 000 habitants à la ville; 21,5 pour 1000 seulement à la campagne.

En 1882 le département de la Seine a eu 26,3 décés pour 1000 habitants, alors que la population rurale française n'en avait que 19,9.

Cet excès de mortalité est encore aggravé par ce fait que les villes renferment un plus grand nombre relatif d'individus dans la force de l'âge; il tient surtout aux maladies contagieuses et particulièrement à la tuberculose (v. p. 137). L'alcoolisme et le suicide sont aussi plus fréquents à la ville.

Pour ces raisons et pour d'autres encore la désertion des campagnes pour les villes est une véritable aberration.

INFLUENCE DU TRAVAIL MANUEL SUR LA SANTÉ

La plupart des industries, on pourrait presque dire toutes les industries, sont insalubres (Ch. de Freycinet).

Les ouvriers travaillent tantôt à l'air libre (cultivateurs, maçons, bûcherons), tantôt dans un air limité comme celui des ateliers (mécaniciens, forgerons, verriers) parfois dans une atmosphère voisine du *confinement* (filateurs, teinturiers), certains travaillent dans les entrailles de la terre (mineurs); d'autres, en petit nombre, il est vrai, sous l'eau et dans l'air comprimé (scaphandriers et fonceurs de piles de ponts).

De l'atelier. — Il sera soumis aux mêmes règles que l'habitation ordinaire. On le tiendra propre par l'éloignement immédiat de tous les déchets putrescibles, de toutes les eaux inutiles et sales; on interdira aux ouvriers d'y manger, il sera bon de le laver fréquemment.

On favorisera la propreté des ouvriers en leur ménageant un lavabo; quelques usines, en utilisant les eaux de condensation des machines, pourraient procurer de l'eau chaude pour des bains. Un lavabo et un vestiaire seront surtout utiles dans les usines où on manipule des substances toxiques produisant des poussières. Les ouvriers en entrant déposent au vestiaire leurs vêtements du dehors, et à la sortie les y reprennent après s'être lavé au moins la face et les mains.

Atmosphère de l'atelier. — La température est excessive dans certains milieux industriels (forges, verreries), les ouvriers y sont exposés à des accidents locaux comme les brûlures, ou généraux comme les coups de chaleur qu'on peut prévenir par une ventilation énergique. Il sera recommandé aux ouvriers d'éviter autant que possible le passage trop brusque à des températures très différentes.

D'autres industries produisent des gaz irrespirables, acide carbonique, grisou (mines, hauts-fourneaux) ou toxiques, oxyde de carbone, vapeurs de phosphore, de sulfure de carbone, de mercure. Là aussi une ventilation énergique sera nécessaire. Ailleurs il se produit des poussières. Si les unes sont à peu près indifférentes d'autres agissent sur la muqueuse du poumon : telles sont les poussières métalliques qui causent la maladie des aiguiseurs (fabriques d'armes, coutellerie), les poussières pierreuses qui provoquent la phtisie des carriers (carriers, tailleurs de meules, cristallerie).

Il en est aussi de toxiques et par suite beaucoup plus à craindre encore (poussières de plomb, arsenicales) qui provoquent des maladies générales et chroniques.

Les poussières de cuivre et de zinc paraissent être inoffensives.

Les poussières produites par la laine ou la peau des animaux, les chiffons surtout, propagent parfois des maladies contagieuses (charbon, variole, choléra, peste).

Il faut envelopper le plus possible les machines qui produisent des poussières, aspirer celles-ci au point où elles se produisent. Les ouvriers pourront faire usage de masques destinés à filtrer l'air avant son arrivée aux organes de la respiration.

Dans la fabrication de la céruse, on ne laissera pénétrer l'ouvrier dans les chambres où elle se dépose que 24 heures après l'arrêt des machines. Le travail par humectation continue, à l'eau d'abord, puis à l'huile, atténuera beaucoup le danger de cette très insalubre industrie.

Matières dangereuses employées dans l'industrie. — Dans le chapitre précédent, nous avons énuméré « les grands poisons industriels », il est bon de les rappeler ici une nouvelle fois : le plomb, le mercure, les composés arsenicaux, le phosphore *blanc*, le sulfure de carbone; malgré les précautions les plus rationnelles, leur maniement est toujours plein de dangers. Le plomb vient en tête à cause de son emploi très répandu.

On compterait en effet une centaine de professions au moins exposées à l'intoxication saturnine; et son danger est d'autant plus grand que les ouvriers n'en soupçonnent souvent pas la présence dans les substances qu'ils manipulent.

Il convient d'y joindre les matières *explosives* si répandues aujourd'hui (dynamite, artifices, etc.) et les matières facilement *inflammables* (essences et huiles minérales).

L'État a édicté pour la fabrication et le maniement de ces substances des règlements auxquels il convient de se soumettre.

On se prémunira contre les incendies par la surveillance constante destinée à les prévenir, et en se ménageant les moyens de les éteindre promptement.

Travail des mines et dans l'air comprimé. — Si l'atmosphère de l'atelier est exposée à de nombreuses causes d'altérations, le travail dans les mines et dans l'air comprimé ne présente pas moins d'inconvénients.

Les *mineurs du fond* sont soumis à une température excessive, souvent l'eau tombe incessamment des parois de la galerie. Dans ces conditions les diverses fonctions physiologiques s'accomplissent mal, l'ouvrier se fatigue et s'use vite, la peau sous l'influence de l'humidité se ramollit et peut s'ulcérer. Les poussières de charbon exercent une action locale sur les poumons en même temps que les gaz qui se dégagent des parois. Le grisou, en se mélangeant à l'air, constitue un mélange détonant qui peut faire explosion au contact d'une flamme.

Il convient ici d'améliorer cette atmosphère, si viciée, par une ventilation énergique.

L'usage d'une bonne lampe de sûreté, des avertisseurs de grisou préviendront les explosions.

Pour travailler sous l'eau, les ouvriers plongeurs font usage du *scaphandre :* ceux qui foncent les piles de pont travaillent dans des *cloches*. Pour chaque 10 mètres de profondeur la pression s'accroît d'une atmosphère. De sorte que l'ouvrier qui travaille à 10 mètres sous l'eau supporte 2 atmosphères, à 20 mètres 3 atmosphères, etc.

On dépasse rarement dans les cloches une pression de 4 atmosphères. L'ouvrier, introduit dans une chambre intermédiaire, y est soumis progressivement à la pression qui équilibre celle de la cloche; il pénètre alors dans celle-ci où il peut travailler 2 à 6 heures consécutives sans qu'il y ait lieu à accidents graves, mais c'est la décompression à la sortie qu'il convient de surveiller : brusque, la mort en est la conséquence immédiate; trop rapide, elle donne lieu à divers accidents dont le plus grave est la paralysie. Elle doit durer au moins une demi-heure pour une pression de 2 à 3 atmosphères, et 1 heure pour une pression de 3 à 4 atmosphères. On recommande aussi pendant ce temps, de faire couvrir les ouvriers avec des vêtements secs et chauds pour éviter le froid et le dépôt de rosée qui accompagnent le décompression; en cas d'accidents pendant l'opération faire respirer de l'oxygène pur.

Accidents du travail. — Chaque profession entraîne avec soi, par la répétition d'un même mouvement, par la conservation d'une même attitude, des déformations du corps ou des membres presque inévitables.

Mais il est des accidents évitables dont les conséquences sont plus graves, et contre lesquels il convient de se prémunir.

Nous avons déjà dit un mot de ceux qui accompagnent le travail dans les mines et dans l'air comprimé. Il nous reste à parler des accidents causés par les machines, les explosions de chaudières à vapeur, l'électricité dont l'usage se généralise.

Les accidents de machines sont dus pour la plupart à l'imprudence ou à l'indocilité des ouvriers. Ceux-ci ne devront s'approcher des courroies, des volants, des engrenages qu'autant que l'exige leur travail; leurs vêtements seront serrés à la taille; on ménagera, entre les divers mécanismes, des passages suffisamment larges; on enveloppera d'une gaine protectrice les pièces en mouvement trop dangereuses; on tiendra la main à ce que les ouvriers suivent rigoureusement les règlements intérieurs établis en vue d'éviter les accidents. Pour prévenir les explosions des chaudières à vapeur, on fera examiner celles-ci à des époques plus ou moins rapprochées par un ingénieur qui s'assurera de leur bonne construction, elles seront munies de tous les appareils de sûreté nécessaires; mais il conviendra en outre que le chauffeur en surveille attentivement le fonctionnement et tienne compte de leurs indications. Jamais les soupapes ne devront être surchargées.

On tiendra compte aussi de la nature de l'eau d'alimentation pour se prémunir contre les incrustations.

Les accidents dus à l'électricité sont surtout à craindre dans les exploitations où l'électricité est utilisée à un potentiel élevé (courants de haute tension). Il conviendra ici d'isoler soigneusement les conducteurs et on évitera que les ouvriers puissent s'en approcher hors les nécessités du service. D'une façon générale il faudra veiller à l'isolement des conducteurs, et à la perfection des contacts. Si les contacts sont mauvais. ils deviennent le siège d'une résistance plus ou moins grande et par suite d'un dégagement de chaleur pouvant provoquer un incendie.

CHAPITRE VIII

NOTIONS DE POLICE SANITAIRE

§ 1. — POLICE SANITAIRE DES HOMMES

Comparaison de la natalité et de la mortalité.

Le docteur Langlet, député de Reims, a présenté à la Chambre des députés, au nom de la commission chargée d'examiner le projet de loi sur la santé publique, un magnifique rapport annexé au procès-verbal de la séance du 13 juillet 1892. Nous nous sommes inspirés de ce beau travail qui nous a fourni les données numériques exposées ici.

Le nombre des naissances décroît constamment en France depuis douze ans. Alors qu'en 1881 il était de 937 850, il est tombé en 1890 à 803 059 : soit une diminution de 133 998 naissances de l'année 1890 par rapport à l'année 1881.

Cette diminution de la natalité n'est-elle pas un véritable désastre national? Il est un moyen d'y remédier, en partie du moins, par une diminution importante de la mortalité. L'hygiène s'impose ici avec toutes ses règles, dont la scrupuleuse application préservera de la mort nombre d'individus débiles, leur permettra d'acquérir la santé et conservera la vigueur chez les personnes saines.

C'est dans le premier âge que la mortalité est la plus accusée. Sur 1 000 enfants qui naissent en France, il en disparaît 167 dans la première année. (L'hygiène publique d'un pays qui, sur 800 000 naissances, perd dans la première année près de 135 000 enfants, est manifestement insuffisante).

650 jeunes gens seulement sur 1 000 parviennent à l'âge de vingt ans.

A quarante cinq ans, près de la moitié ont été enlevés, faisant disparaître avec eux tout le capital dépensé pour les élever et toute la valeur qu'ils auraient pu produire.

Une première donnée permettant de remédier à la mortalité est le *séjour à la campagne* où la mortalité est de 21 pour 1 000, alors que dans les villes, en France, elle s'élève à 26,1 en moyenne.

La santé publique est mieux assurée dans les campagnes; malheureusement, c'est là que les naissances ont diminué le plus, parce que les paysans qui ont fait quelques économies les réservent pour un ou deux enfants auxquels ils veulent épargner les rudes labeurs et dont ils rêvent de faire des citadins. Les populations s'accumulent en effet dans les villes où les dangers de la vie sont cependant plus grands.

« *Les villes sont le gouffre de l'espèce humaine*, » a dit trop justement J.-J. Rousseau.

Il est urgent qu'un tel mouvement migratoire des campagnes vers les villes s'arrête; mais, comme il faut peu espérer de la sagesse du peuple à ce point de vue, on doit songer à améliorer le plus possible l'hygiène des villes, en y perçant de larges rues bien aérées, maintenues dans un état de propreté parfait et constant, en y construisant des égouts bien aménagés avec une évacuation rapide, en y faisant accéder une quantité d'eau *pure* abondante, en y assurant l'application stricte de toutes les mesures hygiéniques concernant l'alimentation générale, les soins à donner aux malades chez eux ou dans des hôpitaux bien conditionnés pour les pauvres, un sage isolement des individus atteints de maladies transmissibles.

Il est à remarquer qu'en effet, *dans toutes les villes où des travaux d'assainissement ont été menés à bien, la mortalité a diminué dans de notables proportions.*

A Paris, dans le 8e arrondissement (Champs-Élysées), la mortalité a été, en 1891, de 11,48 pour 1000 tandis qu'elle a atteint 26,5 dans le 19e arrondissement et 28,6 dans le 13e, ces derniers étant des quartiers où s'accumule une population pauvre, condensée, où la propreté la plus élémentaire est trop souvent méconnue.

A Marseille, en 1830, la mortalité était de 40 pour 1000. On exécuta le canal de la Durance; la plupart des maisons furent pourvues d'eau abondante et pure; un premier réseau d'égouts se branchant sur un collecteur général qui drainait la ville du sud au nord, les eaux de la ville furent conduites en pleine mer au delà de la grande jetée des nouveaux ports. Grâce à ces travaux, la mortalité descendit à 25 pour 1000 en 1850. En 1854, le choléra, provenant de l'Orient, sévit à Marseille; la mortalité s'élève brusquement à 47 et se maintient pendant les années suivantes à 30 pour 1000. Cette proportion élevée est due à ce que, sur le parcours du canal de la Durance, dont les eaux étaient primitivement pures, des agglomérations se forment et des usines contaminent rapidement ces eaux. Malheureusement pour Marseille, en 1858, meurt le directeur des travaux de la ville, l'œuvre d'assainissement est inachevée et la mortalité reste élevée; il faut une nouvelle invasion du choléra en 1885 pour décider la municipalité à s'occuper à nouveau de l'assainissement de la ville. En 1887 seulement, les dépotoirs de balayures et d'immondices sont supprimés sur tout le territoire de la ville et la mortalité diminue brusquement de 35 (1886) à 28,68 pour 1000 (1887).

Cette diminution s'est encore accentuée en 1888 et 1889; en 1890, malgré l'influenza, le chiffre des décès n'est plus que de 22,26 pour 1000.

Les besoins les plus pressants, ceux que M. le Dr Langlet a mis nettement en relief dans son rapport concernant l'hygiène générale de notre pays sont :

L'obligation pour les communes de faire les travaux d'assainissement nécessaires ;

La déclaration des maladies infectieuses ;

La vaccination et la revaccination obligatoires ;

L'obligation, pour chaque commune, d'avoir un règlement sanitaire qu'elle sera tenue d'appliquer ;

La création d'un personnel d'inspecteurs sanitaires dans les départements.

Ces mesures diverses ont été adoptées par la Chambre des députés dans les séances des 26 et 27 juin 1893. La loi, votée définitivement par les deux Chambres, a été promulguée le 15 février 1902 et est exécutoire depuis le 15 février 1903.

Si les autorités locales exigent l'application immédiate et ferme de toutes les prescriptions qu'elle contient, 300000 *existences* seront peut-être sauvegardées tous les ans dans notre pays ; la France conservera l'une des sources de sa prospérité : plus vigoureux seront, en effet, les bras nécessaires à l'agriculture et à l'industrie, plus nombreuses les intelligences indispensables à la progression normale de notre richesse nationale.

LOI

pour la protection de la santé publique, promulguée le 15 février 1902.

Le Sénat et la Chambre des députés ont adopté,
Le Président de la République promulgue la loi dont la teneur suit :

TITRE Ier. — Des mesures sanitaires générales.

CHAPITRE Ier. — *Mesures sanitaires générales.*

ART. 1er. — Dans toute commune, le maire est tenu, afin de protéger la santé publique, de déterminer, après avis du conseil municipal et sous forme d'arrêtés municipaux portant règlement sanitaire :

1° Les précautions à prendre, en exécution de l'article 97 de la loi du 5 avril 1884, pour prévenir ou faire cesser les maladies transmissibles, visées à l'article 4 de la présente loi, spécialement les mesures de désinfection ou même de destruction des objets à l'usage des malades ou qui ont été souillés par eux, et généralement des objets quelconques pouvant servir de véhicule à la contagion ;

2° Les prescriptions destinées à assurer la salubrité des maisons et de leurs dépendances, des voies privées, closes ou non à leurs extrémités, des logements loués en garni et des autres agglomérations quelle qu'en soit la nature, notamment les prescriptions relatives à l'alimentation en eau potable ou à l'évacuation des matières usées.

ART. 2. — Les règlements sanitaires communaux ne font pas obstacle aux droits conférés au préfet par l'article 99 de la loi du 5 avril 1884.

Ils sont approuvés par le préfet, après avis du conseil départemental d'hygiène. Si, dans le délai d'un an à partir de la promulgation de la présente loi, une commune n'a pas de règlement sanitaire, il lui en sera imposé un, d'office, par un arrêté du préfet, le conseil départemental d'hygiène entendu.

Dans le cas où plusieurs communes auraient fait connaître leur volonté de s'associer, conformément à la loi du 22 mars 1890, pour l'exécution des mesures sanitaires, elles pourront adopter les mêmes règlements qui leur seront rendus applicables suivant les formes prévues par ladite loi.

ART. 3. — En cas d'urgence, c'est-à-dire en cas d'épidémie ou d'un autre danger imminent pour la santé publique, le préfet peut ordonner l'exécution immédiate, tous droits réservés, des mesures prescrites par les règlements sanitaires prévus par l'article 1er. L'urgence doit être constatée par un arrêté du maire, et, à son défaut, par un arrêté du préfet, que cet arrêté spécial s'applique à une ou plusieurs personnes ou qu'il s'applique à tous les habitants de la commune.

ART. 4. — La liste des maladies auxquelles sont applicables les dispositions de la présente loi sera dressée, dans les six mois qui en suivront la promulgation, par un décret du Président de la République, rendu sur le rapport du ministre de l'intérieur, après avis de l'académie de médecine et du comité consultatif d'hygiène publique de France. Elle pourra être revisée dans la même forme.

ART. 5. — La déclaration à l'autorité publique de tout cas de l'une des maladies visées à l'article 4 est obligatoire pour tout docteur en médecine, officier de santé ou sage-femme qui en constate l'existence. Un arrêté du ministre de l'intérieur, après un avis de l'académie de médecine et du comité consultatif d'hygiène publique de France, fixe le mode de la déclaration.

ART. 6. — La vaccination antivariolique est obligatoire au cours de la première année de la vie, ainsi que la revaccination au cours de la onzième et de la vingt et unième année.

Les parents ou tuteurs sont tenus personnellement de l'exécution de ladite mesure.

Un règlement d'administration publique, rendu après avis de l'académie de médecine et du comité consultatif d'hygiène publique de France, fixera les mesures nécessitées par l'application du présent article.

ART. 7. — La désinfection est obligatoire pour tous les cas des maladies prévues à l'article 4 ; les procédés de désinfection devront être approuvés par le ministre de l'intérieur, après avis du comité consultatif d'hygiène publique de France.

Les mesures de désinfection sont mises à exécution, dans les villes de 20 000 habitants et au-dessus, par les soins de l'autorité municipale, suivant des arrêtés du maire, approuvés par le préfet, et, dans les communes de moins de 20 000 habitants, par les soins d'un service départemental.

Les dispositions de la loi du 21 juillet 1856 et des décrets et arrêtés ultérieurs, pris conformément aux dispositions de ladite loi, sont applicables aux appareils de désinfection.

Un règlement d'administration publique, rendu après avis du comité consultatif d'hygiène publique de France, déterminera les conditions que ces appareils doivent remplir au point de vue de l'efficacité des opérations à y effectuer.

ART. 8. — Lorsqu'une épidémie menace tout ou partie du territoire de la République ou s'y développe, et que les moyens de défense locaux sont reconnus insuffisants, un décret du Président de la République détermine, après avis du comité consultatif d'hygiène publique de France, les mesures propres à empêcher la propagation de cette épidémie.

Il règle les attributions, la composition et le ressort des autorités et administrations chargées de l'exécution de ces mesures, et leur délègue, pour un temps déterminé, le pouvoir de les exécuter. Les frais d'exécution de ces mesures, en personnel et en matériel, sont à la charge de l'Etat.

Les décrets et actes administratifs qui prescrivent l'application de ces mesures sont exécutoires dans les vingt-quatre heures, à partir de leur publication au *Journal officiel*.

ART. 9. — Lorsque pendant trois années consécutives le nombre des décès dans une commune a dépassé le chiffre de la mortalité moyenne de la France, le préfet est tenu de charger le conseil départemental d'hygiène de procéder, soit par lui-même, soit par la commission sanitaire de la circonscription, à une enquête sur les conditions sanitaires de la commune.

Si cette enquête établit que l'état sanitaire de la commune nécessite des travaux d'assainissement, notamment qu'elle n'est pas pourvue d'eau potable de bonne qualité ou en quantité suffisante, ou bien que les eaux usées y restent stagnantes, le préfet, après une mise en demeure à la commune, non suivie d'effet, invite le conseil départemental d'hygiène à délibérer sur l'utilité et la nature des travaux jugés nécessaires. Le maire est mis en demeure de présenter ses observations devant le conseil départemental d'hygiène.

En cas d'avis du conseil départemental d'hygiène contraire à l'exécution des travaux ou de réclamation de la part de la commune, le préfet transmet la délibération du conseil au ministre de l'intérieur, qui, s'il le juge à propos, soumet la question au comité consultatif d'hygiène publique de France. Celui-ci procède à une enquête dont les résultats sont affichés dans la commune.

Sur les avis du conseil départemental d'hygiène et du comité consultatif d'hygiène publique, le préfet met la commune en demeure de dresser le projet et de procéder aux travaux.

Si, dans le mois qui suit cette mise en demeure, le conseil municipal ne s'est pas engagé à y déférer, ou si, dans les trois mois, il n'a pris aucune mesure en vue de l'exécution des travaux, un décret du Président de la

République, rendu en Conseil d'Etat, ordonne ces travaux dont il détermine les conditions d'exécution. La dépense ne pourra être mise à la charge de la commune que par une loi.

Le conseil général statue, dans les conditions prévues par l'article 46 de la loi du 10 août 1871, sur la participation du département aux dépenses des travaux ci-dessus spécifiés.

Art. 10. — Le décret déclarant d'utilité publique le captage d'une source pour le service d'une commune déterminera, s'il y a lieu, en même temps que les terrains à acquérir en pleine propriété, un périmètre de protection contre la pollution de ladite source. Il est interdit d'épandre sur les terrains compris dans ce périmètre des engrais humains et d'y forer des puits sans l'autorisation du préfet. L'indemnité qui pourra être due au propriétaire de ces terrains sera déterminée suivant les formes de la loi de 3 mai 1841 sur l'expropriation pour cause d'utilité publique, comme pour les héritages acquis en pleine propriété.

Ces dispositions sont applicables aux puits ou galeries fournissant de l'eau potable empruntée à une nappe souterraine.

Le droit à l'usage d'une source d'eau potable implique, pour la commune qui la possède, le droit de curer cette source, de la couvrir et de la garantir contre toutes les causes de pollution, mais non celui d'en dévier le cours par des tuyaux ou rigoles. Un règlement d'administration publique déterminera, s'il y a lieu, les conditions dans lesquelles le droit à l'usage pourra s'exercer.

L'acquisition de tout ou partie d'une source d'eau potable par la commune dans laquelle elle est située peut être déclarée d'utilité publique par arrêté préfectoral, quand le débit à acquérir ne dépasse pas deux litres par seconde.

Cet arrêté est pris sur la demande du conseil municipal et l'avis du conseil d'hygiène du département. Il doit être précédé de l'enquête prévue par l'ordonnance du 23 août 1835. L'indemnité d'expropriation est réglée dans les formes prescrites par l'article 16 de la loi du 21 mai 1836.

CHAPITRE II. — *Mesures sanitaires relatives aux immeubles.*

Art. 11. — Dans les agglomérations de 20 000 habitants et au-dessus, aucune habitation ne peut être construite sans un permis du maire constatant que, dans le projet qui lui a été soumis, les conditions de salubrité prescrites par le règlement sanitaire, prévu à l'article 1er, sont observées.

A défaut par le maire de statuer dans le délai de vingt jours, à partir du dépôt à la mairie de la demande de construire dont il sera délivré récépissé, le propriétaire pourra se considérer comme autorisé à commencer les travaux.

L'autorisation de construire peut être donnée par le préfet en cas de refus du maire.

Si l'autorisation n'a pas été demandée ou si les prescriptions du règlement sanitaire n'ont pas été observées, il est dressé procès-verbal. En cas d'inexécution de ces prescriptions, il est procédé conformément aux dispositions de l'article suivant.

Art. 12. — Lorsqu'un immeuble, bâti ou non, attenant ou non à la voie publique, est dangereux pour la santé des occupants ou des voisins, le maire ou, à son défaut, le préfet, invite la commission sanitaire prévue par l'article 20 de la présente loi à donner son avis :

1° Sur l'utilité et la nature des travaux ;

2° Sur l'interdiction d'habitation de tout ou partie de l'immeuble jusqu'à ce que les conditions d'insalubrité aient disparu.

Le rapport du maire est déposé au secrétariat de la mairie à la disposition des intéressés.

Les propriétaires, usufruitiers ou usagers sont avisés, au moins quinze jours d'avance, à la diligence du maire et par lettre recommandée, de la réunion de la commission sanitaire et ils produisent dans ce délai, leurs observations.

Ils doivent, s'ils en font la demande, être entendus par la commission en personne ou par mandataire, et ils sont appelés aux visites et constatations de lieux.

En cas d'avis contraire aux propositions du maire, cet avis est transmis au préfet qui saisit, s'il y a lieu, le conseil départemental d'hygiène.

Le préfet avise les intéressés, quinze jours au moins d'avance par lettre recommandée, de la réunion du conseil départemental d'hygiène et les invite à produire leurs observations dans ce délai. Ils peuvent prendre communication de l'avis de la commission sanitaire, déposé à la préfecture, et se présenter, en personne ou par mandataire, devant le conseil; ils sont appelés aux visites et constatations de lieux.

L'avis de la commission sanitaire ou celui du conseil d'hygiène fixe le délai dans lequel les travaux doivent être exécutés ou dans lequel l'immeuble cessera d'être habité en totalité ou en partie. Ce délai ne commence à courir qu'à partir de l'expiration du délai de recours ouvert aux intéressés par l'article 13 ci-après ou de la notification de la décision définitive intervenue sur le recours.

Dans le cas où l'avis de la commission n'a pas été contesté par le maire, ou, s'il a été contesté, après notification par le préfet de l'avis du conseil départemental d'hygiène, le maire prend un arrêté ordonnant les travaux nécessaires ou portant interdiction d'habiter, et il met le propriétaire en demeure de s'y conformer dans le délai fixé.

L'arrêté portant interdiction d'habiter devra être revêtu de l'approbation du préfet.

Art. 13. — Un recours est ouvert aux intéressés contre l'arrêté du maire devant le conseil de préfecture, dans le délai d'un mois à dater de la notification de l'arrêté. Ce recours est suspensif.

Art. 14. — A défaut de recours contre l'arrêté du maire ou si l'arrêté a été maintenu, les intéressés qui n'ont pas exécuté, dans le délai imparti, les travaux jugés nécessaires, sont traduits devant le tribunal de simple police, qui autorise le maire à faire exécuter les travaux d'office, à leurs frais, sans préjudice de l'application de l'article 471, paragraphe 15, du code pénal.

En cas d'interdiction d'habitation, s'il n'y a pas été fait droit, les intéressés sont passibles d'une amende de 16 fr. à 500 fr. et traduits devant le tribunal correctionnel, qui autorise le maire à faire expulser, à leurs frais, les occupants de l'immeuble.

Art. 15. — La dépense résultant de l'exécution des travaux est garantie par un privilège sur les revenus de l'immeuble, qui prend rang après les privilèges énoncés aux articles 2101 et 2103 du code civil.

Art. 16. — Toutes ouvertures pratiquées pour l'exécution des mesures d'assainissement, prescrites en vertu de la présente loi, sont exemptes de la contribution des portes et fenêtres pendant cinq années consécutives, à partir de l'achèvement des travaux.

Art. 17. — Lorsque, par suite de l'exécution de la présente loi, il y aura lieu à la résiliation des baux, cette résiliation n'emportera, en faveur des locataires, aucuns dommages et intérêts.

Art. 18. — Lorsque l'insalubrité est le résultat de causes extérieures et permanentes, ou lorsque les causes d'insalubrité ne peuvent être détruites que par des travaux d'ensemble, la commune peut acquérir, suivant les formes et après l'accomplissement des formalités prescrites par la loi du 3 mai 1841, la totalité des propriétés comprises dans le périmètre des travaux.

Les portions de ces propriétés qui, après assainissement opéré, resteraient en dehors des alignements arrêtés par les nouvelles constructions, pourront être revendues aux enchères publiques, sans que les anciens propriétaires ou leurs ayants droit puissent demander l'application des articles 60 et 61 de la loi du 3 mai 1841, si les parties restantes ne sont pas d'une étendue ou d'une forme qui permettent d'y élever des constructions salubres.

TITRE II. — De l'administration sanitaire.

Art. 19. — Si le préfet, pour assurer l'exécution de la présente loi, estime qu'il y a lieu d'organiser un service de contrôle et d'inspection, il ne peut y être procédé qu'en suite d'une délibération du conseil général réglementant les détails et les budgets du service.

Dans les villes de 20 000 habitants et au-dessus, et dans les communes d'au moins 2 000 habitants, qui sont le siège d'un établissement thermal, il sera institué, sous le nom de bureau d'hygiène, un service municipal chargé, sous l'autorité du maire, de l'application des dispositions de la présente loi.

Art. 20. — Dans chaque département, le conseil général, après avis du conseil d'hygiène départemental, délibère, dans les conditions prévues par l'article 48, paragraphe 5, de la loi du 10 août 1871, sur l'organisation du service de l'hygiène publique dans le département, notamment sur la division du département en circonscriptions sanitaires et pourvues chacune d'une commission sanitaire, sur la composition, le mode de fonctionnement, la publication des travaux et les dépenses du conseil départemental et des commissions sanitaires.

A défaut par le conseil général de statuer, il y sera pourvu par un décret en forme de règlement d'administration publique.

Le conseil d'hygiène départemental se composera de dix membres au moins et de quinze au plus. Il comprendra nécessairement deux conseillers généraux, élus par leurs collègues, trois médecins dont un de l'armée de terre ou de mer, un pharmacien, l'ingénieur en chef, un architecte et un vétérinaire.

Le préfet présidera le conseil, qui nommera dans son sein, pour deux ans, un vice-président et un secrétaire chargé de rédiger les délibérations du conseil.

Chaque commission sanitaire de circonscription sera composée de cinq membres au moins et de sept au plus, pris dans la circonscription. Elle comprendra nécessairement un conseiller général, élu par ses collègues, un médecin, un architecte ou tout autre homme de l'art, et un vétérinaire.

Le sous-préfet présidera la commission, qui nommera dans son sein, pour deux ans, un vice-président et un secrétaire chargé de rédiger les délibérations de la commission.

Les membres des conseils d'hygiène et ceux des commissions sanitaires, à l'exception des conseillers généraux qui sont élus par leurs collègues, sont nommés par le préfet pour quatre ans et renouvelés par moitié tous les deux ans ; les membres sortants peuvent être renommés.

Les conseils départementaux d'hygiène et les commissions sanitaires ne peuvent donner leur avis sur les objets qui leur sont soumis en vertu de la présente loi que si les deux tiers au moins de leurs membres sont présents. Ils peuvent recourir à toutes mesures d'instruction qu'ils jugent convenables.

Art. 21. — Les conseils d'hygiène départementaux et les commissions sanitaires doivent être consultés sur les objets énumérés à l'article 9 du décret du 18 décembre 1848, sur l'alimentation en eau potable des agglomérations, sur la statistique démographique et la géographie médicale, sur les règlements sanitaires communaux et généralement sur toutes les questions intéressant la santé publique, dans les limites de leurs circonscriptions respectives.

Art. 22. — Le préfet de la Seine, a dans ses attributions à Paris, tout ce qui concerne la salubrité des habitations et de leurs dépendances, sauf celle des logements loués en garni, la salubrité des voies privées closes ou non à leurs extrémités, le captage et la distribution des eaux, le service de désinfection, de vaccination et du transport des malades. Pour la désinfection et le transport des malades, il donnera suite, le cas échéant, aux demandes qui lui seraient adressées par le préfet de police.

Il nomme une commission des logements insalubres, composée de trente membres, dont quinze sur la désignation du conseil municipal de Paris. Par mesure transitoire, à chaque renouvellement par tiers de la commission qui fonctionne actuellement, le préfet nomme dix membres, dont cinq à la désignation du conseil municipal.

ART. 23. — Le préfet de police a dans ses attributions :

Les précautions à prendre pour prévenir ou faire cesser les maladies transmissibles visées par l'article 4 de la loi, spécialement la réception des déclarations: les contraventions relatives à l'obligation de la vaccination et de la revaccination ; la surveillance au point de vue sanitaire des logements loués en garni.

Il continuera à assurer la protection des enfants du premier âge, la police sanitaire des animaux, la police de la médecine et de la pharmacie, l'application des lois et règlements concernant la vente et la mise en vente de denrées alimentaires falsifiées ou corrompues, le fonctionnement du laboratoire municipal de chimie, la réglementation des établissements classés comme dangereux, insalubres ou incommodes, tant à Paris que dans les communes du ressort de la préfecture de police.

Le préfet de police sera assisté par le conseil d'hygiène et de salubrité de la Seine dont la composition actuelle est maintenue, savoir :

Le préfet de police, président ;

Un vice-président et un secrétaire, nommés annuellement, par le préfet de police sur la présentation du conseil d'hygiène ;

Vingt-quatre membres titulaires nommés par le ministre de l'intérieur, sur la proposition du préfet de police et la présentation du conseil d'hygiène.

Trois membres du conseil général de la Seine, élus par leurs collègues ;

Quinze membres à raison de leurs fonctions ; le doyen de la faculté de médecine, le professeur d'hygiène de la faculté de médecine, le professeur de médecine légale de la faculté de médecine, le directeur de l'école supérieure de pharmacie de Paris, le président du comité technique de santé des armées, le directeur du service de santé du gouvernement militaire de Paris, l'ingénieur en chef du service des eaux et de l'assainissement, l'inspecteur général de l'assainissement et de l'habitation, le secrétaire général de la préfecture de police, l'ingénieur en chef des mines chargé du service des appareils à vapeur de la Seine, l'ingénieur en chef des ponts et chaussées chargé du service ordinaire du département, le chef de la 2e division de la préfecture de police, l'architecte en chef de la préfecture de police, le chef du service sanitaire vétérinaire de la Seine et le chef du bureau de l'hygiène à la préfecture de police.

Le conseil d'hygiène et de salubrité de la Seine remplira les attributions données au conseil départemental d'hygiène par la présente loi, dans l'étendue du ressort de la préfecture de police.

Les commissions d'hygiène, instituées à Paris et dans le ressort de la préfecture de police, continueront à exercer leurs fonctions sous l'autorité du préfet de police, dans les conditions indiquées par les décrets des 16 décembre 1851, 7 juillet 1880 et 26 décembre 1893, et elles auront les attributions données aux commissions sanitaires de circonscriptions par la présente loi.

Le préfet de police continuera à appliquer dans les communes ressortissant à sa juridiction les attributions de police sanitaire dont il est actuellement investi.

ART. 24. — Dans les communes de la Seine autres que Paris, le maire exerce les attributions sanitaires sous l'autorité soit du préfet de la Seine, soit du préfet de police, suivant les distinctions faites dans les deux articles précédents.

ART. 25. — Le comité consultatif d'hygiène publique de France délibère sur toutes les questions intéressant l'hygiène publique, l'exercice de la médecine et de la pharmacie, les conditions d'exploitation ou de vente des eaux minérales, sur lesquelles il est consulté par le Gouvernement.

Il est nécessairement consulté sur les travaux publics d'assainissement ou d'amenée d'eau d'alimentation des villes de plus de 5 000 habitants et sur le classement des établissements insalubres, dangereux ou incommodes.

Il est spécialement chargé du contrôle de la surveillance des eaux captées en dehors des limites de leur département respectif, pour l'alimention des villes.

Le comité consultatif d'hygiène publique de France est composé de quarante-cinq membres :

Sont membres de droit : le directeur de l'assistance et de l'hygiène publiques au ministère de l'intérieur ; l'inspecteur général des services sanitaires ; l'inspecteur général adjoint des services sanitaires ; l'architecte inspecteur des services sanitaires ; le directeur de l'administration départementale et communale au ministère de l'intérieur ; le directeur des consulats et des affaires commerciales au ministère des affaires étrangères ; le directeur général des douanes ; le directeur des chemins de fer au ministère des travaux publics ; le directeur du travail au ministère du commerce, des postes et des télégraphes ; le directeur de l'enseignement primaire au ministère de l'instruction publique ; le président du comité technique de santé de l'armée ; le directeur du service de santé de l'armée ; le président du conseil supérieur de santé de la marine ; le président du conseil supérieur de santé au ministère des colonies ; le directeur des domaines au ministère des finances ; le doyen de la faculté de médecine de Paris ; le directeur de l'école de pharmacie de Paris ; le président de la chambre de commerce de Paris ; le directeur de l'administration générale de l'assistance publique à Paris ; le vice-président du conseil d'hygiène et de salubrité du département de la Seine ; l'inspecteur général du service d'assainissement de l'habitation de la préfecture de la Seine ; le vice-président du conseil de surveillance de l'assistance publique de Paris ; l'inspecteur général des écoles vétérinaires ; le directeur de la carte géologique de France.

Six membres seront nommés par le ministre sur une liste triple de présentation dressée par l'académie des sciences, l'académie de médecine, le conseil d'Etat, la cour de cassation, le conseil supérieur du travail, le conseil supérieur de l'assistance publique de France.

Quinze membres seront désignés par le ministre parmi les médecins, hygiénistes, ingénieurs, chimistes, légistes, etc.

Un décret d'administration publique réglementera le fonctionnement du comité consultatif d'hygiène publique de France, la nomination des auditeurs et la constitution d'une section permanente.

TITRE III. — **Dépenses.**

Art. 26. — Les dépenses rendues nécessaires par la présente loi, notamment celles causées par la destruction des objets mobiliers, sont obligatoires. En cas de contestation sur leur nécessité, il est statué par décret rendu en conseil d'Etat.

Ces dépenses seront réparties entre les communes, les départements et l'Etat, suivant les règles fixées par les articles 27, 28 et 29 de la loi du 15 juillet 1893.

Toutefois, les dépenses d'organisation du service de la désinfection dans les villes de 20 000 habitants et au-dessus sont supportées par les villes et par l'Etat, dans les proportions établies au barème du tableau A, annexé à la loi du 15 juillet 1893. Les dépenses d'organisation du service départemental de la désinfection sont supportées par les départements et par l'Etat, dans les proportions établies au barème du tableau B.

Des taxes seront établies par un règlement d'administration publique pour le remboursement des dépenses relatives à ce service.

A défaut par les villes et les départements d'organiser les services de la désinfection et les bureaux d'hygiène et d'en assurer le fonctionnement dans l'année qui suivra la mise à exécution de la présente loi, il y sera pourvu par des décrets en forme de règlements d'administration publique.

TITRE IV. — **Pénalités.**

Art. 27. — Sera puni des peines portées à l'article 471 du code pénal quiconque, en dehors des cas prévus par l'article 21 de la loi du 30 novembre

1892, aura commis une contravention aux prescriptions des règlements sanitaires prévus aux articles 1 et 2, ainsi qu'à celles des articles 5, 6, 7, 8 et 14.

Celui qui aura construit une habitation sans le permis du maire sera puni d'une amende de 16 fr. à 500 fr.

ART. 28. — Quiconque, par négligence ou incurie, dégradera des ouvrages publics ou communaux destinés à recevoir ou à conduire des eaux d'alimentation ; quiconque, par négligence ou incurie, laissera introduire des matières excrémentitielles, ou toute autre matière susceptible de nuire à la salubrité, dans l'eau des sources, des fontaines. des puits, citernes, conduites, aqueducs, réservoirs d'eau servant à l'alimentation publique, sera puni des peines portées aux articles 479 et 480 du code pénal.

Est interdit, sous les mêmes peines, l'abandon de cadavres d'animaux, de débris de boucherie, fumier, matières fécales et, en général, de résidus animaux putrescibles, dans les failles, gouffres, bétoires ou excavations de toute nature autres que les fosses nécessaires au fonctionnement d'établissements classés.

Tout acte volontaire de même nature sera puni des peines portées à l'article 257 du code pénal.

ART. 29. — Seront punis d'une amende de 100 fr. à 500 fr. et, en cas de récidive, de 500 fr. à 1 000 fr., tous ceux qui auront mis obstacle à l'accomplissement des devoirs des maires et des membres délégués des commissions sanitaires en ce qui touche l'application de la présente loi.

ART. 30. — L'article 463 du code pénal est applicable dans tous les cas prévus par la présente loi. Il est également applicable aux infractions punies des peines correctionnelles par la loi du 3 mars 1822.

TITRE V. — **Dispositions diverses.**

ART. 31. — La loi du 13 avril 1850 est abrogée, ainsi que toutes les dispositions et lois antérieures contraires à la présente loi.

Les conseils départementaux d'hygiène et les conseils d'hygiène d'arrondissement actuellement existants continueront à fonctionner jusqu'à leur remplacement par les conseils départementaux d'hygiène et les commissions sanitaires de circonscription organisés en exécution de la présente loi.

ART. 32. — La présente loi n'est pas applicable aux ateliers et manufactures.

ART. 33. — Des règlements d'administration publique détermineront les conditions d'organisation et de fonctionnement des bureaux d'hygiène et du service de désinfection, ainsi que les conditions d'application de la présente loi à l'Algérie, et aux colonies de la Martinique, de la Guadeloupe et de la Réunion.

ART. 34. — La présente loi ne sera exécutoire qu'un an après sa promulgation.

La présente loi, délibérée et adoptée par le Sénat et la Chambre des députés, sera exécutée comme loi de l'Etat.

Fait à Paris, le 15 février 1902.

ÉMILE LOUBET.

Par le Président de la République,
Le président du conseil,
ministre de l'intérieur et des cultes,
WALDECK-ROUSSEAU.

DÉCRET

fixant la liste des maladies auxquelles sont applicables les dispositions de la loi du 15 février 1902 relative à la protection de la santé publique.

Le Président de la République française,

Sur le rapport du président du conseil, ministre de l'intérieur et des cultes,

Vu la loi du 15 février 1902, relative à la protection de la santé publique, notamment l'article 4 déterminant les conditions dans lesquelles doit être établie la liste des maladies auxquelles sont applicables les dispositions de ladite loi, l'article 5 relatif à la déclaration de ces maladies et l'article 7 prescrivant la désinfection;

Vu les avis du comité consultatif d'hygiène publique de France et de l'académie de médecine,

Décrète :

Art. 1er. — La liste des maladies auxquelles sont applicables les dispositions de la loi du 15 février 1902 est fixée ainsi qu'il suit, en vertu des articles 4, 5 et 7 de ladite loi.

Première partie. — Maladies pour lesquelles la déclaration et la désinfection sont obligatoires :

1° La fièvre typhoïde; — 2° le typhus exanthématique; — 3° la variole et la varioloïde; — 4° la scarlatine; — 5° la rougeole; — 6° la diphtérie; — 7° la suette miliaire; — 8° le choléra et les maladies cholériformes; — 9° la peste; — 10° la fièvre jaune; — 11° la dysenterie; — 12° les infections puerpérales et l'ophtalmie des nouveau-nés, lorsque le secret de l'accouchement n'a pas été réclamé; — 13° la méningite cérébro-spinale épidémique.

Deuxième partie. — Maladies pour lesquelles la déclaration est facultative :

14° la tuberculose pulmonaire; — 15° la coqueluche; — 16° la grippe; — 17° la pneumonie et la broncho-pneumonie; — 18° l'érysipèle; — 19° les oreillons; — 20° la lèpre; — 21° la teigne; — 22° la conjonctivite purulente et l'ophtalmie granuleuse.

Art. 2. — Pour les maladies mentionnées dans la deuxième partie de la liste ci-dessus, il est procédé à la désinfection après entente avec les intéressés, soit sur la déclaration des praticiens visés à l'article 5 de la loi du 15 février 1902, soit à la demande des familles, des chefs de collectivités publiques ou privées, des administrations hospitalières ou des bureaux d'assistance, sans préjudice de toutes autres mesures prophylactiques déterminées par le règlement sanitaire prévu à l'article 1er de ladite loi.

Art. 3. — Le président du conseil, ministre de l'intérieur et des cultes est chargé de l'exécution du présent décret.

Fait à Paris, le 10 février 1903.

ÉMILE LOUBET.

Par le Président de la République :

Le président du conseil,
ministre de l'intérieur et des cultes,

E. COMBES.

EXTRAIT

du projet de décret adopté par l'académie de médecine dans sa séance du 10 février 1903 et relatif à la vaccination et à la revaccination obligatoires.

ART. 1er. — La vaccination et la revaccination sont pratiquées exclusivement avec le vaccin animal.....

ART. 5. — Dans chaque commune ont lieu annuellement une ou plusieurs séances de vaccination gratuites. Elles seront annoncées par voie d'affiche rappelant les obligations légales et les peines encourues.....

ART. 14. — La liste des personnes soumises à la vaccination ou à la revaccination obligatoires est établie de la façon suivante :

1° *Pour la première vaccination* la liste comprend :

a. Tous les enfants ayant plus de trois mois et moins d'un an le jour de la séance de vaccination, nés dans la commune et relevés sur le registre de l'état civil ;

b. Les enfants de même âge nés dans une autre localité et résidant dans la commune ;

c. Les enfants plus âgés qui n'auraient pu être vaccinés antérieurement pour une raison quelconque ;

d. Ceux qui, antérieurement vaccinés, doivent subir une nouvelle vaccination, la première n'ayant pas été suivie de succès.

2° *Pour la première revaccination*, la liste comprend, d'après les renseignements fournis par les directeurs des établissements d'instruction publics et privés, tous les enfants inscrits dans les écoles qui ont atteint leur onzième année au moment de la séance de vaccination et ceux, quel que soit leur âge, qui n'auraient pas subi la vaccination ou la première revaccination.

Les enfants qui reçoivent l'instruction à domicile doivent être signalés dans les mêmes conditions et portés sur la liste.

3° *Pour la deuxième revaccination*, la liste comprend toutes les personnes qui ont atteint leur vingtième année et résident dans la commune. Les intéressés doivent fournir un certificat de revaccination dans le premier mois de leur vingt-deuxième année.

ART. 23. — .....l'étranger résidant en France, qui a fait la déclaration légale, est soumis, pour lui-même et pour ses enfants, aux prescriptions du présent règlement.

§ II. — POLICE SANITAIRE DES ANIMAUX

LOI DU 21 JUILLET 1881 SUR LES ÉPIZOOTIES

Maladies contagieuses des animaux et mesures sanitaires qui leur sont applicables.

ARTICLE PREMIER. — Les maladies des animaux qui sont réputées contagieuses et qui donnent lieu à l'application de la présente loi sont :

La *peste bovine* dans toutes les espèces de ruminants ;
La *péripneumonie contagieuse* dans l'espèce bovine ;
La *clavelée* et la *gale* dans les espèces ovine et caprine ;
La *fièvre aphteuse* dans les espèces bovine, ovine, caprine et porcine ;
La *morve*, le *farcin*, la *dourine* dans les espèces chevaline et asine ;
La *rage* et le *charbon* dans toutes les espèces ;

(Le décret du 28 juillet 1888 a ajouté à la nomenclature des maladies des animaux qui sont réputées contagieuses et qui donnent lieu à l'application de la loi du 21 juillet 1881 : le *charbon symptomatique* ou *emphysémateux* et la *tuberculose* dans l'espèce bovine ; le *rouget* et la *pneumo-entérite infectieuse* dans l'espèce porcine).

« ART. 2. — Un décret du Président de la République, rendu sur le rapport du ministre de l'agriculture et du commerce, après avis du comité consultatif des épizooties, pourra ajouter à la nomenclature ci-dessus toutes autres maladies contagieuses, dénommées ou non, qui prendraient un caractère dangereux.

« Les dispositions de la présente loi pourront être étendues par un décret rendu dans la même forme, aux animaux d'espèces autres que celles ci-dessus désignées.

« ART. 3. — Tout propriétaire, toute personne ayant, à quelque titre que soit, la charge des soins ou la garde d'*un animal atteint* ou *soupçonné d'être atteint d'une maladie contagieuse*, dans les cas prévus par les articles 1er et 2, est tenu d'en faire sur-le-champ la déclaration au *maire de la commune* où se trouve cet animal.

« Sont également tenus de faire cette déclaration tous les *vétérinaires* appelés à le soigner.

« L'animal atteint ou soupçonné d'être atteint de l'une des maladies spécifiées dans l'article 1er devra être immédiatement, et avant même que l'autorité administrative ait répondu à l'avertissement, *séquestré*, *séparé* et *maintenu isolé* autant que possible des autres animaux susceptibles de contracter cette maladie.

« Il est interdit de le *transporter* avant que le vétérinaire délégué par l'administration l'ait examiné. La même interdiction est applicable à l'*enfouissement*, à moins que le maire, en cas d'urgence, n'en ait donné l'autorisation spéciale.

« ART. 4. — Le maire devra, dès qu'il aura été prévenu, *s'assurer* de l'accomplissement des prescriptions contenues dans l'article précédent et y *pourvoir d'office*, s'il y a lieu.

« Aussitôt que la déclaration prescrite par le paragraphe 1er de l'article précédent a été faite, ou, à défaut de la déclaration, dès qu'il a connaissance de la maladie, le maire fait procéder sans retard à la *visite de l'animal malade ou suspect par le vétérinaire* chargé de ce service.

« Ce vétérinaire constate et, au besoin, prescrit la complète exécution des dispositions du troisième alinéa de l'article 3 et les mesures de désinfection immédiatement nécessaires.

« Dans le plus bref délai, il adresse son rapport au *préfet*.

« ART. 5. — Après la constatation de la maladie, le préfet *statue* sur les mesures à exécuter dans le cas particulier.

« Il prend, s'il est nécessaire, un *arrêté portant déclaration d'infection*.

« Cette déclaration peut entraîner, dans les localités qu'elle détermine, l'application des mesures suivantes :

« 1° L'*isolement*, la *séquestration*, la *visite*, le *recensement* et la *marque* des animaux et troupeaux dans les localitées infectées;

« 2° L'*interdiction* de ces localités ;

« 3° L'interdiction momentanée ou la réglementation des *foires* et *marchés*; des *transports* et de la *circulation du bétail ;*

« 4° La *désinfection des écuries*, *étables*, *voitures* ou *autres moyens de transport*, la désinfection ou même la destruction des objets à l'usage des animaux malades ou qui ont été souillés par eux, et généralement des objets quelconques pouvant servir de *véhicules* à la contagion.

« Un règlement d'administration publique déterminera celles de ces mesures qui seront applicables suivant la nature des maladies.

« ART. 6. — Lorsqu'un arrêté du préfet a constaté l'existence de la *peste bovine* dans une commune, les animaux qui en sont atteints et ceux de l'espèce bovine qui auraient été contaminés, alors même qu'ils ne présenteraient aucun signe apparent de la maladie, sont abattus par ordre du maire, conformément à la proposition du vétérinaire délégué et après évaluation.

« Il est interdit de suspendre l'exécution desdites mesures pour traiter les animaux malades, sauf les cas et sous les conditions qui seraient spécialement déterminées par le ministre de l'agriculture et du commerce, sur l'avis du comité consultatif des épizooties.

« Art. 7. — Dans le cas prévu par l'article précédent, les *animaux malades sont abattus sur place*, sauf le cas où le transport du cadavre serait déclaré par le vétérinaire plus dangereux que celui de l'animal vivant ; le transport en vue de l'abatage peut être autorisé par le maire, conformément à l'avis du vétérinaire délégué, pour ceux qui ont été seulement contaminés.

« Les animaux des espèces ovine et caprine qui ont été exposés à la contagion sont *isolés* et soumis aux mesures sanitaires déterminées par le règlement d'administration publique rendu pour l'exécution de la loi.

« Art. 8. — Dans le cas de *morve constatée*, et dans le cas de *farcin*, de *charbon*, si la maladie est jugée incurable par le vétérinaire délégué, *les animaux doivent être abattus sur ordre du maire*.

« Quand il y a *contestation* sur la nature ou le caractère incurable de la maladie entre le vétérinaire délégué et le vétérinaire que le propriétaire aurait fait appeler, le préfet désigne un troisième vétérinaire, conformément au rapport duquel il est statué.

« Art. 9. — Dans le cas de *péripneumonie contagieuse*, le préfet devra ordonner l'*abatage*, dans le délai de 2 jours, des animaux reconnus atteints de cette maladie par le vétérinaire délégué et l'inoculation des animaux de l'espèce bovine, dans les localités reconnues infectées de cette maladie.

« Le ministre de l'agriculture aura le droit d'ordonner l'*abatage* des animaux d'espèce bovine ayant été dans la même étable ou dans le même troupeau ou en contact avec des animaux atteints de péripneumonie contagieuse.

« Art. 10. — La *rage*, lorsqu'elle est constatée chez des animaux, de quelque espèce qu'ils soient, entraîne l'*abatage*, qui ne peut être différé sous aucun prétexte.

« Les chiens et les chats suspects de rage doivent être immédiatement abattus. Le propriétaire de l'animal suspect est tenu, même en l'absence d'un ordre des agents de l'administration, de pourvoir à l'accomplissement de cette prescription.

« Art. 11. — Dans les épizooties de *clavelée*, le préfet peut, par arrêté pris sur l'avis du comité consultatif des épizooties, ordonner la *clavelisation* des troupeaux infectés.

« La clavelisation ne devra pas être exécutée sans l'autorisation du préfet.

« Art. 13. — La *vente* ou la *mise en vente* des animaux atteints ou soupçonnés d'être atteints de maladies contagieuses est interdite.

« Le propriétaire ne peut s'en dessaisir que dans les conditions déterminées par le règlement d'administration publique prévu à l'article 5.

« Ce règlement fixera pour chaque espèce d'animaux ou de maladie le temps pendant lequel l'interdiction de vente s'appliquera aux animaux qui ont été exposés à la contagion.

. . . .

« Art. 14. — La *chair des animaux morts de maladies contagieuses*, quelles qu'elles soient, ou abattus comme atteints de la peste bovine, de la morve, du farcin, du charbon et de la rage, ne peut être livrée à la consommation.

« Les cadavres ou débris des animaux morts de la peste bovine et du charbon, ou ayant été abattus comme atteints de ces maladies devront être *enfouis avec la peau tailladée*, à moins qu'ils ne soient envoyés à un *atelier d'équarrissage* régulièrement autorisé.

« Les conditions dans lesquelles devront être exécutés le transport, l'enfouissement ou la destruction des cadavres seront déterminées par le règlement d'administration prévu à l'article 5.

« Art. 15. — La chair des animaux abattus comme ayant été en contact avec des animaux atteints de la peste bovine *peut* être livrée à la consommation, mais leurs peaux, abats et issues ne peuvent être sortis du lieu de l'abatage qu'*après avoir été désinfectés*.

« Art. 16. — Tout entrepreneur de transports par terre ou par eau qui aura transporté des bestiaux devra, en tout temps, *désinfecter*, dans les conditions prescrites par le règlement d'administration publique, les *véhicules* qui auront servi à cet usage.

Indemnités.

« ART. 17. — Il est alloué aux propriétaires des animaux abattus pour cause de peste bovine, en vertu de l'article 7, une *indemnité* de trois quarts de leur valeur avant la maladie.

« Il est alloué aux propriétaires d'animaux abattus pour cause de péripneumonie contagieuse ou morts par suite de l'inoculation, en vertu de l'article 9, une indemnité ainsi réglée :

« La moitié de leur valeur avant la maladie, s'ils en sont reconnus atteints.

« Les trois quarts s'ils ont seulement été contaminés.

« La totalité s'ils sont morts des suites de l'inoculation de la péripneumonie contagieuse.

« L'indemnité à accorder ne peut dépasser la somme de 400 francs pour la 1/2 de la valeur de l'animal, celle de 600 francs pour les 3/4 et celle de 800 francs pour la totalité de sa valeur.

« ART. 18. — Il n'est alloué aucune indemnité aux propriétaires d'animaux importés de *pays étrangers*, abattus pour cause de péripneumonie contagieuse dans les 3 mois qui ont suivi leur introduction en France.

« ART. 19. — Lorsque l'emploi des débris d'un animal abattu pour cause de peste bovine ou de péripneumonie contagieuse a été autorisé pour la consommation ou un usage industriel, le propriétaire est tenu de *déclarer* le produit de la vente de ces débris.

« Ce produit appartient au propriétaire ; s'il est supérieur à la portion de la valeur laissée à sa charge, l'indemnité due par l'Etat est réduite de l'excédent.

« ART. 20. — Avant l'exécution de l'ordre d'abatage, il est procédé à une *évaluation* des animaux par le vétérinaire délégué et un expert désigné par la partie.

« A défaut, par la partie, de désigner un expert, le vétérinaire délégué opère seul.

« Il est dressé un *procès-verbal* de l'expertise ; le maire et le juge de paix le contresignent et donnent leur avis.

« ART. 21. — La *demande d'indemnité* doit être adressée au ministre de l'agriculture et du commerce, dans le délai de 3 mois, à partir du jour de l'abatage, sous peine de déchéance.

« Le ministre peut ordonner la revision des évaluations faites, en vertu de l'article 20, par une commission dont il désigne les membres.

« L'indemnité est fixée par le ministre, sauf recours au Conseil d'État.

« ART. 22. — Toute infraction aux dispositions de la présente loi ou des règlements rendus pour son exécution *peut* entraîner la perte de l'indemnité prévue par l'article 17.

« La décision appartiendra au ministre, sauf recours au Conseil d'État.

« ART. 23. — Il n'est alloué aucune indemnité aux propriétaires des animaux abattus par suite de maladies contagieuses, autres que la peste bovine et la péripneumonie contagieuse dans les conditions spéciales indiquées par l'article 9.

Importation et exportation des animaux.

« ART. 24. — Les animaux des espèces chevaline, asine, bovine, ovine, caprine et porcine sont soumis, en tout temps, aux frais des importateurs, à une *visite sanitaire* au moment de leur entrée en France, soit par terre, soit par mer.

« La même mesure peut être appliquée aux animaux des autres espèces, lorsqu'il y a lieu de craindre, par suite de leur introduction, l'invasion d'une maladie contagieuse.

« ART. 26. — Le Gouvernement peut *prohiber* l'entrée, ou *ordonner la mise en quarantaine* des animaux susceptibles de communiquer une maladie contagieuse, ou de tous objets pouvant présenter le même danger.

« Il peut, à la frontière, prescrire l'*abatage, sans indemnité*, des animaux malades ou ayant été exposés à la contagion, et, enfin, prendre toutes les mesures que la crainte de l'invasion d'une maladie rendrait nécessaires.

« ART. 29. — Le Gouvernement est autorisé à prescrire, à la *sortie*, les mesures nécessaires pour empêcher l'exportation des animaux atteints de maladies contagieuses.

Pénalités.

« ART. 30. — Toute infraction aux dispositions des articles 3, 5, 6, 9, 10, 11, § 2 et 12 de la présente loi sera punie d'un *emprisonnement* de deux jours à six mois et d'une *amende* de 16 à 400 francs.

« ART. 31. — Seront punis d'un *emprisonnement* de deux mois à six mois et d'une *amende* de 100 à 1,000 francs :

« 1° Ceux qui, au mépris des défenses de l'administration, auront laissé leurs animaux infectés *communiquer* avec d'autres ;

« 2° Ceux qui auraient *vendu* ou *mis en vente* des animaux qu'ils savaient atteints ou soupçonnés d'être atteints de maladies contagieuses ;

« 3° Ceux qui, sans permission de l'autorité, *auront déterré ou sciemment acheté des cadavres ou débris* des animaux morts de maladies contagieuses, quelles qu'elles soient, ou abattus comme atteints de la peste bovine, du charbon, de la morve, du farcin et de la rage ;

« 4° Ceux qui, avant l'arrêté d'interdiction, *auront importé en France* des animaux qu'ils savaient atteints de maladies contagieuses ou avoir été exposés à la contagion.

« ART. 32. — Seront punis d'un emprisonnement de six mois à trois ans et d'une amende de 100 à 2000 francs :

« 1° Ceux qui auront vendu ou mis en vente de la *viande* provenant d'animaux qu'ils savaient morts de maladies contagieuses, quelles qu'elles soient, ou abattus comme atteints de la peste bovine, du charbon, de la morve, du farcin et de la rage ;

« 2° Ceux qui se seront rendus coupables des délis prévus par les articles précédents, s'il est résulté de ces délits une contagion parmi les autres animaux.

« ART. 33. — Tout *entrepreneur de transports* qui aura contrevenu à l'obligation de désinfecter son matériel sera passible d'une amende de 100 à 1000 francs.

« Il sera puni d'un emprisonnement de six jours à deux mois s'il est résulté de cette infraction une contagion parmi les autres animaux.

« ART. 34. — Toute infraction à la présente loi, non spécifiée dans les articles ci-dessus, sera punie de 16 à 400 francs d'amende. Les contraventions aux dispositions du règlement d'administration publique rendu pour l'exécution de la présente loi seront, suivant les cas, passibles d'une amende de 1 à 200 francs, qui sera prononcée par le *juge de paix* du canton.

Dispositions générales.

« ART. 37. — Les *frais* d'abatage, d'enfouissement, de transport, de quarantaine, de désinfection, ainsi que tous les autres frais auxquels peut donner lieu l'exécution des mesures prescrites en vertu de la présente loi, sont à la charge des propriétaires ou conducteurs d'animaux.

« En cas de refus des propriétaires ou conducteurs d'animaux de se conformer aux injonctions de l'autorité administrative, il y est pourvu d'office à leur compte.

« Les frais de ces opérations seront recouvrés sur un *état* dressé par le maire et rendu exécutoire par le sous-préfet. Les oppositions seront portées devant le juge de paix.

« ART. 38. — Un *service des épizooties* est établi dans chacun des départements, en vue d'assurer l'exécution de la présente loi.

« ART. 39. — Les communes où il existe des foires et marchés aux chevaux et aux bestiaux seront tenues de préposer à leurs frais, et sauf à se rembourser par l'établissement d'une taxe sur les animaux amenés, un vétérinaire pour l'*inspection sanitaire* des animaux conduits à ces foires et marchés. »

SECOURS EN CAS D'ACCIDENTS

L'hygiène a été définie dans la préface de cet ouvrage, il nous a paru que ce qui va suivre rentre bien dans son cadre ; on y traitera par ordre alphabétique :

1° Des premiers soins à donner dans les cas graves en attendant l'arrivée du médecin.

2° Des soins dans quelques cas bénins.

3° De l'application de quelques médicaments d'usage très commun.

En prévision de ces soins, chaque famille devrait avoir constamment sous la main une boîte de secours, une *pharmacie portative*. A la campagne, où on est généralement éloigné du pharmacien, son utilité paraît particulièrement s'imposer, on devrait toujours en trouver une à la maison d'école. Outre quelques remèdes absolument inoffensifs et très utiles cependant, elle pourrait en contenir quelques autres, très efficaces dans les cas urgents, mais qui ne doivent être employés qu'avec la plus grande circonspection : *leur usage malentendu pouvant être plus dangereux que le mal qu'ils sont destinés à combattre.*

La composition de cette boîte pourrait être la suivante :

1° Une paire de ciseaux droits, un rasoir, une pince à pansements, une spatule, un thermomètre médical.

2° De la charpie, des linges doux à demi usés et blancs de lessive, de préférence en toile, des bandes roulées, de l'ouate hydrophile, quelques éponges fines, du fil, des épingles.

3° Des solutions antiseptiques : acide borique à 40 grammes par litre, etc., ou les substances pour faire ces solutions.

A défaut de ces antiseptiques, on peut se servir d'eau fortement alcoolisée.

4° Quelques médicaments : farine de graine de lin, farine de moutarde (ces substances contenues dans des vases bien fermés devront être renouvelées de temps en temps parce qu'elles s'altèrent) ; des sinapismes Rigollot, de l'eau de mélisse, de l'amadou, un flacon de sels anglais (acide acétique humectant des cristaux de sulfate de potassium). De quoi faire des tisanes calmantes et adoucissantes : guimauve, bourrache, tilleul, etc. ; de la camomille comme stomachique, des queues de cerise comme diurétique, de la gentiane, de la petite centaurée, comme apéritives, etc.

Les médicaments suivants doivent être soigneusement mis à part, sous clef. *Seule une personne expérimentée* pourra en avoir la disposition et encore n'en usera-t-elle qu'avec la plus grande circonspection. Ils ne seront délivrés d'ailleurs par le pharmacien que sur un bon du médecin.

De l'éther sulfurique, du laudanum, de l'alcali volatil, de la teinture d'iode, du collodion élastique, du perchlorure de fer, de l'acide picrique en solution, du sirop d'ipéca qui sera conservé au frais et quelques paquets de 25 centigr. de poudre d'ipéca renouvelée au moins tous les ans, quelques paquets de 10 centigr. d'émétique, un ou deux flacons de 40 grammes d'huile de ricin, des cachets de sulfate de quinine, d'antipyrine, etc.

Abcès, anthrax, furoncles, panaris. — Amas de pus situé sous la peau ou plus profondément. On recommande des cataplasmes chauds pour calmer la douleur et faire aboutir. L'application d'*antiseptiques* en pulvérisation et compresses arrête quelquefois leur développement, en *prévient surtout le retour.* Faire ouvrir s'il y a lieu : la guérison est hâtée, il ne reste pas de cicatrices.

Ampoule. — A la suite de frottement réitéré sur une certaine étendue de la peau, l'épiderme se soulève. Il se fait une cloche pleine de liquide. Eviter la suppuration, ne pas enlever l'épiderme soulevé, mais le traverser par une aiguille et un fil *bouillis* (aseptisés). Panser avec eau antiseptique.

Angine (voir page 143). — Maladie de la gorge. Surveiller toujours de près (croup, diphtérie), habituer les enfants à montrer le fond de leur gorge. Dans toute angine éviter le contact du malade avec d'autres enfants pour prévenir la contagion.

Apoplexie (coup de sang). — Congestion du cerveau. Le malade perd connaissance et tombe, l'apoplexie est suivie ou non de paralysie. Coucher le malade le buste élevé, le cou et la poitrine libres, compresses froides sur la tête, sinapismes aux cuisses et aux jambes, appeler le médecin.

Asphyxie. — État de mort apparente ou réelle dû à ce que l'oxygène de l'air ne peut pénétrer dans les poumons en quantité suffisante. Elle est produite : par submersion (noyés) ; par strangulation (pendus) ; par respiration d'air vicié ou de gaz délétères (voir p. 34).

Dans tous les cas *rétablir rapidement la respiration* et comme moyen accessoire réchauffer et frictionner la partie inférieure du corps.

Asphyxie des noyés. Coucher le malade la tête un peu élevée, écarter les mâchoires, débarrasser la bouche des mucosités, pratiquer la *respiration artificielle.* L'un des meilleurs moyens consiste en des *tractions rythmées de la langue.*

On saisit solidement la langue entre le pouce et l'index en interposant un linge quelconque (mouchoir de poche). On exerce sur elle une traction énergique, comme pour la tirer au dehors, suivie de relâchement. Ces deux mouvements doivent se succéder alternativement et régulièrement en donnant à chacun une durée de *deux secondes* environ ; par suite ils doivent se renouveler 15 à 20 fois dans une minute, comme les mouvements respiratoires qu'ils doivent provoquer : la traction correspond à l'*expiration;* le relâchement à l'*inspiration.*

Si plusieurs personnes sont présentes, on peut compléter ce traitement par des mouvements rythmés également des bras, provoquant aussi les mouvements de la poitrine. Un aide se place derrière le malade dont les bras disposés parallèlement au corps sont repliés de telle façon que les mains soient vers la figure. On saisit alors les avant-bras près des coudes et on développe les bras en arrière pour les ramener ensuite dans la première position. La rapidité doit être la même que plus haut. La *première position* corespond à l'*expiration* par suite à la *traction* de la langue; la position *étendue des bras en arrière à l'inspiration* par suite au *relâchement* de la langue.

Ces soins doivent être continués aussi longtemps que les signes certains de la mort n'ont pas apparu. On a vu des malades revenir à la vie au bout de *quelques heures* de soins assidus.

C'est une pratique stupide de suspendre un noyé par les pieds sous prétexte de lui faire rendre l'eau absorbée.

Asphyxie des pendus. Sans attendre aucun *personnage officiel* (agent de police ou commissaire), couper rapidement la corde en soutenant le corps, donner les mêmes soins qu'aux noyés. Compresses froides sur la tête.

Asphyxie par des gaz irrespirables. Exposer le malade au grand air la tête élevée, le cou et la poitrine libres, pratiquer la respiration artificielle, comme plus haut, s'il y a lieu ; si le malade respire mais reste sans connaissance, flageller le visage avec des linges mouillés, faire des frictions sèches, appliquer des sinapismes, puis faire coucher le malade dans un lit chaud.

Dans le cas d'asphyxie par le *plomb des vidangeurs* (acide sulfhydrique) mêmes soins et en outre faire respirer *avec précaution* de l'eau de Javel additionnée d'un peu de vinaigre.

Brûlures. — 1° Si elles sont légères et l'épiderme intact, eau froide seulement. S'il s'est fait une ampoule la percer avec une aiguille aseptique et badigeonner avec une solution d'acide picrique à 1 p. 100, recouvrir de compresses trempées dans la même solution, puis d'ouate hydrophile; s'il n'y a pas de douleur, ni fièvre, c'est-à-dire pas de suppuration, laisser le pansement plusieurs jours sans y toucher.

2° Si elles sont plus profondes ou étendues, enlever les vêtements avec précaution, laver avec une solution de sublimé à 1 p. 1000 froide ou avec le liniment oléo-calcaire préparé au moment en agitant dans une fiole 64 grammes d'huile d'amandes douces très propre et 500 grammes d'eau de chaux faite avec de l'eau bouillie, appeler le médecin.

Cataplasmes. — La farine de lin forme la base de presque tous les cataplasmes. La farine doit être de bonne qualité, pas trop vieille, on la délaye dans l'eau chaude et on fait cuire quelques instants. On met la masse, de la consistance d'une bouillie épaisse, dans une toile à mailles larges ou dans de la mousseline claire. On peut l'appliquer directement sur la peau. Sa température doit être plus que tiède sans brûler cependant : on l'apprécie en approchant de la joue.

Pour lui conserver longtemps son effet utile, le recouvrir d'une toile cirée et d'une couche d'ouate.

On fait aussi des cataplasmes avec de la mie de pain bouillie dans du lait ou une infusion de mauves, etc.; avec de l'amidon, de la fécule, de la farine ordinaire.

Le cataplasme sinapisé s'obtient en saupoudrant de farine de moutarde la face d'un cataplasme de farine de lin qui sera en contact avec la peau.

Coliques. — Douleurs dans le ventre. Symptômes de l'empoisonnement, conséquences parfois d'une simple indigestion. Cataplasmes chauds (on peut dans le cas où elles sont très violentes recouvrir le cataplasme de 10 gouttes de laudanum, *éviter le laudanum chez les jeunes enfants*). Si elles persistent, appeler le médecin ; elles peuvent être le symptôme d'une maladie plus grave.

Constipation. — Difficulté ou suppression des selles pendant un temps plus ou moins long. Il faut aller aux cabinets tous les jours, à la même heure autant que possible, ne jamais différer quand le besoin s'en fait sentir. La constipation entraîne avec soi de graves inconvénients, le plus souvent elle n'est due qu'à la paresse.

Contusion. — Résultat d'une forte pression, sans altération de la peau. Repos de la partie blessée, compresses fraîches et compression.

Convulsions. — Mouvements involontaires se produisant à intervalles rapprochés; les muscles de la face, les yeux s'agitent, les lèvres frémissent, le corps est pris de secousses. Chez le petit enfant elles sont malheureusement trop fréquentes. Déshabiller le petit malade, fairerespirer TRÈS PRUDEMMENT un peu d'éther et, si l'accès se renouvelle, appeler le médecin.

Si les convulsions sont dues à une *attaque d'épilepsie* ou *haut-mal*, laisser le malade à terre, desserrer le col et la ceinture, le mettre hors d'état de se blesser.

Cor aux pieds. — Épaississement de l'épiderme présentant au centre une racine qui pénètre dans la peau. Il est causé par des chaussures trop étroites (voir p. 64). L'œil de perdrix est un cor situé entre les doigts. Isoler le cor avec des rondelles de feutre percées au centre. Bains de pieds fréquents, enlever le cor avec les ongles. On trouve dans toutes les pharmacies du collodion salicylé. L'appliquer pendant 8 jours, puis bain de pieds chaud qui permet d'enlever le cor.

Corps étrangers. — Fréquemment des corps étrangers pénètrent dans des cavités naturelles du corps ou sous la peau et y déterminent des troubles sérieux. Il convient de les faire sortir le plus tôt possible.

Les enfants s'introduisent parfois sottement des objets dans les *oreilles* ou dans le *nez*. Eviter pour les faire sortir d'employer des instruments pointus. Une injection d'eau tiède avec une seringue réussit souvent, sinon appeler le médecin.

Si le corps étranger s'est introduit dans l'*œil*, ne pas frotter, abaisser la paupière supérieure : le petit torrent de larmes provoqué suffira souvent à enlever le débris malencontreux; sinon faire un petit rouleau de papier ou prendre la corne d'un mouchoir, relever les paupières et aller cueillir l'importun.

Le moyen suivant est très efficace. Avec le pouce et l'index de la main gauche, soulever la paupière supérieure; puis, avec l'index de la main droite, faire pénétrer la paupière inférieure sous la paupière supérieure. Appuyer ensuite très légèrement, pour éviter la séparation des deux paupières, et rouler son œil plusieurs fois. Les cils inférieurs font, sur la cornée, office de balai et entraînent le corps étranger.

Quand on avale de travers, c'est qu'une partie des aliments s'est trompée de chemin et s'est introduite dans les *voies aériennes*, au lieu d'aller dans l'œsophage. Un violent accès de toux l'expulse souvent. Il arrive parfois à de jeunes enfants d'avaler un noyau, un fruit trop volumineux qui obstrue les voies respiratoires, il se produit alors si le corps étranger n'est pas rapidement expulsé une suffocation capable d'amener une asphyxie rapide. *Essayer* de mettre la tête en bas. Chatouiller la luette pour provoquer le vomissement. Appeler rapidement le médecin s'il en est encore temps.

Quand le corps étranger a passé dans l'estomac, s'il est pointu surtout, faire avaler de la panade très épaisse, des haricots cuits, etc., et faire vomir alors.

Un petit fragment de bois (écharde), des épines, des pointes d'aiguilles, un hameçon peuvent pénétrer plus ou moins profondément sous la peau. Saisir le corps étranger avec les doigts, une pince, un tire-ligne; s'il s'agit d'un hameçon, agrandir la plaie; et s'il est profondément enfoncé faire ressortir la pointe, le briser au milieu. Si l'écharde est logée sous l'ongle, amincir celui-ci avec une lime pour arriver à saisir une extrémité.

Coupures. — Bien nettoyer la plaie avec de l'eau antiseptique, s'efforcer d'en rapprocher les bords avec du taffetas d'Angleterre.

S'il y a forte *hémorragie*, recourir au moyen indiqué sous ce titre.

Crampes. — Contractions douloureuses et involontaires des muscles, surtout ceux de la jambe. Contracter les muscles en sens inverse ; dans le cas de la jambe, appliquer fortement le pied à terre.

Crevasses aux mains. — Laver les mains à l'eau tiède, les enduire le soir d'un corps gras antiseptique (vaseline boriquée) ; linge ou gants pour retenir celui-ci.

Croup. — Voir *angine*.

Faux-Croup. — Chez l'enfant, qui s'était couché bien portant, le sommeil est brusquement interrompu par un accès de toux imitant le chant du coq comme dans le vrai croup. Appliquer sur le cou une éponge trempée dans l'eau très chaude, faire vomir, conserver les matières vomies pour les montrer au médecin.

Danse de Saint-Guy. — Mouvements saccadés, accompagnés de grimaces, grande irritabilité nerveuse. Consulter un médecin. La maladie est *contagieuse* par imitation. Les enfants qui en sont atteints ne doivent pas être admis à l'école.

Diarrhée. — Selles liquides, abondantes, parfois accompagnées de coliques. La diarrhée est souvent le symptôme d'une maladie, d'un empoisonnement, de l'ingestion d'aliments lourds.

Revêt dans certains cas un caractère épidémique et est accompagnée parfois de vomissements (maladie de saison, cholérine). Dans ce dernier cas, diète, thé aromatisé de cognac ou de rhum, pour l'*adulte seulement*, grog avec 5 gouttes de laudanum ; décoction de riz comme boisson.

Échardes. — Voir *corps étrangers*.

Écorchures. — Voir *plaie*.

Empoisonnement. — Agir rapidement en s'efforcant d'expulser le poison. S'il a été avalé, faire vomir en administrant 10 centigr. d'émétique dissous dans un demi-verre d'eau, faire ingérer de l'eau tiède. Si on n'a pas d'émétique sous la main, chatouiller le fond de la gorge, faire boire beaucoup d'eau tiède, du lait, etc.

Chercher à connaître la nature du poison pour le dire au médecin. Combattre l'*asphyxie*, la *syncope*, les *convulsions* (voir ces mots).

S'il y a empoisonnement par respiration des gaz délétères, oxyde de carbone (gaz du charbon, des fours à chaux), acide sulfhydrique (gaz des fosses d'aisance, des égouts), voir *asphyxie*.

Entorse ou **foulure**. — Due à la traction violente des ligaments qui entourent les articulations. L'entorse du pied, la foulure du poignet sont fréquentes. Immobiliser l'articulation par un moyen quelconque. La plonger aussitôt l'accident dans l'eau bien froide et renouvelée. Le massage prolongé donne d'excellents résultats.

Épilepsie. — Voir *convulsions*.

Évanouissement, syncope. — Le sang abandonne les vaisseaux du cerveau ; la face devient pâle, suspension plus ou moins complète des phénomènes de la vie : sensibilité, respiration, parfois battements du cœur. Desserrer les vêtements, ouvrir les fenêtres, *coucher le malade à plat, la tête non relevée*, faire respirer des odeurs fortes, vinaigre, sels anglais, ammoniaque, etc. Sucre imbibé d'eau de mélisse, flageller la figure avec de l'eau froide, au besoin pratiquer la respiration artificielle (voir *asphyxie*).

Fièvre. — La température normale du corps de l'homme oscille entre 37° et 37°,5. Dès qu'elle dépasse 38°, il y a fièvre. On mesure la température du corps et on suit les variations de la fièvre avec un thermomètre médical placé sous la langue ou mieux sous l'aisselle, assez longtemps pour que la colonne de mercure ne monte plus (10 minutes au moins). Dans la fièvre, le pouls est aussi plus rapide. La surveiller.

Foulure. — Voir *entorse*.

Fracture. — Les os longs des membres sont particulièrement exposés à cet accident. Une fracture se reconnaît à une douleur violente en un point très localisé, à l'impuissance du membre, à sa déformation, à sa mobilité anormale, au gonflement qui se produit.

S'il y a lieu de transporter le blessé, de le déshabiller, agir avec précaution pour que les fragments d'os ne déchirent pas les tissus profonds. On immobilise la partie atteinte avec un mouchoir ou avec un oreiller replié, lié avec deux serviettes, mieux encore avec des planchettes calées avec de la ouate et maintenues par quelques bandes. Pour déshabiller, couper les vêtements et les chaussures s'il est nécessaire.

Gourme. — Pustules formant une croûte jaunâtre et envahissant la face, les oreilles et le cuir chevelu. Elles sont fréquentes chez certains enfants. La maladie est *contagieuse* et *inoculable* ; c'est un préjugé de croire que la gourme soit utile à la santé (voir *poux*, p. 176). Il faut la combattre en faisant tomber les croûtes par des lavages avec des antiseptiques, par la poudre d'amidon, la vaseline boriquée. Consulter le médecin qui indiquera presque toujours un dépuratif et des reconstituants.

Grippe, influenza. — Maladie épidémique et contagieuse caractérisée par des maux de tête, une lassitude générale, frisson, toux fatigante. Isoler le malade, purgatif.

Hémorragie. — Écoulement de sang dû à une lésion des vaisseaux capillaires, des artères ou des veines.

En règle générale on l'atténue en élevant la partie qui saigne au-dessus du niveau du reste du corps.

Si l'écoulement est peu abondant, voir *plaie*. Sinon, appliquer eau froide et éponge ou morceau d'amadou sur lesquels on exerce une légère compression avec les doigts ou une bande fixée. Autant que possible faire usage d'antiseptiques. Superposer s'il est nécessaire des plaques d'amadou, des éponges ou des boulettes de coton. Si une artère est touchée (sang rouge par jets correspondant aux battements du cœur) faire une ligature serrée entre la plaie et le cœur; si c'est une veine (sang noirâtre en nappe) faire la ligature entre la plaie et les extrémités (voir *saignement de nez*).

Hémorroïdes. — Tumeurs dues à la dilatation anormale des veines au pourtour de l'anus. On les évite en allant régulièrement aux cabinets et en n'y restant pas trop longtemps. Elles donnent souvent lieu à un écoulement de sang qui est plutôt bienfaisant s'il n'est pas trop abondant, mais parfois elles sont le siège de douleurs très vives. Régime sévère, pas d'excitants, bains locaux froids.

Hernie. — Tumeur molle fréquente au pli de l'aîne. Porter un bandage, éviter tout effort violent, la hernie pouvant s'étrangler et nécessiter une opération grave.

Hoquet. — Suspendre la respiration le plus longtemps possible.

Indigestion. — Survient à la suite d'un repas trop copieux ou après absorption d'aliments lourds ou que l'estomac ne peut digérer.

Infusions stimulantes chaudes de thé ou de camomille. Si l'estomac ne se vide pas et que le malaise redouble, provoquer le vomissement. Si au contraire les vomissements persistaient trop longtemps, grog glacé.

Influenza. — Voir *grippe*.

Infusions. — Voir *tisanes*.

Lavements. — Médicaments liquides destinés à être introduits dans le gros intestin. Un irrigateur est fréquemment employé aujourd'hui. On les administre tièdes (30° à 35°) ou froids (température de la chambre) et jamais qu'un certain nombre d'heures après les repas.

Luxation, déboitement. — Il y a luxation lorsque deux surfaces articulaires se disjoignent; il y a forcément foulure (voir ce mot) et parfois rupture des ligaments. L'articulation est alors généralement déformée et incapable d'exécuter aucun mouvement. Soutenir le membre avec une bande, un mouchoir ou au moyen de planchettes (attelles) en attendant le médecin.

Morsures. — Autres que celles du chien et des serpents venimeux. User largement des antiseptiques (voir *contusion* et *plaie*).

Dans le cas de morsures du chien (voir page 167).

Parmi les serpents, la vipère est seule à craindre dans nos climats. Après la piqûre, douleur cuisante, tuméfaction gagnant de proche en proche.

M. Phisalix, l'auteur de recherches remarquables sur les venins, recommande par ordre d'importance les moyens suivants pour diminuer l'absorption du venin :

1° Ligature serrée à quelques centimètres au-dessus de la plaie; 2° agrandir la plaie et sucer si la bouche n'a pas d'écorchures, ou presser avec les doigts pour faire saigner ; 3° laver à grand eau, si possible ; 4° appliquer sur la plaie un petit tampon d'ouate imbibé de chlorure de chaux ou d'eau de Javel ou de permanganate de potassium à 1 p. 100. Voir le médecin. M. Phisalix a trouvé récemment un sérum (v. p. 146) antivenimeux.

Ophtalmie. — Inflammation des diverses membranes de l'œil, principalement de la conjonctive. Lotion d'eau boriquée chaude, repos des yeux. Certaines ophthalmies sont très graves et contagieuses.

Oreillons. — Inflammation de la glande salivaire parotidienne, gonflement sous lés oreilles, gêne pour mâcher; un peu de fièvre. Maladie *contagieuse* (p. 210), ne récidive jamais. Ouate sur les parties tuméfiées.

Panaris. — Voir *abcès*.

Paralysie (attaque de). — Perte du mouvement ou de la sensibilité, due souvent à une hémorragie dans les centres nerveux. Sinapismes en attendant le médecin.

Piqûres d'abeilles, guêpes. — Enlever le dard avec une aiguille. Cautériser avec ammoniaque, mieux eau de Javel ou permanganate de potassium à 1 p. 100.

Piqûres des moustiques. — Ne pas gratter, mêmes soins.

Plaies. — Toute plaie, même simple écorchure ou coupure, doit être immédiatement lavée avec de l'eau bouillie et mieux antiseptique, et débarrassée des corps étrangers qu'elle peut contenir.

S'il n'y a qu'une simple écorchure, recouvrir de taffetas d'Angleterre ou de collodion. Si elle est plus grave, appeler le médecin. S'il y a hémorragie, voir à ce mot.

Dans le cas de plaie pénétrante à la poitrine ou à l'abdomen, ce qui est généralement très grave, boucher la plaie avec un tampon imbibé d'eau boriquée en attendant le médecin.

Saignement de nez. — S'arrête souvent au bout de quelques instants sans aucun traitement. Avoir soin de ne pas se moucher. S'il devient abondant, exposer le malade à l'air frais, la tête élevée, appliquer sur le nez et sur le front des compresses d'eau froide ou glacée.

Une clef froide dans le dos réussit parfois.

Une pratique souvent efficace consiste à faire élever le bras correspondant à la narine qui saigne.

Des sinapismes aux 4 membres ou une ligature serrée au-dessus des genoux et des coudes, la compression de l'aile du nez du côté de l'écoulement, seront employés si les moyens précédents échouent. Se hâter alors de prévenir le médecin.

Scrofule. — Vice du sang qui se manifeste par l'engorgement habituel des glandes (aines, aisselles, cou surtout). Il se fait souvent des abcès qui s'ouvrent, suppurent et laissent des cicatrices indélébiles. Hygiène soignée : air pur, chambre aérée, ensoleillée, bonne alimentation. Lotions froides, huile de foie de morue, etc.

Sinapismes, cataplasmes, bains de pieds sinapisés. — La base des sinapismes est la farine de moutarde. Celle-ci préparée depuis un certain temps, perd son *principe actif.*

Le sinapisme ne doit jamais être fait à l'eau bouillante qui fait évaporer le principe actif, mais à l'eau tiède seulement; pour la même raison, un bain de pieds sinapisés ne doit pas être trop chaud. Voir *cataplasmes sinapisés.*

On emploie fréquemment aujourd'hui du papier moutarde (sinapismes Rigollot) qui se conserve longtemps dans des boîtes en fer blanc. Il suffit de plonger le papier quelques instants dans une assiette d'eau tiède, il est prêt à être employé.

On maintient le sinapisme au même endroit jusqu'à ce que l'effet irritant soit produit et on le change de place. Il importe de ne pas prolonger trop longtemps son action, la peau pourrait s'ulcérer.

Sueur fétide des pieds. — Chaque soir laver rapidement ses pieds à l'eau tiède; les enduire chaque matin avec un corps gras non irritant, vaseline boriquée, suif de chandelle; saupoudrer ensuite largement avec talc, poudre d'amidon aseptisés. Bas ou chaussettes de laine.

Syncope. — Voir *évanouissement.*

Tétanos. — Maladie terrible caractérisée par des contractions qui envahissent bientôt tout le corps; généralement mortelle, elle éclate le plus souvent à la suite d'une plaie souillée par la terre, le fumier. Elle est sûrement d'origine microbienne. On connait un vaccin préventif et curatif. Le lavage soigné des plaies par les antiseptiques fournit un moyen d'éviter le tétanos.

Tisanes. — Destinées à servir de boisson aux malades. Les matières premières doivent être lavées à l'eau froide pour enlever les poussières. Les feuilles et les fleurs sont employées telles qu'elles, les racines divisées. On se servira d'eau peu calcaire, on évitera les vases en fer non étamés.

On opère généralement par *infusion* avec les fleurs et les feuilles, en versant simplement de l'eau bouillante sur elles, par *décoction* avec les racines qu'on fait bouillir quelque temps avec l'eau. On prend généralement 20 gr. de racines par litres d'eau et 10 gr. de feuilles ou de fleurs.

Varices. — Tumeurs veineuses, fréquentes aux jambes.

Éviter la station debout trop prolongée, bander le membre malade ou porter des bas élastiques. Non soignées elles donnent lieu parfois à des hémorragies et à des plaies (ulcères variqueux).

Verrues (poireaux). — Excroissances de la peau fréquentes aux doigts. Contagieuses, peuvent s'inoculer; on les détruit avec des caustiques (eau forte employée avec précaution) ou du collodion à l'acide salicylique qu'on demandera chez le pharmacien.

Vésicatoires. — Médicament destiné à produire une vive irritation locale d'où résulte une ampoule pleine de liquide. Les vésicatoires permanents dont on entretient la suppuration semblent presque complètement abandonnés, on en faisait autrefois un véritable abus. L'application d'un vésicatoire ne doit avoir lieu que d'après l'avis du médecin qui indiquera son pansement.

Composition des principaux aliments naturels en principes nutritifs fondamentaux

d'après ARMAND GAUTIER.

ALIMENTS	Albuminoïdes	Graisses	Autres matières non azotées	Eau	Sels
A) Viandes de mammifères.					
Bœuf (moyenne)..	20,96	5,41	0,46	1,14	72,03
Veau (moyenne)..	18,88	7,41	0,07	1,33	72,31
Mouton (moyenne)	17,11	5,77	—	1,33	75,99
Porc (jambon)....	15,98	34,62	—	0,69	48,71
Chevreuil........	19,77	1,92	1,42	1,13	75,76
Lapin..........	21,47	9,76	0,75	1,17	66,8
B) Viandes d'oiseaux.					
Poulet (moy^t gras).	18,49	9,34	1,10	0,91	70,06
Dindon (moy^t gras)	24,70	8,50	—	1,20	65,60
Oie.............	15,91	45,39	—	0,49	38,02
Canard..........	23,80	3,69	1,69	0,93	69,89
Pigeon..........	22,14	1,00	0,76	1,00	75,10
Perdrix..........	25,26	1,43	—	1,39	71,96
C) Viandes de poissons.					
Saumon.	21,60	12,72	—	1,39	64,29
Hareng (frais)....	14,55	9,03	—	1,78	74,67
Maquereau.......	19,30	8,08	—	1,36	71,20
Morue..........	16,23	0,33	—	1,36	72,25
Sole............	17,26	0,81	—	0,87	79,20
Carpe...........	15,71	4,77	—	0,54	78,90
Truite...........	17,52	0,74	—	0,80	80,50
D) Œufs et leurs dérivés.					
Œuf de poule complet	12,55	12,11	0,53	1,12	73,67
— blanc..	12,87	0,25	0,77	0,61	85,50
— jaune.	16,12	31,39	0,48	1,01	51,03
E) Lait et ses dérivés.					
Lait de femme...	2,29	3,78	6,21	0,31	87,41
Lait de vache.....	3,66	3,72	4,48	0,68	87,22
Lait d'ânesse....	2,22	1,64	5,99	0,51	89,64
Beurre..........	0,80	86,4	0,18	—	12,95
Fromage de Brie ou Camembert.	18,97	25,87	0,83	4,54	49,79
Gruyère..........	29,49	29,75	1,46	4,92	34,38
F) Mollusques, crustacés, etc.					
Huîtres..........	8,7	1,43	—	2,04	80,5
Moules..........	11,2	1,21	—	1,3	82,2
Escargots........	16,1	1,08	—	1,55	79,3
Homard..........	18,13	1,07	—	2,47	77,7
G) Céréales et leurs farines.					
Blé..............	12,64	1,41	68,92	1,66	13,37
Seigle...........	12,90	1,98	68,11	1,93	13,37
Farine de froment	10,21	0,94	74,71	0,48	13,37
— de maïs...	7,72	7 à 4	60 à 68	1,10	17,40
— de riz.....	5 à 6,04	0,8 à 4	78 à 83	0,68	14,40

H) Pain.					
Pain de froment (frais)........	7 à 9,3	0,85	46 à 55	0,6 à 1	33 à 40
I) Graines de légumineuses.					
Haricots (secs)....	13,8 à 25	1,95	52,9 à 60,1	2,3 à 4	10 à 20
Lentilles (sèches).	20,3 à 26,8	2,4 à 1,6	56 à 62	2,5	11 à 13
Pois.............	18,9 à 24,5	1,2 à 1,4	52,2 à 61,1	2,2 à 3,5	10,6 à 14
K) Tubercules.					
Pommes de terre (moyenne)......	1,3	0,15	20,0	1,0	76,0
Manioc...........	1,17	0,4	28,5	0,65	67,6
L) Légumes herbacés, tiges et racines comestibles, champignons.					
Asperge..........	1,79	0,25	2,63	0,54	93,75
Chou-fleur........	2,48	0,35	4,55	0,83	90,89
Chou.............	1,89	0,20	4,87	1,23	89,97
Carotte...........	1,23	0,30	9,17	1,02	86,79
Epinards.........	3,49	0,58	4,44	2,09	88,47
Champignons de couche.........	4,67	4 à 0,20	3,51	0,46	91,0
Truffes...........	8,60	0,62	8,10	2,31	72,80
M) Fruits huileux.					
Amandes.........	24,2	53,7	9 à 7	4,9	5,4
Noix.............	15,77	57,43	13,03	2	7,18
Noisettes.........	17,62	62,60	7,22	2,49	7,11
Châtaignes.......	4 à 8	0,87	35,6	1,52	53,7
Cacao............	8,88	6 à 7	12,44	1,81	5,81

ALIMENTS	Parties solubles dans l'eau					Parties insolubles	
	Eau	Albuminoïdes	Acides libres	Sucres	Corps pectiques	Noyaux et enveloppes	Cendres et pectoses
N) Fruits sucrés ou acides.							
Pommes........	84,79	0,36	0,82	7,22	5,42	1,51	0,49
Mirabelles.......	79,4	0,38	0,53	3,97	10,07	4,39	—
Pêches..........	80	0,65	0,92	4,48	7,17	6,06	—
Abricots........	81,2	0,49	1,16	4,69	6,35	5,27	—
Cerises..........	79,8	0,67	0,91	10,24	1,76	6,07	—
Poires...........	83,8	0,36	0,20	8,26	3,54	4,30	—
Fraises..........	87,7	0,54	0,93	6,28	0,48	2,85	—
Raisins..........	77	0,6	—	14 à 22	—	—	0,53
Dattes...........	—	0,2	—	61,0	—	—	—

O) Liqueurs fermentées : alcool.

ALIMENTS	Eau	Alcool en poids	Extrait total	Matières albuminoïdes	Sucres	Gommes	Acides libres	Cendres
Vins r. Bordeaux	—	7,80	2,56	0,25	0,30	—	0,57	0,248
Cidre..........	—	2,92	6,35	—	1,72	—	0,37	0,26
Bière légère.....	90,53	3,24	6,23	—	0,20	3,52	0,14	0,23
Cognac.........	—	37 à 48	0,16	—	—	—	0,012	—

TABLE DES MATIÈRES

Pages.

§ 4. — *Fièvre typhoïde*

§ 5. — *Choléra asiatique.*

§ 6. — *Morve.*

II. — MALADIES CONTAGIEUSES ET TRANSMISSIBLES DONT LES MICROBES SONT INSUFFISAMMENT DÉTERMINÉS

§ 7. — *Variole.*

§ 8. — *Rougeole.*

§ 10. — *La rage.*

III. — LA LUTTE CONTRE LES MICROBES

IV. — PROPRETÉ DU CORPS. — EXERCICES PHYSIQUES

CHAPITRE V. — Conditions de salubrité d'une maison.

LA MAISON SALUBRE, LA MAISON INSALUBRE, FOSSES D'AISANCES

Pages.

§ 2. — *Éloignement des résidus de la vie.*

§ 3. — *Destination des eaux d'égout.*

CHAPITRE VI. — La maison d'école.

CHAPITRE VII. — Hygiène de la profession.

CHAPITRE VIII. — Notions de police sanitaire.

§ 1er. — *Police sanitaire des hommes.*

§ 2. — *Police sanitaire des animaux.*

Paris. — Imp. E. Capiomont et Cie, rue de Seine, 57.

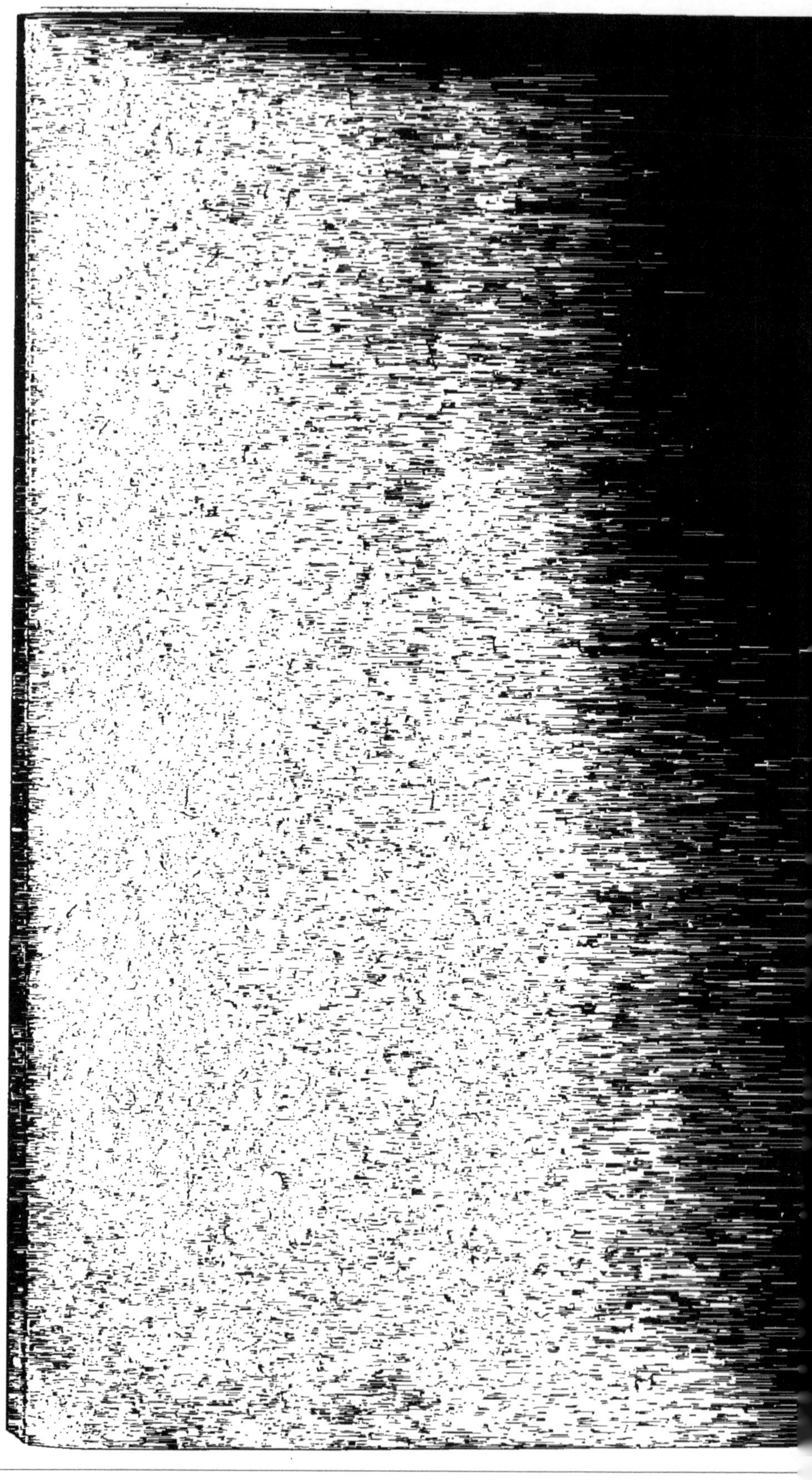

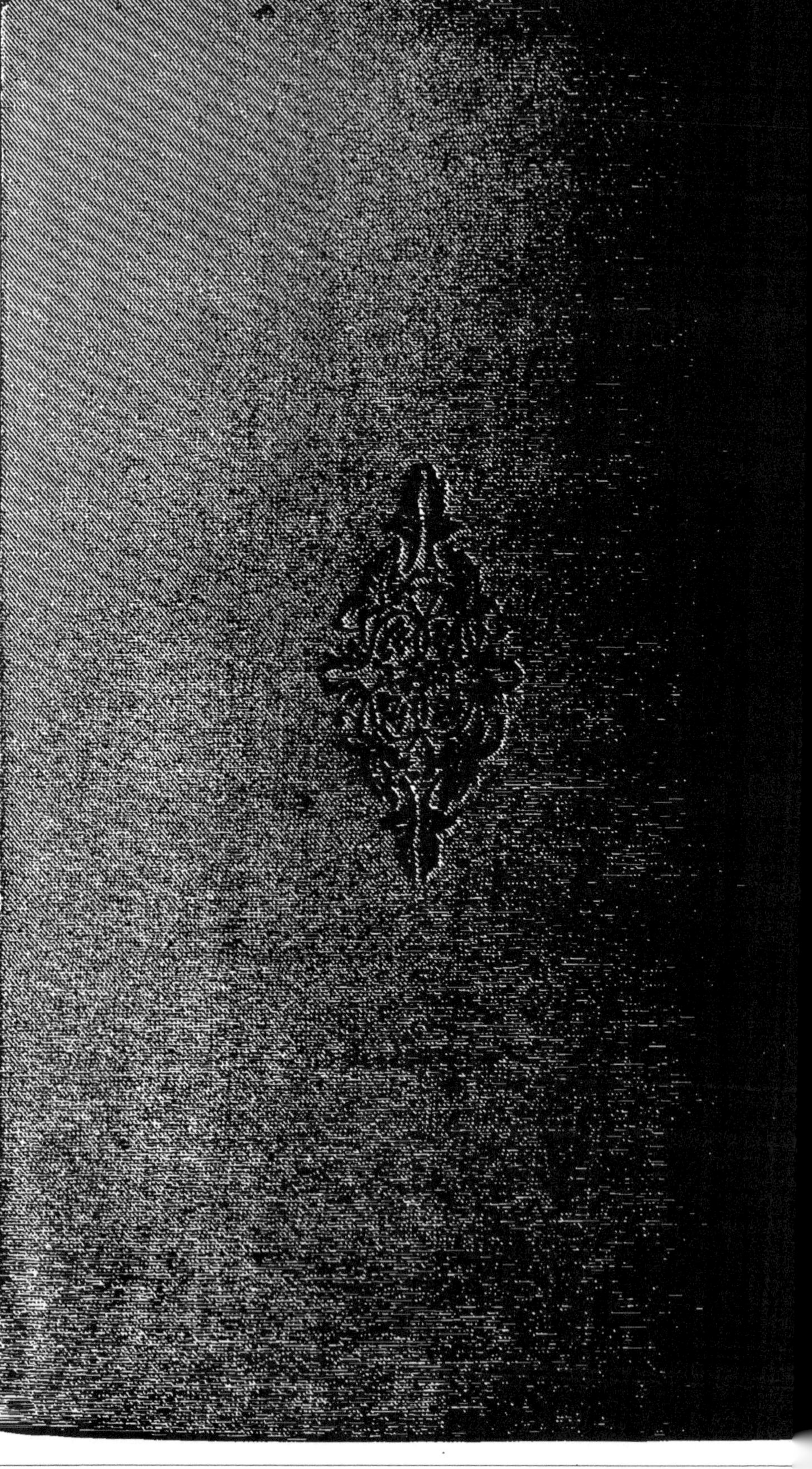

www.ingramcontent.com/pod-product-compliance
Ingram Content Group UK Ltd.
Pitfield, Milton Keynes, MK11 3LW, UK
UKHW020114200726
13856UKWH00002B/536